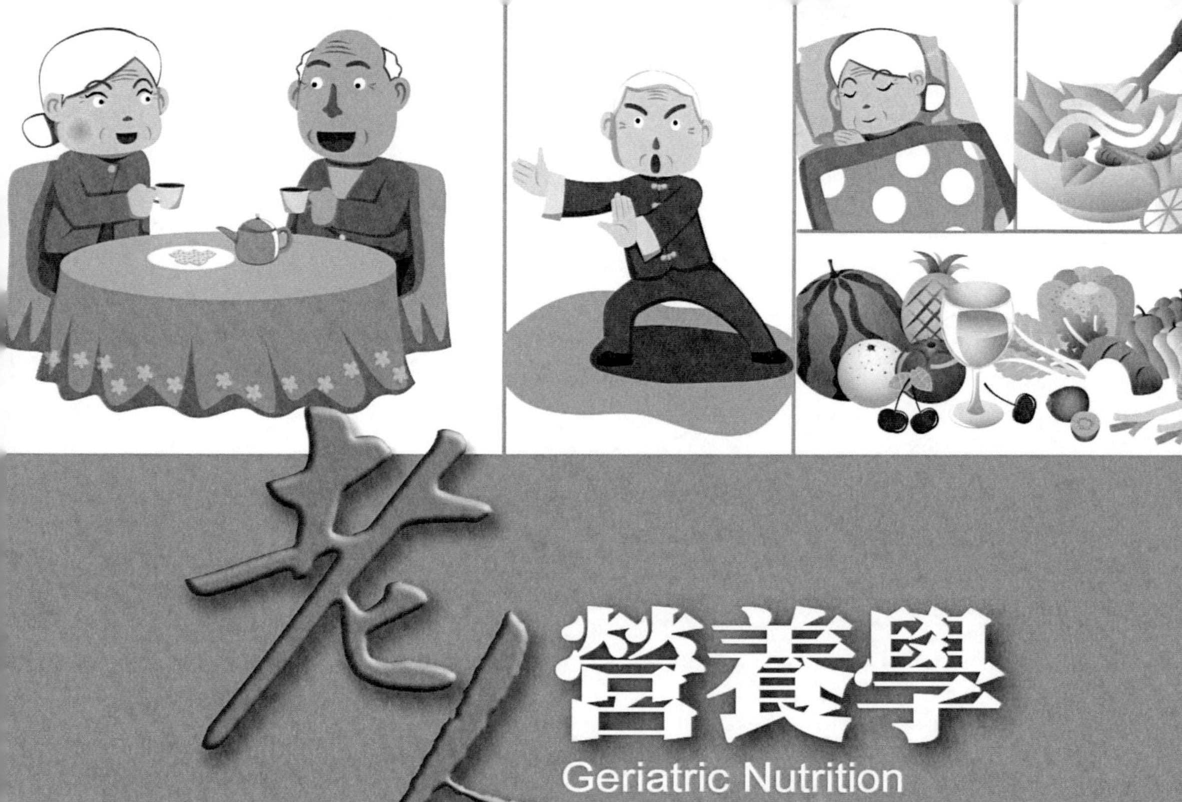

老人營養學

Geriatric Nutrition

賴明宏◎著

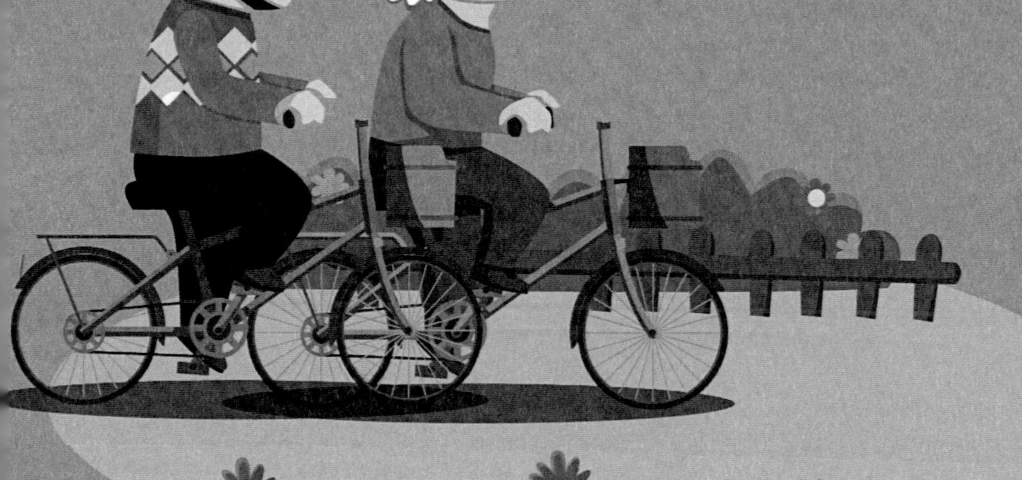

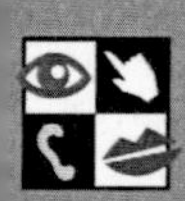

老人服務叢書

序

好不容易寫出一本書，就像生小孩一樣，十分的不容易，而且必須克服過程中的種種困難與挑戰，所以這本書能夠完成，我必須表達我的感謝之意。首先，要感謝眾天尊佛的應允，讓這本書在因緣俱足的情況下誕生；感謝揚智宋經理的邀稿及包容我的拖稿，才能讓這本書有出版的機會；感謝耕莘健康管理專科學校楊校長提供優良的研究室及豐富的圖書資源，讓我能在舒適的環境下完成這本書的寫作；感謝我的父母親，有您們在背後默默的支持及協助，讓我能克服許多的困難，也感謝您們是我在寫作過程中，對於老人身體狀況不清楚時的最佳諮詢對象；感謝耕莘專校護理科老人組劉老師及丁老師的協助，讓我能到高齡者照護示範教室及安養中心參訪；感謝實踐大學謝董事長帶隊到日本參訪老人照護機構，讓我對日本老人的照顧狀況能有所瞭解；感謝美國塔夫茲大學人類營養及老化中心的陳博士能讓我參與您的抗老化研究及分享貴單位的研究成果，也親身瞭解美國老人的生活；感謝高醫藥學院李院長的介紹，讓我對老人長照計畫及相關知識能有所瞭解；最後，我要感謝這本書幕後最大的推手，我的內人，她總是不斷的鞭策著我，提醒著我要注意的事項及進度是否落後，同時又要包容我文思匱乏時的壞脾氣，謝謝妳一路的陪伴，希望我們能一路扶持到老。

臺灣老年人口迅速的增加，在老化的過程中，要如何利用營養來延緩老化，或治療已老化的身體，本書提供了豐富的資訊可供家中有老人者，或是機構中有老人的地方參考，也可提供給想延緩自身老化的人作為參考。本書從目前世界及臺灣人口的高齡化現況談起，老化的機制有哪些及身心老化如何表現，接下來介紹基本的營養概念、老人營養的需求、老人的營養狀況如何評估，及目前老人營養的現況，再來是提供老人飲食種類的建議，以及老人如果有慢性病時的飲食原則為何，另外尚介紹老年人常服用的健康食品、老人服藥時藥物與營養之間的關係，以及老人如果身體有失能時，在長期照護下應注意的照護進食方法；最後就是介紹不論在家或機構，在食物製備時應注意的食品衛生安全問題，讓老人能吃得健康又安全，以及應該如何為老年人訂定適合的飲食計畫與營養教育，改善老人的營養狀況。

本書各章節的參考資料儘可能搜集各國最新、最完整的資料，希望讀者在使用本書的時候都能有最大的收穫。但是本人才疏學淺，能力有限，只希望能提供給大家在老人營養方面的參考資料，如果內容不盡完備或有疏漏，敬請各位先進不吝指教與指正；最後，希望大家都能健康老化，長命百歲。

賴明宏 謹誌

目 錄

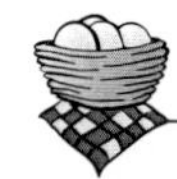

Chapter 7　老人慢性疾病飲食　155

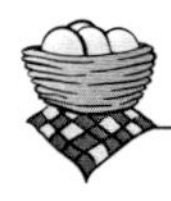

Chapter 8　老年人健康食品的補充　179

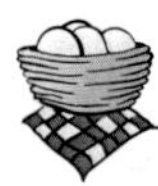

Chapter 9 藥物與營養 197

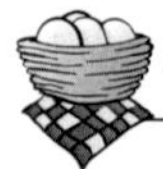

Chapter 10 長期照護介紹及長期照護進食之照護方法 219

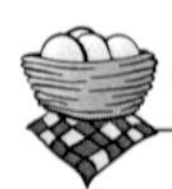

Chapter 11 老年人飲食的衛生與安全 255

Chapter 12 老年人的飲食計畫與營養教育 281

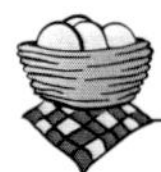

附錄部分 307

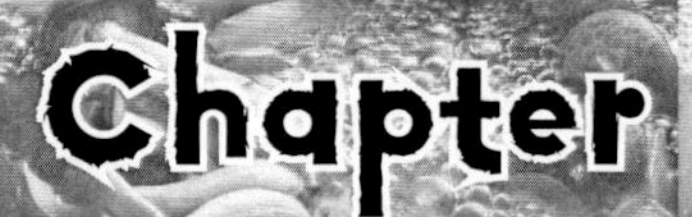

1

高齡化社會現況

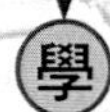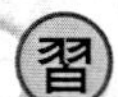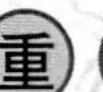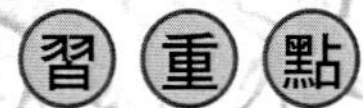

學習重點

讀完本章後，您應能夠：

■瞭解老人的定義

■瞭解國外的高齡化狀況

■瞭解臺灣的高齡化情形

■明白營養對老人的重要性

■瞭解長壽國家健康長壽的祕訣

導　論

在21世紀的今天，世界各國以及臺灣，都正朝著老年人口迅速增加及邁入老年化社會的方面在進行。根據統計，在美國，1900年美國人的平均餘命只有47歲，而2002年，美國人的平均餘命增加到77歲，這一百年來美國人的平均餘命就增加了足足30歲。若深入探討其原因，主要可能與衛生習慣、飲食營養與醫療知識的改善有關。而在臺灣，每十個人中就有一人是超過65歲的老人，預估到了2030年，將會變成每五個人中就有一位是老人，尤其是85歲以上的老老人增加的速度最快。要如何因應老年人口的大量增加，並使其維持在健康狀態，老人的食物製備、營養計畫、照護環境、老年福祉政策的發展就顯得十分重要，以下針對目前老人的定義、國內外老人的狀況、營養對老人的重要性等部分分別加以說明。

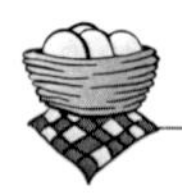

第一節　老人的定義

「生、老、病、死」被認為是人類生命變化的自然歷程，按照人類的生理變化，習慣上人自嬰兒出生到18歲被認為是成長發育期，19至45歲為青壯年期，46至65歲為漸衰期，65歲以上開始進入衰退期（如**表1-1**）。然而，衰老的定義很難由年齡這個單一因素去加以劃分，因為人體老化的過程是逐漸且每天都在發生的。因此，不同的研究或學者所提出的年齡界線及定義也不盡相同。

表1-1　依生理年齡所劃分的人類生命時期

分期	成長發育期	青壯年期	漸衰期	衰退期
年齡（歲）	出生到18歲	19至45歲	46至65歲	65歲以上

資料來源：作者整理製表。

一般年齡的區分可分為「年代年齡」（calendar age）和「生理年齡」（biological age）。年代年齡是指一個人從出生後，依照歲月及年月的流逝來計算的真實年齡；而生理年齡是指一個人經過不同的生活習慣、生活經驗、飲食行為或是保養之後，所呈現出來與個人之生理功能相當的年齡。一般人的年代年齡與生理年齡不一定會一致，可能會相差幾歲，因此，每個人不同的生理與心理狀態，以及生活或飲食上進行保養與否，都可能會延後或提早衰老期的發生。老人屬於生命周期中的最後階段，但幾歲以上算是老人？古今中外各有不同的定義，但一般仍大多是以年代年齡來加以區分（陳淑芳、華傑，2004）。

一、外國的概念

西方最早將65歲界定為「老年人」，相傳是德國俾斯麥推動國家社會主義時提起的，其於1889年時首創勞工保險，定65歲為退休年齡，因此將65歲界定為「老年人」。近年來，英、加、義、美等西方國家規定在65歲退休，亦傾向於65歲以上算「老年」。唯隨著醫藥的發達，平均壽命延長，老年人在全人口中的比例不斷增加，老年的年齡界限也往後推移，例如在挪威，規定67歲以上算作老年。而目前世界各國多採1956年聯合國教科文組織（UNESCO）和世界衛生組織（World Health Organization, WHO）所界定的年滿65歲以上作為老年之起點，視為界定老人的標準。

二、中國的概念

根據漢語詞典指出，在中國的古籍中，將60歲之花甲之年稱之為「耆」，代表年高望重； 70歲古稀之齡稱為「耄」或「鯢」，代表白髮蒼蒼，精力既竭的老人；80歲稱為「耋」，代表老態龍鍾的垂暮之年；90歲稱為「鮐」，敘述老年人頭髮由白轉黃，皮膚消瘦且駝背；而100歲稱

「期頤」，意謂老人極高壽，飲食起居需要子孫奉養之意。我國過去以30至59歲為中年，60歲以上為老年；而後因為養老金的發放年齡及人口普查時把老年人口的對象定為65歲，所以一般把65歲作為老人的標準。而根據中華民國內政部「老人福利法」第二條規定：年滿65歲以上者，稱之為老人。本書所定義之老人是以世界衛生組織及老人福利法所定義之老人，即65歲以上者稱之為老人。

隨著公共衛生的進步、較良好的營養供應及醫藥的發達，使得平均壽命更延長，老年人在全人口中的比例不斷增加，世界衛生組織又對65歲以上的老人更細分為：65-74歲的老人為初老期的老人（young-old）；75-84歲的老人為中老期的老人（middle-old）；而85歲以上的老人為老老期的老人（oldest-old），這似乎也與我國「人生七十才開始」的諺語相呼應。（如**表**1-2）

表1-2　世界衛生組織對65歲以上老人的分期

老人分期	年齡（歲）
初老期的老人（young-old）	65-74歲
中老期的老人（middle-old）	75-84歲
老老期的老人（oldest-old）	85-99歲以上

資料來源：作者整理製表

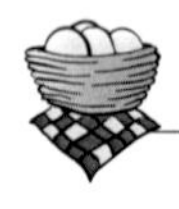

第二節　國外高齡化現況

根據聯合國標準，當一個國家65歲以上的人口占該國總人口比率7%時，便稱為「高齡化社會」（aging society），達到14%時，則為「高齡社會」（aged society），達到20%時，則稱為「超高齡社會」（ultra-aged society）。若以1865年法國65歲以上老年人口超過總人口的7%算起，19世紀末瑞典加入這個行列，其人口高齡化發展的歷史長達一百多年，法國長達一百三十一年、瑞典八十八年、英國亦有五十一年。換句話說，先進國家高齡人口從7%倍增至15%的時間多數超過五十年，也就是說，這些先進國家有長達五十年以上的時間來準備迎接高齡社會，但是臺灣卻只有他們一半的時間來因應。

依據經建會的統計，臺灣人口高齡化的速度為全世界第二快，僅次於日本。而事實上是臺灣早在1993年即已達到聯合國所定義的「高齡化社會」的標準，即65歲以上的人口比例超過7%。若以此標準進一步推估，臺灣在2019年高齡人口比例將超過15%，朝「高齡社會」快速邁進，也就是說臺灣僅有短短的二十六年來因應高齡人口的變化。以下為讀者介紹世界人口高齡化速度第一快的日本。

一、日本人口高齡化的歷史回顧

20世紀30、40年代，隨著公共衛生技術的進步，特別是避孕技術的進步，人們讓節制生育的願望變成現實，控制了人口過快的增長，致出生率頻頻下降。第二次世界大戰後，歐美和日本第一批工業化國家在出現短暫的出生高峰期後，很快地出生率便迅速下降，使人口高齡化過程加快，其中以日本最為典型。（陳淑芳、華傑，2004）

陳淑芳、華傑（2004）指出，「日本從1947到1957年短短的十年間，出生率足足下降一半，其數據從34.3%下降到17.2%，後果是日本人未來人口高齡化發展進程將十分迅速。」出生率下降的過程，各國互異，如美國在同一段時間便出現了長達十八年（1946至1964年）的「戰後嬰兒潮」（是一段長時期的出生率高峰），在這段期間出生的孩子被稱為是「戰後的一代」，延緩了美國人口高齡化的進程，也為美國社會經濟發展儲備了大量的勞動生力軍。

進入了20世紀之後，世界各國人口高齡化進程開始加速。70年代初，只有歐美和日本等四十個國家和地區人口年齡結構進入老年型，但

到了2000年，全世界已有七十多個國家進入了人口年齡結構的老年型。（陳淑芳、華傑，2004）

發燒話題　日本平均壽命再增長

一直以來，人們都知道日本是一個長壽的國家；現在，記錄又再刷新了，根據日本厚生勞動省統計，日本女性去年的平均壽命將近86.5歲，男性則將近79.6歲，不分男女，都創下日本史上最長壽的記錄。

豆腐、苦瓜、小魚乾、青菜，清爽又健康的沖繩傳統料理，是沖繩民眾長生不老的養生祕訣，不過現在不只是沖繩，其實全日本的平均壽命，都大幅度拉長了。

根據日本厚生勞動省的統計，2009年日本女性平均壽命長達86.44歲，男性則為79.59歲，都創下了高齡的平均壽命記錄，而這個數字已經讓日本女性連續二十五年蟬聯世界最長壽的記錄，男性的長壽記錄則排名世界第五。

如果從這二十多年的日本人平均壽命變化來分析，可以發現日本人真的是愈活愈長，厚生勞動省認為這與日本人的三大死因，癌症、心臟病和腦中風的治療績效年年提高有關，如果能夠克服這三大疾病，那麼女性的平均壽命還可以再拉高到93.43歲，男性也可以達到87.63歲。

在大家越來越重視身體健康的情況下，要再延長平均壽命相信不是夢想，現在日本還將投入長壽基因的研究，希望從長壽的長者身上，解開長壽基因密碼。

資料來源：整理摘自崔立潔（2010）。民視新聞網，日本平均壽命再增長世界第一。http://news.ftv.com.tw/Read.aspx?type=Class&sno=2010727I06M1，民視新聞2010/07/27綜合報導，檢索日期：2011年3月29日。

二、全球人口高齡化發展現況

目前全球的人口總數為60多億人，但有6億人口超過60歲以上。對21世紀世界人口高齡化發展的概況，聯合國早有預測。根據聯合國的預測，各國老年人口比率達到14%的時間，以德國與瑞典兩國最早，為1972年；其次是英國的1975年；其他依次為法國的1979年、日本的1994年、美國的2015年，及臺灣的2017年。在分析21世紀世界人口高齡化的現象時，不僅要研究「出生率」，同時還要看「死亡率下降」和「平均預期壽命延長」對人口高齡化的影響。

從全球已開發國家早在上個世紀人口年齡結構就已經老齡化的現象可以推估，開發中國家在2015年時，60歲以上老年人口將可超過總人口數的10%，65歲以上老年人口則可在2020年超過7%。

事實是20世紀後半葉，由於全球經濟發展，醫療條件改善，世界人口平均壽命增加了20歲，從平均預期壽命水準較高的幾個已開發國家得知，1990到2000年的十年間，人們的壽命水準呈升高的現象。如日本從79歲上升到81歲，其中女性為84.93歲，男性為78.07歲；義大利從75歲上升到78歲；英國從75歲上升到77歲。由此看來，死亡率降低，人類平均預期壽命也就延長，致使老年人口高齡化的傾向顯得十分明顯；預估80歲以上高齡老人將從現在占60歲以上老年人口10%，上升到2050年的25%。如2006年聯合國統計數據便指出，全球老化人口數目在1950年時，65歲以上人口有1.3億人（占總人口5.2%），而到了2005年則增為4.8億（7.3%），預估到達2050年時65歲以上人口會高達14.9億（16.2%）。到了西元2006年，全球65歲以上人口占總人口數已超過7%。若是以國別來看，老人人口以日本最多（20%），德國及義大利居次（19%），臺灣則占10%。

若按照地區分布加以歸納，預估到2050年的20億老年人口中，將有一半的老年人口居住在亞洲國家，如日本在2000年時，老年人口超過60歲以上者，占總人口的23.2%，但最大的老年人口絕對數目國則為中國，約有1億3,000萬人，其他如澳洲、香港、紐西蘭、韓國，以及新加坡等，超過60歲者也會由10%增至20%；又如錫蘭、馬來西亞以及亞塞拜然（Azerbaijan）的60歲以上的老年人口，也將接近10%或已超過10%。

2002年，聯合國在西班牙馬德里舉辦了第二次世界老人大會（Second World Assembly on Aging, Madrid, April 2002）。此次大會的議題包含了四個重點，分別為：

1.老人與發展。
2.促進老年期之健康福祉。
3.確保並促成支持老人之生活環境。
4.支持老人照顧者。

目的主要是為了因應全球老化人口急增之挑戰，並促進老年期的生活正常化。此外，在此會議中，各國皆報告了其相關政策，包括如何保證老人退休後有機會繼續參與社會發展與經濟建設、強調老人正面之形象、支援老人積極生活、從事終生教育之準備、加強傳統家庭之親屬支持體系等。這些相關政策可提供給那些需要家庭支持之衰弱老人作為參考，並有助於老年人福祉機構建立老人之照顧水準，同時發展整合性之老人保健與社會服務。而為了要提供有品質之長期照顧與社區服務，也同時必須檢討社會安全制度之適合性。

人口高齡化的發展，老年人口增加，使得勞動年齡人口負擔加重。根據聯合國估算，已開發國家扶養係數在21世紀時達到40以上，甚至更高。勞動年齡人口與領取退休金人口之比亦會發生較大變化。日本目前兩者之比為4：1，2025年降為2：1，即每兩個勞動年齡人口要負擔 個老年人。加拿大兩者之比目前為5：1，2020年要降為3：1；英國從3.3：1降到2030年2.4：1。扶養比提高，表示勞動年齡人口在總人口中比重的減少，此必然會造成勞動力的短缺，而為了滿足經濟發展對勞動力的需求，許多已開發國家轉而須從開發中國家引進勞動力，這使得勞動力遷移成了21世

紀人口發展中的必然現象，也就是說已開發國家必須面對社會新成員所可能產生的問題。（陳淑芳、華傑，2004）

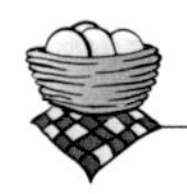

第三節　臺灣高齡化現況

1993年，臺灣65歲以上老年人口約149萬人，占當年總人口比率7.1%，正式邁入高齡化社會。從行政院衛生署及內政部的統計資料顯示，臺灣歷年來老年人口數的增加情形，從50年代的2.5%→60年代的3.0%→70年代的4.6%→80年代的6.6%→90年代的8.8%，到民國97年年底，老年人口共有二百四十萬二千餘人，發展到占總人口的10.4%；又根據行政院經濟建設委員會推估，預估2019年老年人口將超過14%，臺灣將正邁入「高齡社會」（aged society），而2026年老年人口將更高達20%，成為「超高齡社會」（ultra-aged society），屆時每五位人口中，就有一位是65歲以上的老人。因此，臺灣逐漸邁向高齡化社會的問題已是越來越需要被重視的議題。

一、臺灣人口的高齡化

臺灣65歲以上老年人口所占比例從7%增加到14%約需要二十四年、英國約需四十六年，美國約需七十三年，瑞典約需八十五年，日本約需二十五年，顯示我國人口老化的速度，遠較歐美國家為快，並與日本相當。（如表1-3）

二、老年人口平均壽命延長

平均餘命（Life Expectancy, LE）是指人們在整體平均上可以活到幾

表1-3　主要國家高齡人口倍化所需時間比較表

國別	65歲以上人口占總人口比率					倍化所需年數		
	7%	10%	14%	20%	30%	7→14%	10→20%	20→30%
臺灣	1993	2005	2017	2025	2040	24	20	15
新加坡	2000	2010	2016	2023	2034	16	13	11
南韓	2000	2007	2017	2026	2040	17	19	14
日本	1970	1985	1994	2005	2024	24	20	19
中國	2001	2016	2026	2036	-	25	20	-
美國	1942	1972	2015	2034	-	73	62	-
德國	1932	1952	1972	2009	2036	40	57	27
英國	1929	1946	1975	2026	-	46	80	-
義大利	1927	1966	1988	2007	2036	61	41	29
瑞典	1887	1948	1972	2015	-	85	67	-
法國	1864	1943	1979	2020	-	115	77	-

資料來源：United Nations (2006). World Population Ageing 1950-2050. Population Division, DESA, U.N. New York.

歲，或一個人出生後預期可以存活的壽命。一般而言，現在臺灣的衛生環境已改善，而且營養好，再加上傳染性疾病減少，嬰兒死亡率降低，再加上社會經濟等諸多因素導致出生率低下，致使平均餘命延長，臺灣也就跟上日本的腳步朝向超高齡化邁進（如圖1-1）。

隨著老年人口數的增加，老年人口的平均壽命自然隨之增加，如圖1-2臺灣地區居民的平均餘命可看出，1961年時，男性平均餘命為62.6歲，女性為67.2歲，但到了2007年，男性平均餘命為75.1歲，女性為81.9歲。四十六年間兩性平均餘命足足延長了十三年，是相當可觀的壽命延長。當然，平均餘命的延長就單方面來說是一件好現象，代表人們健康、經濟條件改善、醫療環境進步，然而出生率的低下卻讓老年人口相對於社會福利而言，成了一環相當沉重的負擔。

然而，由於活得長未必活得好，故有健康平均餘命（Health Life Expectancy, HALE）一詞出現，以扣除失能年數。民國92年底，國人的健

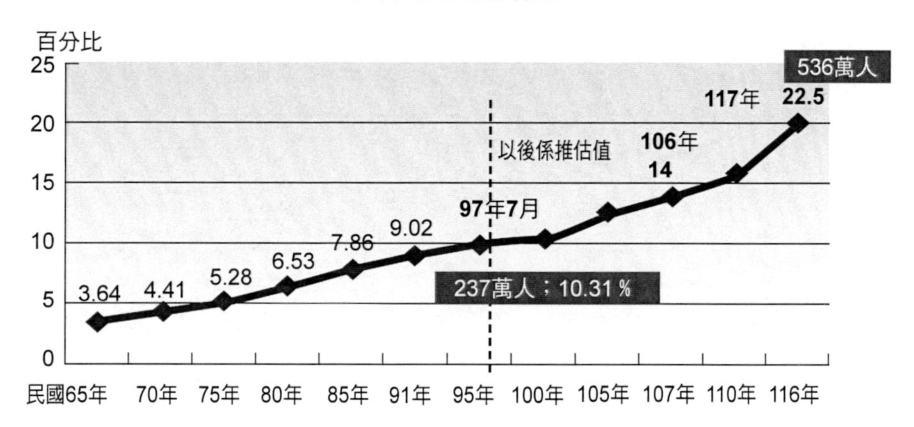

圖1-1　臺灣老年人口的增加情形

資料來源：內政部戶政司全球資訊網（2008）。人口資料庫之人口統計資料，http://www.ris.gov.tw/version96/population_01.html，檢索日期：2011年3月29日；行政院經建會（2008），經建會-2010年至2060年臺灣人口推計，http:// www.cepd.gov.tw/m1.aspx?sNo=0000455，檢索日期：2011年3月29日。

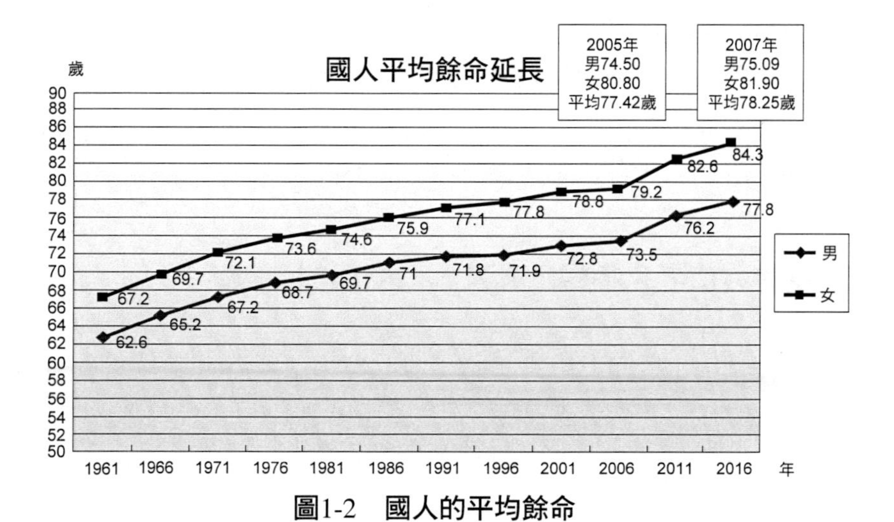

圖1-2　國人的平均餘命

資料來源：內政部統計處，http://www.moi.gov.tw/stat/index.aspx，檢索日期：2011年3月29日；行政院主計處統計專區，http://www.dgbas.gov.tw/np.asp?ctNode=2824，檢索日期：2011年3月29日。

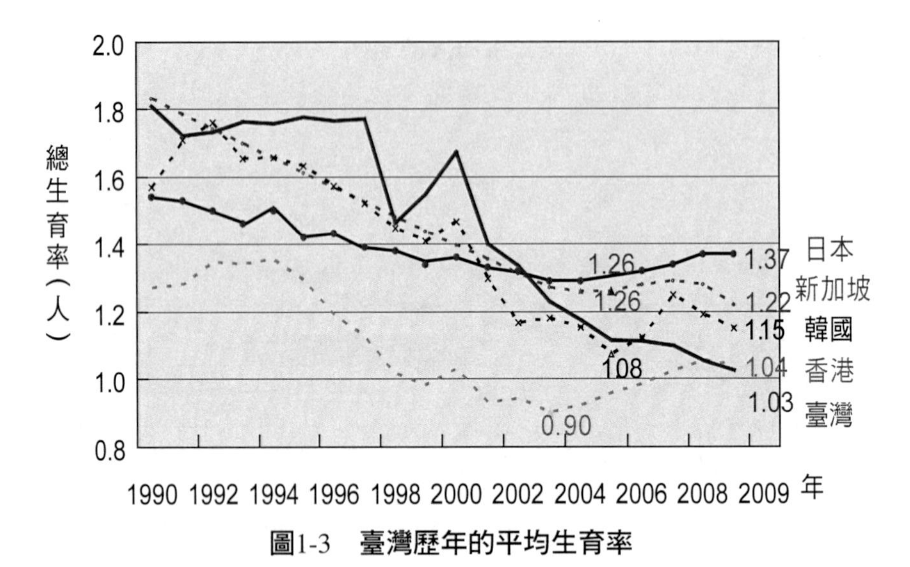

圖1-3 臺灣歷年的平均生育率

資料來源：行政院經建會2010至2060年臺灣人口推計簡報檔，http://www.cepd.gov.tw/m1.aspx?sNo=0000455，檢索日期：2011年6月5日。

康平均餘命為67.9歲，女性為71.1歲（胡月娟等，2009）。此外，根據美國非營利組織「人口資料局」的統計資料指出，全球生育率最低的地區是歐洲和東亞，其中以臺灣、澳門平均每名婦女只生1個小孩，並列全球最低。平均餘命的增加再加上生育率的降低，造成臺灣人口結構劇烈的改變。（如圖1-3）

三、臺灣人口老化指數上升及人口結構的改變

由於出生率下降及國民平均壽命延長，人口結構明顯老化，老化指數是指65歲以上人口占未滿15歲以下人口的比例，所以老化指數是用來評估一個國家或地區人口老化程度的重要指標。從1989年臺灣地區的老化指數為21.7%，到2006年的老化指數為55.2%，短短十八年老化指數增加了33.5%，增加了2.5倍，顯示臺灣地區老化速度非常快，所衍生的問題值得大家注意。（如圖1-4）

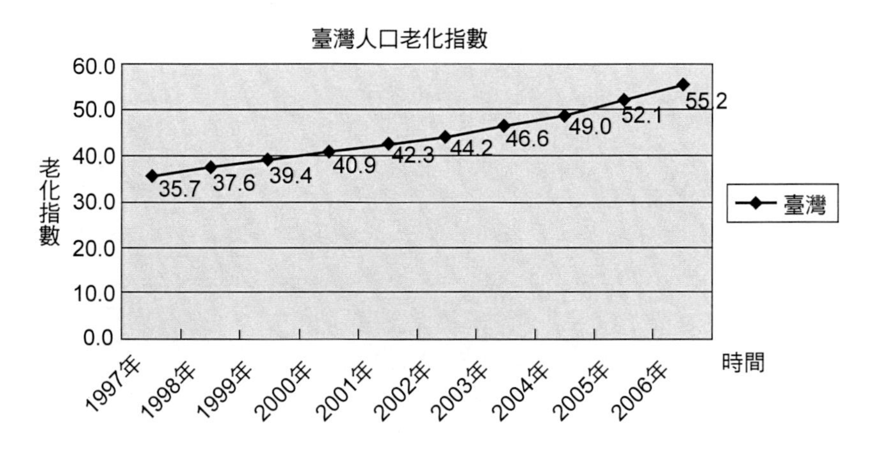

圖1-4　臺灣人口老化指數

資料來源：內政部戶政司全球資訊網（2008）。人口資料庫之人口統計資料，http://www.ris.gov.tw/version96/population_01.html，檢索日期：2011年3月29日。

由於老年人口平均餘命的延長、老化指數的上升及少子化的影響，臺灣已逐漸邁入高齡化之社會型態，因此，我國未來人口結構圖形將由青壯的燈籠型態（代表勞動力供給充沛），逐漸進入高齡的金鐘型態（代表社會負擔相對較重）。根據行政院經建會的統計，65歲以上人口占總人口比率將由2010年11%，2017年增加為14%，達到國際慣例所稱的高齡社會，2025年再增加為20%，邁入超高齡社會，2060年65歲以上人口所占比率將高達42%。其所引起的衝擊，是可以高度預期的；再加上社會型態及家庭結構急遽轉變，老人扶養所衍生的相關問題，例如老年人的健康及營養、老年人的長期照護、老年人福利制度等，就顯得相當重要並值得加以重視。（如圖1-5、圖1-6）。

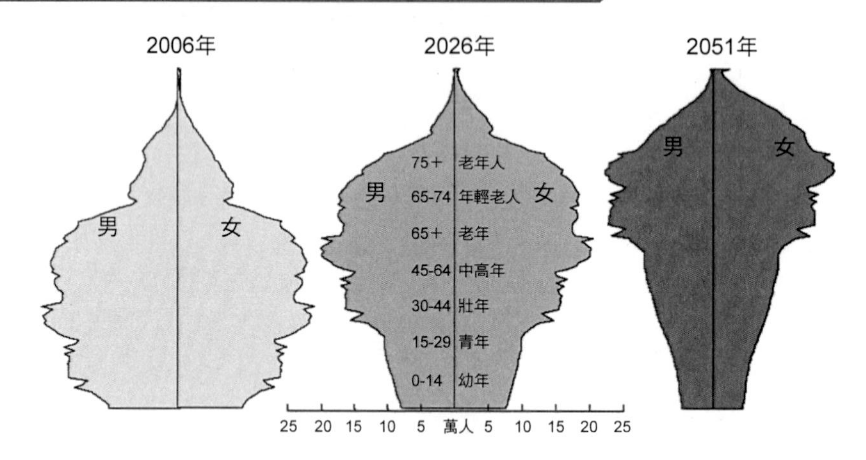

圖1-5 臺灣人口金字塔比例圖

資料來源：行政院經建會（2006），中華民國臺灣地區2006年至2051年人口推計，http://www.cepd.gov.tw/m1.aspx?sNo=0000455，檢索日期：2011年3月29日。

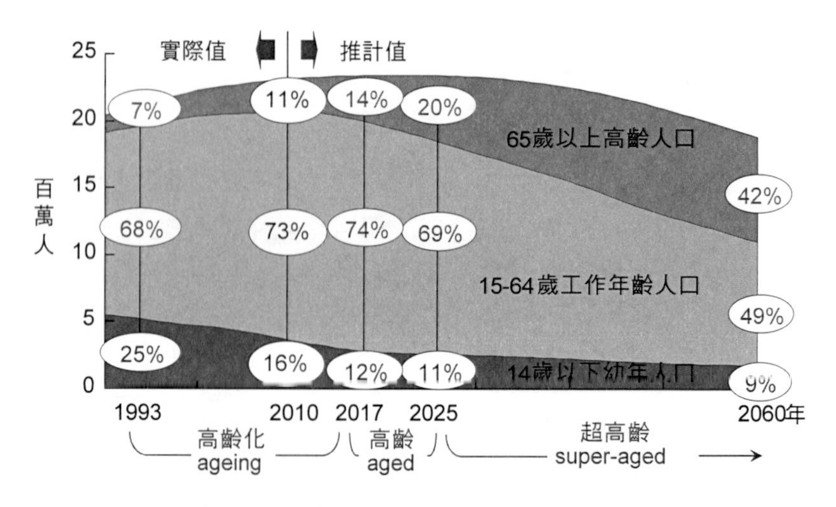

圖1-6 臺灣未來五十年人口結構趨勢

資料來源：行政院經建會2010至2060年臺灣人口推計簡報檔，http://www.cepd.gov.tw/m1.aspx?sNo=0000455，檢索日期：2011年6月5日。

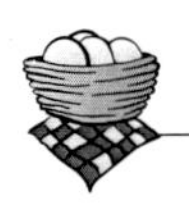

第四節　營養對老人的重要性

根據Fries（1980）的「罹病壓縮」理論（compression of morbidity theory）認為，在人類的壽命年數固定的情況下，生活型態的改變可以讓慢性病的發生延後，進而改善生理性的老化徵象，就可以讓死亡前的生病時間縮到最短，甚至延後到生命的終點。雖然目前沒有很多的研究可以證實有哪些生活型態的改變可以延緩老化現象，但持續的運動、壓力的紓解及適當的營養是公認最重要的三個因素。目前臺灣地區老年人口主要死亡原因中的惡性腫瘤、腦、心臟病、血管疾病、糖尿病、腎臟病和高血壓等疾病的發生都與營養和膳食有關（如**表**1-4）。因此，我們如果能利用適當的飲食控制，提供良好的營養供應，配合持續的運動及壓力的紓解，必定能改善老人的身體健康狀況，提高對疾病的抵抗力，減少疾病發生時

表1-4　老年人口主要死亡原因

民國97年合計			
死亡原因	死亡人數	每十萬人口死亡率	死亡百分比%
所有死亡原因	96,379	4062.1	100.0
惡性腫瘤	23,195	977.6	24.1
心臟疾病（高血壓性疾病除外）	12,087	509.4	12.5
腦血管疾病	8,254	347.9	8.6
肺炎	7,739	326.2	8.0
糖尿病	6,187	260.8	6.4
慢性下呼吸道疾病	4,921	207.4	5.1
腎炎、腎病症候群及腎病變	3,243	136.7	3.4
高血壓性疾病	2,954	124.5	3.1
敗血症	2,881	121.4	3.0
意外事故	2,447	103.1	2.5

資料來源：行政院衛生署「衛生統計資訊網」（2008）。行政院衛生署統計室，「臺灣地區老年人口主要死亡原因」。http://www.doh.gov.tw/statistic/data/%E6%AD%BB%E5%9B%A0%E6%91%98%E8%A6%81/93%E5%B9%B4/%E8%A1%A89.xls，檢索日期：2011年6月9日。

間，健康的生命時間變長了，整個社會也因此節省下來照顧長期臥病在床老人所需的大筆經費，可大幅減少家庭及國家社會的負擔。

營養保健對老人及社會有下列好處：

1.營養保健可以由自身做到：營養保健不需要額外的投入資源，只要合理地搭配一日三餐，利用豐富的食物就可以為身體提供足夠的抵抗力，避免疾病入侵。
2.營養保健可增強抵抗力，減少疾病發生：從營養的角度來探討，只要改變不良飲食習慣，注意蛋白質、維生素，礦物質等營養素的攝取，使日常的飲食習慣維持在均衡膳食的狀態，就可以增加身體對外界不良刺激的應變能力，增加身體對疾病的抵抗力。
3.營養保健可減輕社會、家庭負擔：營養素是維持生命和健康的物質來源，而營養水準與身體健康的改善會直接關係到社會上生產力的提高，並可降低醫療成本及資源的支出及浪費。

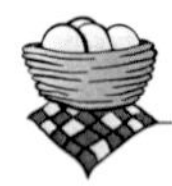

第五節　健康長壽的祕訣

不同國家地區平均壽命可能受到飲食習慣、健康狀況和醫療設施等因素影響，其中最長壽的五個國家分別是日本（83歲）、冰島（82歲）、澳洲（82歲）、聖馬利諾（82歲）和瑞士（82歲），而平均壽命最短的國家分別是獅子山共合國（41歲）、阿富汗（42歲）、辛巴威（45歲）、賴索托（45歲）和尚比亞（46歲）。而日本是世界上最長壽的國家，其中又以琉球的居民最長壽。

人們都希望年老時能健康又長壽地度過晚年，但要如何才能達到這個目標呢，以下是整理摘錄自Bradley J. Willcox等人在《琉球人的長壽秘訣》（*The Okinawa Program*）一書中的內容供讀者參考：（周蓓莉譯，2004）

要瞭解健康食物的好處，好好照顧自己的身體，思考每一件加在我們身上的東西。這幾個飲食原則造就了琉球人的長壽秘訣。

■今天的食物決定明天的健康——完全享受你的食物

Bradley J. Willcox等人認為，要記得今天所選的食物，因為那對明天的健康會產生很重要的影響，這包括了食物種類的多樣性，記得，吃多樣性的食物對恆久的健康很重要，每天建議至少要選擇十五種食物。

有意識的進食，完全享受你所選擇的食物。進食是人生的樂趣，必須要仔細品味。我們經常一面閱讀、看電視、談公事，甚至是在開車時倉促解決掉我們的食物。這一面咀嚼，一面花心思在別的地方的情形下，不僅減少進食樂趣，也不健康。食物必須適當咀嚼，才能有好的消化，也才能完全得到食物的營養。進食前，思考一下我們吃的食物，如它能提供哪些營養，然後在吃的當下，好好品嚐一下它的味道。

食物能帶給我們健康，理當受到尊重，可以的話，不妨用充滿愛與漂亮的方式來進行，而這就是所謂有意識的進食。

1.用八分飽來減少過量的熱量攝取：康乃爾大學的科學家馬凱醫生發現，限制熱量攝取是延長動物生命活力的一種方法，從水生動物到靈長類動物都有效。琉球人有限制熱量攝取的習慣，琉球人吃得多，因此不會飢餓，但是在吃到八分飽之前就會停下來，讓胃留一點空間，因為胃的伸展受體需要二十分鐘才能告訴大腦吃飽的訊息，所以在放下餐具後二十分鐘，會覺得更飽。所以每一餐吃八分飽，才不會有熱量攝取過多的問題。此外，食物的選擇應該少吃「高熱量」食物，像是高脂肪和糖分的食物，而是多吃富含未經精製的碳水化合物和纖維多的食物，如全穀類、蔬菜與水果類。

2.細嚼慢嚥，少量多餐：多倫多小組在《新英格蘭醫學雜誌》（*The New England Journal of Medicine*，簡稱NEJM）發表的一篇文章指出，把三餐熱量分散到八個小餐，能降低13%的低密度膽固醇值、

4%的血糖值及28%的血中胰島素值及其他好處。

3.多吃複合性醣類，少吃精製糖類：複合性醣類的食物如全穀類麵粉、糙米、水果及豆類和莢豆等，可延緩血糖上升，減少胰臟負擔，建議占每天飲食總熱量的50%以上；少吃精製糖類，如精白麵粉、白米、果醬及精製糖。

4.減少蛋白質的攝取：每天蛋白質攝取占總熱量的10至20%，食物來

發燒話題　七分飽，比較健康長壽

飲食與長壽有關，不僅要吃得均衡，就連吃幾分飽都可能是影響長壽的因素之一。臺灣內科醫學會理事、臺北醫學大學公共衛生研究所副教授劉輝雄醫師表示，近來《科學人雜誌》（*Science*）發表的一項以猴子作為研究的動物實驗發現，長期處於七分飽、有飢餓感的猴子群，在三十年後的存活率竟高達37%；研究也發現，不止是存活率與吃幾分飽有關，天天吃飽飽的猴子和餐餐七分飽的猴子，就連外貌上也有相當明顯的差異；劉輝雄進一步表示，研究中發現，餐餐吃很飽的猴子二十年後，在外觀上顯得較為老態、皮膚也粗糙。醫師分析，主因是與七分飽會促進身體長壽遺傳基因的啟動有關。

要健康飲食、抗老，醫師呼籲，民眾平常應控制熱量攝取，讓體內自由基氧化傷害及發炎反應減少，藉此活化長壽基因，並控制血脂肪不升高，食物選擇，推薦多吃魚類、新鮮蔬果，少攝取澱粉、飽和脂肪與反式脂肪類的食物，少吃紅肉，以白開水或無糖的茶取代碳酸汽水與甜飲料，保持運動的習慣等，在疾病徵兆出現前就加以發現控制潛在的威脅因子，就能多為健康與長壽加分。

資料來源：整理摘錄自徐韻翔（2009）。中時電子報　樂活，「研究：天天吃到飽　比七分飽短命、老態、皮膚粗」。http://life.chinatimes.com/2009Cti/Channel/Life/life-article/0,5047,130518+132009101300558,00,focus.html，新聞速報／中廣新聞／徐韻翔2009年10月13日報導，檢索日期：2011年3月30日。

源可選擇魚或豆腐，避免食用過多的動物性蛋白質，如紅肉及蛋類等；過多的動物性蛋白質攝取易引起高血壓、骨質疏鬆、腎結石、動脈硬化等疾病；而過多的蛋類攝取有可能對血膽固醇有所影響。

5.選擇好的脂肪，避免不好的脂肪：脂肪的攝取量占總熱量的30%以下，減少飽和脂肪及反式脂肪的攝取，飽和脂肪來源如紅肉、動物性油脂、椰子油及棕櫚油等，反式脂肪來源包括氫化油、餅乾、瑪琪琳（margarine）等。脂肪來源可選則單元或多元不飽和脂肪，如亞麻仁油、橄欖油、芥花油及魚油、玉米油、大豆油等。

■凡事放下，全面紓壓

在壓力紓解方面，琉球人認為凡事不要擔心，問題終將解決。壓力會造成老化加速，使心臟病、癌症及中風等成人病發生，也就是說人體不僅反應不良，研究同時發現，壽命也會較短。想要健康的活，就必須學習接受改變，避免產生內在壓力。長壽者一般皆具有樂觀、正向思考、情緒穩定及柔韌性的人格，以對付不可避免的生活壓力直到老年。以下是琉球人壓力紓解的一些技巧：

1.冥想：冥想可能是處理壓力最有效的方法之一。冥想是一種將心下來的過程，隨著心靈的靜謐過程，讓安詳與沒有壓力的感覺充滿胸腹，用身體去體驗，讓我們活在當下。冥想時，可將所有的思想和問題空出，透過練習，你能夠發展自覺，更能夠控制你的心，你將感受到內在的安詳與快樂。

2.腹式呼吸趕走壓力：在許多文化中，生命被相信開始於第一次呼吸，結束於最後一次。而這些文化相信，人的呼吸連接著身、心和靈。在有壓力的情境下，腹部呼吸特別重要，腹式呼吸讓較多的氣體進入肺部，幫助放鬆肌肉，並且供應系統氧氣。當你覺得有壓力或憂慮時，作幾次的腹式呼吸，可讓你的壓力立刻緩解。

3.經由肌肉放鬆運動，釋放你的壓力：將你的肌肉由繃緊，到慢慢放鬆的過程，反覆練習幾次，可有效對抗失眠和壓力。

4.嘗試催眠：催眠被用來作為醫學和精神上的治療已數百年了，近來也常被使用在治療偏頭痛和與壓力有關疾病和慢性疼痛上。專家們認為，催眠能引起深度放鬆，讀者可向受過訓練的、有經驗者學習。

5.適當的指壓治療：信仰、思想和情緒都可能在肌肉、神經、內分泌和循環系統留下它們的痕跡，適當的指壓治療能幫助身體累積的情緒和壓力得到釋放、能創造深度放鬆狀態和幸福的感覺、能正向的影響身體的生化和免疫系統。

6.規律運動：身體活動能神奇地紓解壓力，對新的壓力產生抵抗，不僅能除去身體系統產生的代謝壓力產物，也能藉由釋放腦內啡來對抗心情不好和憂鬱；此外，它能幫助建立自信、改善外表、提供控制感和成就感，並使你看起來和感覺起來年輕。

7.正確的吃：琉球人的飲食中包括了富含複合性的醣類，全穀類、豆莢、新鮮蔬菜和水果，這些食物除了對身體健康有益外，對心智和情緒的健康也非常有益。全穀類的碳水化合物能刺激血清素的產生，它能促進放鬆並產生幸福的感覺，有助於調節睡眠型態；此外，全穀類也富含維生素B群，對壓力的調節很有幫助。

8.維持一個支持網：當我們有壓力時，社會關係對健康特別重要。找朋友或家人，說明你遇到的困難，它能有效的分擔你的壓力，同時產生支持作用，對壓力的紓解也很有幫助。

9.正向思考、樂觀：改變思考，去除負向和不健康的態度，同時保持樂觀。根據梅奧醫學中心的研究發現，悲觀的人比樂觀的人早死的機率高出19%。樂觀的人較能在生活的壓力下安然前進，同時去除壓力，活得更久。

10.培養幽默感：幽默感能幫助我們應付生活中不可避免的壓力，並學會處理身體和心理的痛。

■持續的運動

琉球的老年人以某種方式活動，維持他們的身體健康，也和他們的精神信仰系統結合。如他們在從事園藝工作時，會將植物與藥草的精神灌入，又如從事傳統琉球舞蹈時，他們會將冥想和慶祝古老王國的精神融入，就連空手道，他們也有可能會進行心理與生理的和諧結合。

當琉球人沒有練習武術或傳統舞蹈時，他們勤於走路。走路可以提供極佳的有氧輔助，藉此來維護他們身體的活動力。此外，根據John W. Santrock所著，由雷若琬等翻譯的《人類發展學》（*Life-Span Development*）一書中也提及，運動對延緩老化及提升健康有益，這些益處包括：（摘自雷若琬等譯，2006）

1.運動可減少生理方面的老化速度，同時促進身體的健康狀況：包括活動的協調能力、心血管功能、膽固醇代謝及注意力集中等方面。

2.運動可以使身體組成處於最佳老化狀態，並可預防常見之慢性病，例如降低心血管疾病、第二型糖尿病、骨質疏鬆症、中風和乳癌等機率。

3.運動可以使疾病得到治療：適度且規律的運動，可使關節炎、肺部疾病、鬱血性心臟病、高血壓、第二型糖尿病及肥胖等問題獲得改善。

4.運動可預防失能：一項超過五千人且時間長達六年的研究發現，體能與身體功能的減緩有關，每天至少走1英里的老人比久坐不動的老年人能有效延緩身體功能的退化。

5.運動能改善醫療的副作用，同時增加生活品質：如治療高血壓的藥物可能會引起憂鬱症，而運動可以減少憂鬱症的產生。

6.運動與長壽有關：每週能做消耗1,000大卡以上的運動，可減少30%的死亡率；若每週能作消耗2,000大卡以上的運動，則可減少50%的死亡率。

簡而言之，如果人們想要健康又長壽，並達到擁有充實快樂的老年生活之目標，就必須配合充足的營養、持續的運動及搭配有效的壓力紓解方式，並保持樂觀的生活態度，這樣一定能達到預期的目標。國人也可以根據行政院衛生署所提供的老年期營養指南，提出銀髮生活321的概念（**表**1-5），以做為健康養生的參考。其中的3，就是指老年人飲食的三大概念，包括均衡飲食、食物多樣化；三餐正常、餐餐規律；每天攝取六杯水份，包含白開水、飲料、湯。2，是指主張，包括多到戶外走走及在家隨時找機會動動。1，是指心情一點靈，建議老年人可以多作有益身心的活動以常保好心情，如此即能健康老化。

表1-5　銀髮生活321

飲食 3 概念
1.均衡飲食，食物多樣化。
2.三餐正常，餐餐規律。
3.每天攝取六杯水份，包含白開水、飲料、湯。
活動 2 主張
多到戶外走走，選擇適合自己身體狀況的運動。
在家隨時找機會動動，例如：掃地、洗碗、種花、灑水。
心情 1 點靈
常保好心情：做志工、看書、學書法，繪畫、做蛋糕，打拳、旅遊、唱卡拉 OK 、下棋等，生活可以過得更多彩多姿！

資料來源：行政院衛生署食品藥物消費者知識服務網，老年期營養指南單張。http://consumer.fda.gov.tw/files/dm/銀髮族健康園地-老年期營養1.jpg，檢索日期：2011年6月9日。

問題與討論

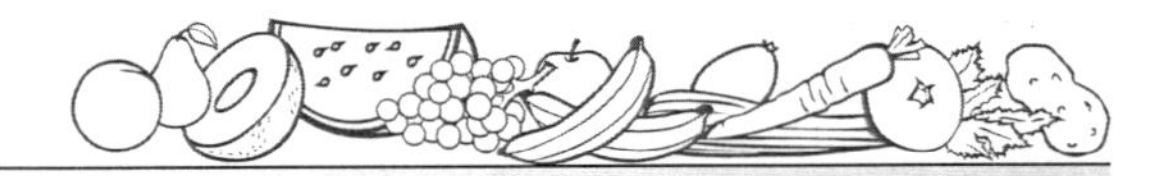

一、老人的定義為何？

二、65歲以上的老人如何區分？

三、如何區分高齡化社會（aging society）、高齡社會（aged society）及超高齡社會（ultra-aged society）？

四、試描述臺灣地區的高齡化現況。

五、試簡述琉球人健康長壽的秘訣。

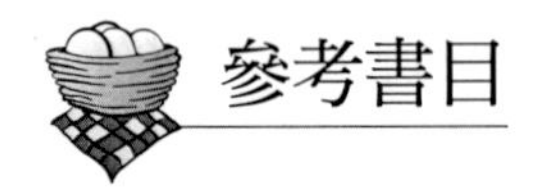

參考書目

一、中文部分

內政部戶政司全球資訊網（2008）。人口資料庫之人口統計資料，http://www.ris.gov.tw/version96/population_01.html，檢索日期：2011年3月29日。

內政部統計處，http://www.moi.gov.tw/stat/index.aspx，檢索日期：2011年3月29日。

行政院主計處統計專區，http://www.dgbas.gov.tw/np.asp?ctNode=2824，檢索日期：2011年3月29日。

行政院經建會（2006），中華民國臺灣地區2006年至2051年人口推計，http://www.cepd.gov.tw/m1.aspx?sNo=0000455，檢索日期：2011年3月29日。

行政院經建會（2008），2010年至2060年臺灣人口推計，http://www.cepd.gov.tw/m1.aspx?sNo=0000455，檢索日期：2011年3月29日。

行政院衛生署「衛生統計資訊網」。http://www.doh.gov.tw/statistic/data/%E6%AD%BB%E5%9B%A0%E6%91%98%E8%A6%81/93%E5%B9%B4/%E8%A1%A89.xls，檢索日期：2011年6月9日。

李宗派（2005）。〈高齡化社會中老人保健之重要角色〉，《社區發展季刊》。頁66-78，臺北：內政部社區發展雜誌社。

李宗派（2005）。〈探討退休政策之國際趨勢〉，《社區發展季刊》。頁168-178，臺北：內政部社區發展雜誌社。

周蓓莉譯（2004），Bradley J. Willcox等著。《琉球人的長壽秘訣》。臺北：聯經。

胡月娟等（2009）。老人護理學。臺北：新文京。

陳淑芳、華傑（2004）。《高齡化社會食品產業發展方向》。新竹：財團法人食品工業發展研究所。

雷若琬等譯（2006），John W. Santrock著。《人類發展學》。臺中：滄海。

鄭子新（2004）。《中老年人營養保健》。北京：金盾。

二、外文部分

Fries, J. F. (1980). Aging, natural death, and the compression of morbidity. *The New England Journal of Medicine*, 303(3): 130-135.

United Nations (2006). World Population Ageing 1950-2050. Population Division, DESA, U.N. New York.

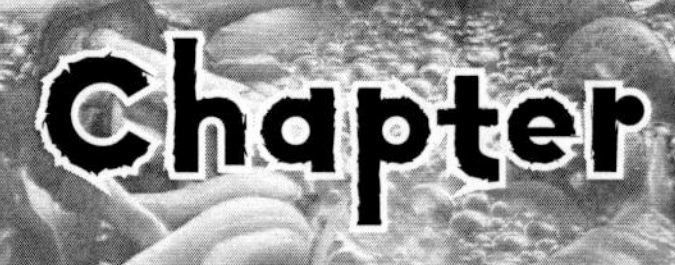

Chapter 2

老化機制 及老化的生理變化

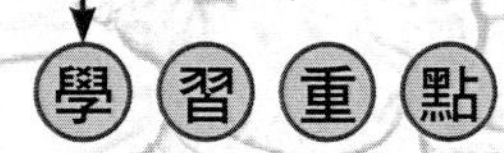

學習重點

讀完本章後，同學應可學習到：

■老化在生理、心理及社會方面的表現跟變化

■多種關於人體為何會老化的理論

■如何從營養、保養、修養的角度來延緩老化

■瞭解何謂健康老化

導　論

隨著社會進步和醫療衛生的改善，人類的平均壽命普遍延長。根據世界衛生組織預測世界人口將趨更老年化，到2020年全世界60歲以上人口將上升到十億多，其中七億一千萬的人口預估在發展中國家產生。60歲以上人口將從目前占總人口數的19%上升到24%。因此世界衛生組織呼籲各國要重視促進老年人健康，增加對公共衛生事業的投入，為老年人提供更好的保健服務，使其為社會做出積極貢獻。

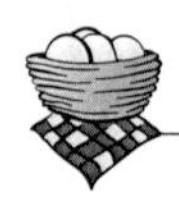

第一節　老化有何表現

隨著年齡的增長，人都有一個老化的過程，正常的生理性老化叫做「衰老」，不正常的老化叫做「早老」。所以說，衰老可以使生命活動能力縮短或壽命縮短，而抗衰老可以延長壽命。年齡是壽命的象徵，雖然年齡相近的人其身體各器官的功能、生理老化程度不一定相同，因為在老化進展的過程中，除了受到老化本身的影響，生活型態的不同、生活環境的差異、是否罹患疾病等因素皆會影響老化的速度。但粗略用年齡來區分老化的界限有其可行的一面，因為多數人在相似的年齡中，其身體生理老化也相近似。一般認為，40歲以後人體開始衰老，45歲左右即有老花，隨之頭髮逐漸變得灰白；50歲以後脊柱彎曲和縮短、身高變矮（一般每二十年降低1.2公分，婦女更明顯）；60歲以後出現明顯的聽力減退、牙齒脫落、器官功能減退。如果在老化的過程中，能將老化本身之外的各個影響因素加以控制，而讓老化以最慢速度進行，便可稱為「成功的老化」。而老化在生理、心理及社會到底有何變化是本節要為您探討的。

一、老化的生理改變方面

老化的生理改變方面，以下根據外表的改變、組織與器官的變化這兩個部分加以敍述。

(一)外表部分

隨著年紀的增長，除了生理上器官功能的降低之外，老年人的外表也會出現一些明顯且漸進式的變化，尤其頭髮、皮膚等變化更是相當明顯。以下加以簡述之。

1.皮膚變粗與乾燥：因為年紀的增加會導致角質的生成及脂肪腺體分泌量不足，故皮膚容易變乾及產生皺紋。
2.皮膚失去彈性：皮膚一般分表皮層、真皮層及皮下組織三部分，當老化時，表皮層與真皮層聯結的地方降低，同時，皮膚中的膠原蛋白含量也會減少，因此皮膚容易失去原有的彈性。
3.微血管擴張與色素沉澱：老化會造成皮膚內的微血管擴張，再加上皮膚內的微血管變得較脆弱，當有小創傷時，容易造成血液流散，易形成所謂的老人斑；此外，臉部及手臂等受到陽光照射較多的地方，較容易有皮膚中色素沉澱現象，因此也容易產生斑點。
4.頭髮灰白稀疏：頭髮方面的變化，包括變灰、變白或掉髮。男性容易在頭皮面前大量掉髮變成禿頭，女性雖較不容易發生，但有部分婦女易在頭頂部位掉髮，造成頭髮稀疏。
5.指甲變厚、變形：老化的指甲，常會變厚、變形，且生長速度減低。

(二)組織與器官的變化

老年人因年紀的增加，身體器官及組織的功能逐漸退化，因此身體各個系統都會出現與年輕人不一樣的生理改變（**圖2-1**）；此外，衛生、環境、營養狀況、生活習慣及有無慢性病等，也都會對老化時組織與器官的變化造成影響。以下針對：(1)消化系統；(2)肌肉、骨骼及關節系統；(3)循環系統；(4)呼吸系統；(5)神經系統；(6)感覺系統；(7)腎臟、泌尿系統；(8)造血系統；(9)內分泌系統；(10)免疫系統等方面進行說明。

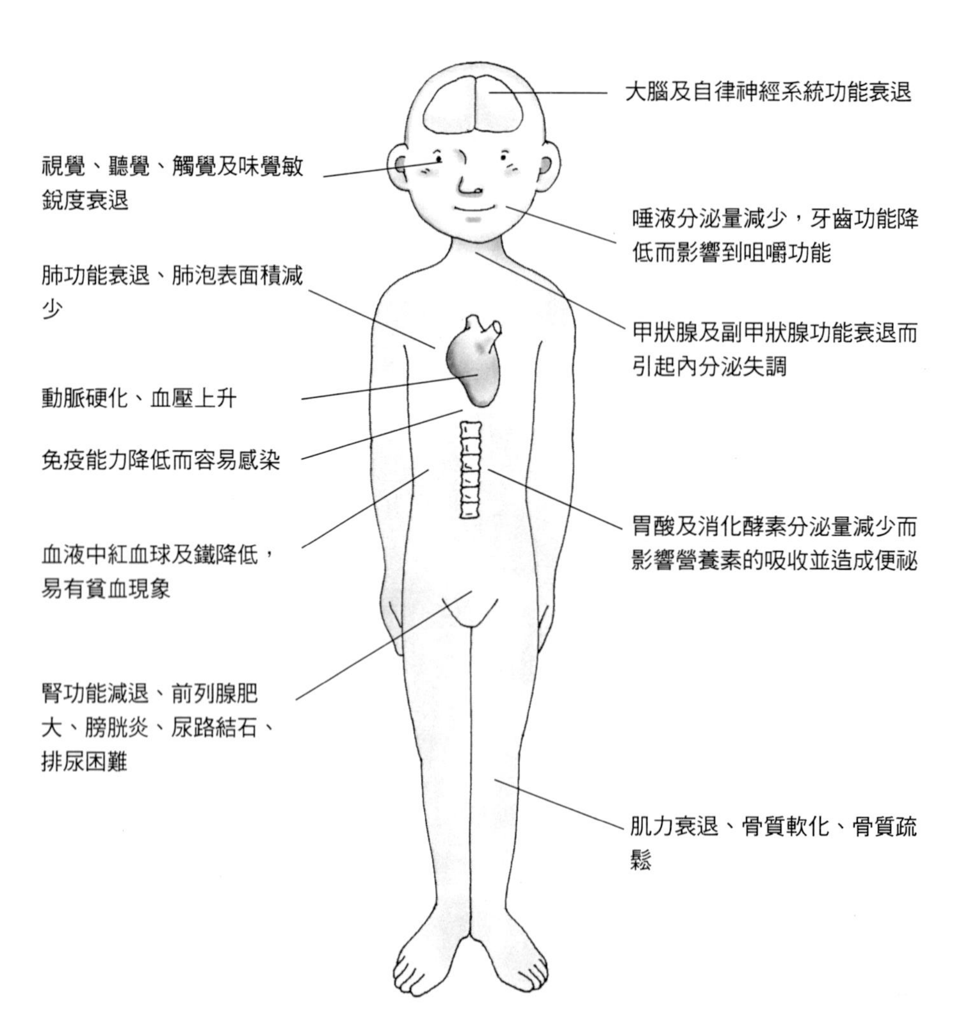

圖2-1　老化所引起的生理變化

資料來源：揚智文化繪製。

■消化系統

老人的消化系統功能與年輕人相比，顯著降低，以下分別就口腔及腸胃系統兩部分加以說明：

1.口腔部分：因為口腔唾液分泌量減少、牙齦的結締組織萎縮、牙齒與口腔的細菌感染等因素，易造成下頷骨關節受傷，影響到咀嚼功用。此外，如果老人家患有口腔內黏膜疾病，如念珠菌感染、白斑病、口腔癌等，會造成舌頭與口乾舌燥。若有牙周病則會使得牙齦不健全或膿腫，造成牙齒鬆散或掉光，也有可能是因為鈣的缺乏所造成。以上的口腔問題皆會影響到食物初步的消化情形。

2.腸胃系統部分：老化會導致胃酸及胃消化酵素，例如胃蛋白酶（pepsin）的分泌量減少，而隨著年齡的增長，老人的胃壁細胞會萎縮，再加上胃酸分泌量的不足，會使得胃中蛋白質「內在因子」（Intrinsic Factor, IF）的分泌量降低，進而可能會造成老年人的惡性貧血。不但影饗到鐵、鈣的吸收，且胰臟分泌之脂肪酵素不足，使脂肪分解受阻，常會有脂肪瀉（慢性腹瀉的一種）與營養素缺乏。另外，有許多與消化蛋白質及脂肪有關的消化液，如胃液、膽汁、胰液的分泌量皆會減少，使得蛋白質及脂肪的消化能力下降。此外，老年人也常發生便祕現象，主要是因為老人家的飲食攝取量降低、藥物之副作用、腸胃道疾病或腸胃道癌症所引起的慢性腸阻塞、水分攝取不足、運動量降低等，進而導致腸胃道蠕動的減緩，而造成便祕現象。

■肌肉、骨骼及關節系統

隨著年齡的老化，老人肌肉的拉力、持久力與敏捷度不如從前，腹部的肌肉也失去彈性，變得較為鬆弛。另外，在肌肉的衰退方面，下半身要比上半身快，而下半身的前側肌肉又比後側快，最明顯的是大腿前側的肌肉，一旦肌力衰退，從椅子上起身或步行等動作都會受阻，對老人來說可說是舉步為艱。

老人的骨骼因骨質含量逐漸減少，因此會形成骨質軟化，甚至造成骨質疏鬆症，所以常常出現駝背。尤其是女性由於停經後的激素關係，發生骨質疏鬆症的頻率明顯要高於男性。

骨質疏鬆症最大的併發症就是股骨頸部骨折、腰椎壓迫骨折，也是造成老人臥病在床的主因；此外，老年人的關節因軟骨的老化變形，再加上需承擔體重及其他外力的緩衝作用減少，造成關節固定的肌力減退，使老年人常常有關節疼痛的感覺。根據美國的統計，跌倒是65歲以上老人意外死亡的最主要原因，臺灣則是第二大死亡原因，這也是為什麼國內積極推動「老人跌倒預防教育」的原因。

■循環系統

老年人的血管系統隨著年齡的增加，常會出現動脈硬化及動脈壁變硬的現象，因此常會出現高血壓的症狀。而隨著血壓升高，左心室往往會呈現肥大的傾向。隨著全身動脈硬化而產生的冠狀動脈硬化，加上左心室肥大後，會造成心肌的供氧量降低，而導致貧血。另外，根據日本的研究發現，罹患高血壓的比例，60幾歲時占三成，70幾歲會增加到四成。高齡者約有一成的人會出現心肌梗塞，其中急性心肌梗塞的死亡率是60至69歲為33%、70至79歲47%、80歲以上為64%，亦即發病率會隨著老化而升高。老化的心臟無法承受一些壓力及太大的刺激，尤其是熱、血壓的上升及激烈運動等刺激。

■呼吸系統

人體隨著老化，肺功能會慢慢的衰退，主要是因為老化造成肺部彈性降低、呼吸的肌力減退、胸廓僵硬等結果所致。上述這些以胸廓僵硬的影響最大，因為高齡者脊椎萎縮，出現了很多駝背的人，進而影響呼吸，尤其年齡越高的人，肺功能減退的速度越快。美國的研究指出，高齡者由於駝背的姿勢，會壓迫橫隔膜，進而會使得肺泡的表面積大大減少，而影響到老年人的肺功能。研究也發現80歲老年人的肺泡表面積只有青少年的30%。

肺是氣體與廢物交換的場所，肺泡的表面積減少且肺組織變硬，大大影響血液通透性與氧合作用；此外，進入高齡後，肺功能減退，容易引起肺炎。高齡者的肺炎特徵，就是看不見發燒、食慾不振、全身倦怠等症狀，而是病情突然惡化，甚至陷入昏迷狀態。原因在於分泌黏液、唾液或誤吞食物，以及呼吸道黏膜萎縮、橫隔膜或呼吸肌的力量降低，無法順暢排出痰或分泌物。

■神經系統

神經系統包括了中樞神經系統與周邊神經系統。中樞神經系統主要包括腦部和脊髓，主要功能為知覺、記憶、運動及情感等功能的表現，周邊神經系統包括腦神經和脊髓神經，主要是對知覺及反射功能等的表現。老年人的腦細胞會逐漸減少，大腦重量約減少10%至20%，血流量約減少30%至40%，導致大腦萎縮，腦部功能呈現機能性的衰退，因此常常會出現某些症狀，例如寫字會發抖、動作慢、大小便無法自己處理、記憶力減退、判斷能力變差、易發生意外傷害等，較嚴重的則可能會發生老年性癡呆。另外，也有些老人易產生不易入睡、淺眠或失眠等睡眠障礙。

年齡增長或老化使得神經系統中的自律神經系統功能減退，導致血液循環、體溫調節、消化吸收、排尿等各項機制發生異常，以及因老化而使神經傳導物質的合成量減少，妨礙神經纖維間的訊息傳遞，影響情緒或出現運動障礙等。

■感覺系統

感覺系統針對下面三項進行說明：

1.視覺：大部分的老年人視力會降低。老年人的角膜透明性會增加，且虹膜會變硬，因此會導致視力模糊及瞳孔反應變差；此外，隨著年齡的增長，水晶體彈性變小，會造成視力焦距模糊。由於水晶體的屈光能力隨著年齡增長，調節力也緩慢下降，而偏於遠視。另外，眼睛中的水晶體因老化造成混濁造成白內障，是最典型的老化疾病；也有老人因老化引起眼睛的動脈硬化，導致視網膜病變，嚴重的話可能引起失明。

2.聽覺：在聽覺方面，由於老年人的鼓膜會變薄，因此會導致聽力功能下降，而產生重聽。日本研究發現，50歲以後會開始出現耳鳴，60歲以後每五人就有一人會感到耳鳴。老人有時會因重聽而足不出戶，容易加速痴呆；另外，耳朵除了聽覺之外，也和身體平衡的維持有關，有些老人會因耳朵功能老化，造成頭暈或失去平衡而跌倒。

3.觸覺及味覺：老人常因皮膚的感覺神經退化，造成敏銳度降低。也會因老化引起味蕾數目減少，對甜味及鹹味等味覺改變。

■腎臟、泌尿系統

隨著年齡的增加，腎臟除了外觀上的改變，腎臟最小構造單位腎元數量上也會減少。另外，腎臟的血流量和腎絲球過濾率會降低，所以整體的腎功能會隨年齡增長而降低。老年人會發生膀胱括約肌的衰退，因此會出現殘尿、頻尿或排尿困難，有時也會產生少量的尿失禁，殘尿增多會增加尿路感染的可能性。日本研究發現，50幾歲的人有60%、70幾歲的人有90%會出現前列腺肥大，如果繼續惡化可能會造成膀胱炎、尿路結石、腎功能衰竭等狀況。

■造血系統

健康情形佳的老人，其血色素與對鐵的吸收能力與年輕男子相似，只是對造血功能而言，其鐵的被利用百分比較年輕人低，而不是攝取不足所引起。有的老人則有貧血的傾向，血液檢查經常發現紅血球和血紅蛋白下降，血清鐵、鐵結合物等也下降。但白血球、血小板等的下降則不明顯。

另外，老人對葉酸及與造血有關的B群等再吸收能力降低，間接影響造血功能。年齡增長也會導致骨髓有核細胞減少及往往不因感染症而發生的白血球增加，由以上可知，老人隨著年齡增長，其造血功能也在下降。

■內分泌系統

老年人內分泌器官的功能會隨著年齡增長而下降，這可能是因為內分泌器官因為老化進而發生功能衰退所造成。例如，當下視丘老化時，主要會改變內分泌的分泌功能，包括腦垂體、甲狀腺、副甲狀腺及性腺等。而對腦下垂體而言，會影響前葉所分泌的腎上腺皮質激素及後葉的抗利尿激素的分泌狀況，進而會造成對葡萄糖的耐受不良及對水分的保留與對尿濃縮的能力降低。

甲狀腺組織的纖維化、纖毛囊的改變、甲狀腺結節等，都可能會導致甲狀腺的老化。當老化時，會減少甲狀腺釋放激素（TRH）的合成，而影響甲狀腺素的活性，進而影響體內整個氧化、代謝、循環系統；此外，老化也會引起副甲狀腺激素分泌量的降低，進而會影響小腸對鈣、磷的吸收，所以可能會降低了飲食中鈣質在骨骼中的沉積，對於老年人的骨質及骨骼健康會造成不利的影響。

■免疫系統

免疫系統是排除病原體或抗原的身體防衛系統，進入老年期，免疫系統功能逐漸下降，因此對於抵抗病毒、細菌和外來物質的能力降低，特別是容易感染流行性感冒、肺炎、食物中毒等疾病。

老年人常因胃口不好、咀嚼與吞嚥困難、經濟上的限制等因素使得蛋白質的攝取量減少，影響到免疫能力，容易造成感染、肌肉組織減少、傷口癒合困難及骨質疏鬆等疾病。

二、老化的心理改變方面

在心理改變方面，包括：

1.對身體變化的適應：身體變化是老化過程中必然會發生的。乾燥且萎縮的皮膚、牙齒的掉落、頭髮變稀或變白，可能會導致老年人對於外表失去自信；因此會造成老年人減少參加社交活動的機率。此外，手部及腿部的肌肉會逐漸變得鬆軟無力，會因此讓老年人的活動無法如年輕時一樣自如，有些老年人可能會因此產生些許的自卑感。種種的改變，都需要老人家慢慢的去調整與適應，更需要家人在旁支持，讓老年人能夠早日適應老化所引起的改變。

2.感官能力的降低：感官能力的降低容易造成人格異常，眼力與聽力是感官中受到老化影響最大的器官，如看東西看不清楚、又重聽，常常抱怨別人不把話說清楚，而不知原因在自己，導致糾紛出現。另外，味覺和嗅覺退化，變得對食物非常挑剔，而且覺得吃東西沒有味道，還有觸覺及痛覺變得遲鈍等，造成老人家無法享受好看的、好聽的事物，及好吃的美食，讓老人家常常覺得孤立無助，無法與人良好接觸及溝通，容易造成人格異常。

3.健康狀況變差容易有自卑感：老人因身體的復原能力下降，得到疾病後容易變得嚴重，如果心態上不願調適，不能接受健康狀況及活動能力降低的事實，常常會導致老人以誇張的方式及激烈的手段來贏得別人的同情。另外，也因為身體的力量、速度及技巧都大不如前，不再是反應快速、敏捷，而是遲鈍、笨拙或拖拖拉拉，覺得大勢已去，所以有自卑感。

4.心智能力降低及社交消遣變少，使得心情無法完全放開：可能因為疾病（如老年癡呆症）、生理功能退化或個人學習態度等，讓心智能力降低；又常常因健忘、理解力差，變得像小孩一樣，且喜歡沉醉於往事、回憶及高談闊論。另外，年紀愈大，社交的接觸就愈少，原因有可能是失去老伴、朋友的緣故，或因健康狀況不佳或經濟、態度等因素限制住他們的社交活動。例如退休的老人因收入減少，會主動改變自身的社交活動，甚至改變消遣活動類型，同時他們也沒有適當的外出服。社交或消遣活動少的人，可發現其適應能力差，心情也無法完全放開。

5.退休後的調適：除非健康狀況不好，否則大部分的老人都希望能夠繼續工作。不幸的是，他們的工作機會總是很少，又因為退休制度、工作能力下降及容易發生意外等因素，一般雇主都不願雇用他們。退休後，如果缺乏心理上的準備，會認為退休是人生最倒霉的事，造成日後心理傷害更大。退休以後的問題，還包括經濟來源短缺，造成心理壓力，或是不工作長時間待在家裡，又沒有過去那麼多的社交活動，常會覺得自己沒有用，甚至會對另一半做些無理的要求，使整個家庭受到以前未有的考驗。退休後的男人，常有茫然感覺，不知如何消磨時間，他們因此更憂鬱，而且不快樂。對於配偶的態度，常為了表現他仍是一家之主，批評、吹毛求疵、容易激動，因此常有紛爭。

三、老化的社會改變方面

在社會改變方面，包括：

1.社會作用的縮小：老人一達到所謂的退休年齡，多數會退出職場，在家庭中，由於子女已成長或獨立生活等，使得老人自覺心靈空泛迭生無用感，這在某種意義上往往說明了老人經濟實力的縮小、空餘時間的擴大及交際範圍的縮小。同樣的，由於小家庭的進展，子女的撫養意識降低、住宅擁擠等，不得不過著老夫婦倆的生活，也有的因經濟不寬裕而無法完全引退或享受隱居生活。

2.社會地位的降低：在重視人的尊嚴和傳統的社會中，老人的地位會比較高，唯目前這種高度發達的產業社會，重視個人的業績和能力，青年和中年期的人們比傳統的老人有較高的地位，老人的社會地位隨之降低。

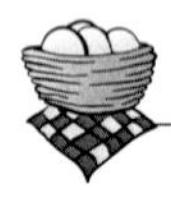

第二節　為何會老化——老化理論

人隨著年齡增加而逐漸成熟，而後隨著時間的進展趨向於全身性衰退而發生變化，一般把這種現象稱為衰老或老化。關於老化的理論有許多種，包括生物學、社會學、心理學、社會心理學及人類學等的不同老化理論，本節僅就生物學相關的老化理論進行介紹。

生物學的老化理論包括兩大主要部分（**表2-1**）：生理結構性損傷的理論（structural damage theories）與遺傳基因賦予的理論（genetic endowment theories）。前者為個人在後天之人體與生活環境互動產生；後者為個人在先天遺傳基因所賦予之因素。

表2-1　生物學上的老化理論

生理結構性損傷的理論	遺傳基因賦與的理論
後天的人體與生活環境互動：	先天的遺傳基因所賦予：
1.自由基理論	1.海氟利克理論
2.分子交叉鍵結理論	2.粒線體終端理論
3.免疫抑制理論	3.長壽基因理論
4.架橋理論	4.合併理論
5.穿戴磨損理論	
6.殘渣堆積理論	
7.錯誤與修補理論	
8.熱能限制理論	
9.粒腺體損傷理論	

資料來源：作者整理製作。

一、結構性損傷的理論

結構性損傷之老化理論有許多不同種類，但這些理論有一些共同主張，認為細胞的分子結構因經年累月的操作，會失去應有的功能及產生故障、破損，最後導致細胞逐漸損失。較常見的理論有下列幾種：

(一)自由基理論

自由基理論是1968年由英國哈曼博士（Denham Harmam M.D.）所提出。這個理論指出當生物細胞在運用氧氣時，氧化的過程中會產生許多的自由基。這些自由基會造成其他分子的不安定，使染色體變性，並造成DNA的變異，造成細胞的老化。

(二)分子交叉鍵結理論

分子交叉鍵結理論是1942年由波喬克斯坦所提出的。這個理論認為，當生物體受到汙染或接受到放射線等的刺激時，體內的蛋白質分子會產生化學反應，引起DNA的不正常分裂。隨著時間的累積，這些不正常的分裂會形成一個複合體，而導致器官系統的衰竭或老化。

(三)免疫抑制理論

免疫抑制理論認為，隨著歲月的增長，身體中的細胞會逐漸衰退，使得體內的免疫系統誤認為這些自身的細胞是外來物，使得免疫系統製造抗體來攻擊這些遭誤認的組織細胞，結果造成細胞的老化或是死亡。

(四)架橋理論

架橋理論是指在人體內，分子與分子之間形成架橋，干擾分子發揮正常功能而導致老化。如人體隨著年齡增加，體內的膠原蛋白與膠原蛋白之間的氫鍵數目增加；此外，這樣的情形也會發生在DNA、RNA、酵素之間，使膠原蛋白的功能改變且受阻，進而導致由膠原蛋白組成的皮膚、呼吸系統等失去原本應有的彈性，結果造成老化的發生。

(五)穿戴磨損理論

穿戴磨損理論主張人類生命會在長年累月的日常生活中，導致過度使用的現象，因而使身體器官磨損，導致器官功能降低進而產生疾病狀態。最終的結果，是會腐蝕並降低細胞的正常能力，使細胞無法正常地發揮作用。例如，軟骨的退化、骨頭及關節骨連接處的退化、視力及聽力的降低等，均為穿戴磨損理論而導致老化的例子。

(六)殘渣堆積理論

殘渣堆積理論這個理論主張我們的老化現象，係由我們身體內細胞累積殘渣物質所造成。因為細胞內正常的新陳代謝的結果，堆積了有毒性的物質沒有排出體外，最後連累與傷害到正常細胞功能。

(七)錯誤與修補理論

根據基因學家阿米氏（Bruce Ames, U. C. Berkeley）的理論認為，細胞本身可修補99%以上的細胞變異點（point mutation），然而，仍有一些因細胞變異所造成的錯誤在此時並未得到修補，導致體內有許多錯誤細胞堆積之後所組成的碎屑，進而會製造成為有問題的蛋白質。這種情況會加速了細胞老化的過程。此外，有些學者又稱這種現象為細胞突變學說。

(八)熱能限制理論

瓦爾福特教授（Roy Walford, UCLA Medical School）提出熱能限制理論與老化過程的關係，根據他多年的動物實驗研究結果，可以觀察到動物壽命的長短與其所攝取的營養狀況有密切關係，並提出如果給予高營養、低熱能的食物，可以有效地阻礙並延緩動物老化過程之學說。

(九)粒腺體損傷理論

粒線體是身體內一種微小的器官（organelles），主要負責製造細胞所需的能量，因此又稱為「細胞發電廠」（power house of the cell）。在粒線體所產生出來的能量，可幫助體內新陳代謝作用之進行。有研究發現，體內細胞氧化過程所產生的自由基，會堆積在粒線體中，進而會破壞粒線體的正常功能。而當粒線體無法執行製造能量的工作時，細胞就無法獲得充足的能量，因此影響了細胞的正常作用而導致細胞逐漸地老化。

二、遺傳基因賦予的理論

每一種生物體的老化速度並不相同，但其預期壽命被認為在受孕時，於其遺傳基因裡面便早已預先安排設定好了，因此老化與死亡是不可避免的結果。這種生物體的規律現象就稱為「生物時鐘」。當細胞不再操作，不再適時、快速產生充足的新細胞來維持個體健康活動時，就會使器官老化，進而死亡。以下是遺傳基因賦與理論的介紹。

(一)海弗利克理論

海弗利克教授觀察到人體細胞分裂能力是有上限的，大約可達到五十次細胞的分裂。然而，這些細胞的分裂次數會越來越減少，而且會逐漸傾向於較不規則的分裂形式，也就是說細胞的體積或形狀可能會有外觀上的改變。而這種外觀上的改變會導致細胞進入衰老狀態，最終使細胞邁向死亡。而海弗利克教授認為在人類，細胞應可以分裂五十次，其大概可達到120歲之高齡。

(二)染色體端粒理論

在人體細胞染色體的兩端，存在一個有特定功能的小體，稱為「端粒」，它的功能是可以防止斷裂的染色體之片段互相接合，因此可以保持染色體構造的穩定性。而之前的科學家們也提出假設理論，認為海弗利克教授所指的生物時鐘之調節作用，很有可能就是在端粒內進行。這些端粒，如同鞋帶上的膠狀保護帽，他們在細胞分裂時扮演很重要的角色。因此每次在進行細胞複製時，端粒的體積就會逐漸變小，一直到細胞分裂五十次之後，就會因為端粒已變成小片段，而使細胞停止分裂。目前科學家研究的結論都認為染色體端粒的縮短，是導致細胞老化（cellular aging）的主因。

(三)長壽基因理論

皮爾斯（Thomas Perls）教授在波士頓（Boston）之一家老人重建院研究超過百歲人瑞病人發現，這些老人比一般人還要健康。他認為「要達到人瑞的年齡，並非取決於健康衰退的過程，而是要長時間預防與避免疾病」。皮爾斯教授認為，一個人有能力去生活到人瑞的年齡，跟他的遺傳基因與個人生活方式有關。

長壽最大原因是基因決定的，有長壽基因才能使個人有能力去活到最老高齡，另外又與個人生活方式有關。在皮爾斯教授的研究中指出，人瑞們不抽煙、不喝酒，或少量喝酒、不肥胖，而且懂得如何處理壓力、與人為善，並具有充分的幽默感。他們維持適當的社交活動，而且個性很樂觀、生活很充實等，這些生活方式可能就是造成他們長壽的原因。此外，皮爾斯的百歲人瑞研究也發現，在百歲人瑞的血液中，有較高濃度的抗氧化劑，因此其體內的自由基活性較低，所以推論長壽基因也許與抗氧化劑或抗氧化酵素系統有關。

(四)合併理論

老化產生的原因，或許並非單一種老化理論可以解釋，因此有人將多種老化理論匯集在一起解釋老化發生的原因，包括了皮爾斯教授的長壽基因理論與哈曼的自由基理論。皮爾斯教授的長壽基因理論研究指出，抗氧化劑在長壽基因的演化過程中扮演了重要的角色；而哈曼的自由基理論則認為，細胞長時間的氧化過程中所產生的氧化損壞物之堆積，會增加體內自由基的毒素，而導致自由基對細胞的傷害。皮爾斯教授的研究點出了老化過程與抗氧化劑之間的相關性，因此無形中支持了哈曼教授的論點。兩位科學家所提出的不同理論，皆以同樣的角度解釋身體老化現象。

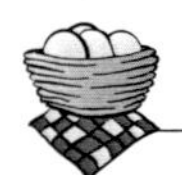

第三節　延緩老化的方法

既然我們明瞭了老化的理論，那麼應該如何延緩老化的發生，健康長壽地度過人生最後階段呢？根據學者研究指出，延緩老化不能僅用單一方面來達成，要延緩老化最好的方式，就是從這三方面著手：(1)「營養」：指的是均衡飲食與營養素的補充；(2)「保養」：是規律的生活習慣與運動的養成；(3)「修養」：是心靈及精神層面的豐足。以下分別就營養、保養、修養這三方面加以說明：

一、營養

老人營養的基本概念就是要攝取適當的熱量，以避免體重增加太多。此外，應食用各種新鮮蔬菜水果、瘦肉、低脂乳製品、豆類等，以獲取足夠的蛋白質、維生素及礦物質。避免過量的鹽、糖、脂肪及酒精性飲料，多補充水分並攝取足夠的膳食纖維，這些飲食習慣都可以預防慢性疾病的發生。

老人所服用的藥物所引起的副作用、牙齒功能不佳、假牙配戴不當、咀嚼及消化能力的衰退等，會造成老年人進食上的困難，因此可能是導致營養不良及營養不均衡的主要原因。因此，老年照護者應儘量將食物切細或切碎，在烹調時儘量用蒸、燉或煮的方式讓食物較為軟嫩，或是可將蔬菜及水果打成蔬果汁讓老人服用，都可改善老人營養不良的狀況。

老化所引發的疾病，例如便秘、失眠、關節炎及高血壓等慢性病，皆需要服用藥物以獲得病情的良好控制。而這些藥物所引起的副作用，如便秘、口乾舌燥、腸胃蠕動變慢等，都會影響老人的食慾及營養成份的攝取。建議老人可以至各醫院的營養門診與營養師或是醫師討論，瞭解自己所服用的藥物，並遵照營養師或是醫師的建議補充適量的營養補充劑。

二、保養

老年人的保養最重要的就是適量且持續地運動。老人不適合做激烈的運動，因為容易造成意外傷害或是增加心肺的負擔，但應該保持有規律、具持續性且運動強度較低的運動習慣。較適合老年人從事的運動為著重身體的彈性、平衡及放鬆的運動，例如散步、太極拳、徒手操及瑜伽等，適合患有關節炎、身體虛弱及體力較差的老人。若老年人能持續每天運動至少三十分鐘，則可增加老年人的心肺能力，並提高老年人的免疫能力，降低老年人罹患疾病或是遭受病毒及細菌感染的機會。

三、修養

老年人的修養工作首重壓力的紓解。老人對壓力的敏感度會比年輕人來得高，例如配偶或親朋好友的死亡、退休、視力及聽力的衰退等。另外，孩子的結婚、孫子的出生及照顧、孩子工作的升遷調整等都有可能成為壓力的來源。

要紓解壓力，改善之道是參加年齡相仿的社團，有固定時間的聚會，大家互相打氣鼓勵。此外，適當的運動、休閒活動、宗教活動等，都有助老年人紓解壓力。最重要的是，老年人必須要能夠自我調適，盡早適

發燒話題　無病第一利，知足第一富，養生免病痛

每個人都會經歷生、老、病、死的過程，想減少病痛就要透過養生來達成。高雄市立中醫醫院醫師許智超表示，養生大原則就是「正氣存內，邪不可干」，傳統中醫所說的正氣就是抵抗力，它可以預防疾病，免於身體的病痛，若要達到這個目標，有六點必須做到。

許醫師在一場學術研討會中指出，所謂「無病第一利，知足第一富」意思是說，沒有病痛是世界上最大的利益，若人有了病痛，就算擁有財富和權勢與很多的親友家人，這些都無法彌補身心的煎熬及痛苦，所以把握養生大原則，許智超醫師進一步指出要做到六個要點，便能把握養生，預防疾病纏身：

1. 適應自然規律：中醫認為，「春夏養陽，秋冬養陰」，人要順應自然的規律來調養身體，如此才能夠確保人體內外環境的協調。
2. 重視精神調養：人平常要保持心情舒暢，精神愉快，以達到氣機通暢，氣血調和。
3. 注意飲食起居：唯有飲食有節，起居有常，勞逸適度，才能夠保持精力充沛，身體健康。
4. 加強身體鍛鍊：包括散步、游泳、氣功等運動，都能使氣血流暢，筋骨勁強，肌肉健壯，體質變強。
5. 房事有節：性生活須要有節制，才能使腎中精氣經常保持充盈，延緩衰老的速度。
6. 適度的藥物調理：透過藥物調補、藥物免疫等方式，可以增強人體的免疫力及抗病能力。

養生保健之道，內、外都須要注意。許智超表示，傳統中醫養生法相當的多，其中外防邪氣、內防身心消耗是很重要的一環，只要注意這兩個原則，有助於確保身體健康，同時對日常的養生保健也會很有幫助。

許醫師指出，所謂「外防邪氣」就是預防外在邪氣侵犯到身體，如避免受到病邪侵襲，所以平常應避免接觸到傳染病源，防止病原體及病媒，或是避免處於令人不適的溫度或環境中，正所謂「虛邪賊風，避之有時」，如此才能減少疾病的發生。

此外，注意飲食、空氣、水源等環境衛生，可防止腸胃道、呼吸道等疾病的發生；平常要防範各種意外傷害，尤其是在交通紊亂的地方或是有危險性的地方；若出現任何小病痛，千萬不可忽視，以免延誤造成更嚴重的疾病。

另外，「內防身心消耗」指的是減少身心上的耗損，傳統中醫認為，「五音令人耳聾，五色令人目盲」，意思是說過度刺激容易耗費身心，會使人快速老化，例如長時間用電腦或看電視，會漸漸使眼睛功能變差。值得一提的是，過度的情緒變化也會促使人的五臟衰老，俗話說的好：「天若有情天亦老」，這也告訴人們，如果天地也有七情六慾，那麼天地將很快地老化，所以保持適度平和的情緒對養生是很有幫助的。

資料來源：整理摘錄自李叔霖（2010）。台灣新生報－醫藥養生，正氣存內　邪不可干　養生可免病痛，http://61.222.185.194/?FID=11&CID=108300，2010年7月16日中醫藥新聞報導，檢索日期：2011年4月1日。

應老年生活型態，並保持心情的開朗及樂觀，就可以讓自己擁有愉快的老年生活。

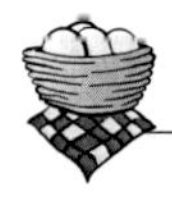

第四節　健康老化新思維

經建會人力規劃處林青璇先進，在98年5月21日發布了一項新聞稿，此新聞稿之主題主要在探討健康老化政策。因為人口老化是目前世界各國共同面臨的問題，而為了積極面對高齡社會並做好因應措施，經濟合作暨發展組織（Organization for Economic Co-operation and Development, OECD）於2009年2月份以「健康老化政策」（Healthy Ageing）為主題發表了相關的研究報告，針對如何提升老人健康與福祉提出重要的推行策略架構。以下列出該新聞稿內容的重點及建議，可供大家參考：

一、健康老化的定義

健康老化是生理、心理及社會面向的「最適化」，老人得以在無歧視的環境中積極參與社會，獨立自主且有良好的生活品質。健康老化的重要政策內涵包括：(1)老人是社會重要資產而非社會負擔，個人獨立自主是維持其尊嚴和社會整合的重要基礎；(2)應關注健康不均等（health inequalities）的問題，並將社經因素及老人需求的異質性納入考量；(3)以「預防」為健康促進工作的重點。其所關注的焦點是如何減緩老人生理功能退化，維持個人自主以降低其對醫療照護及福利資源的依賴，達到個人福祉與整體社會福祉提升的雙贏結果。

二、健康老化政策範圍

老年人人口的激增已是全球所共同面臨的問題，也因此更顯示出「健康老化」的重要性。為了讓老年人能夠健康的老化，從個人、社區到政府相關單位都須互相配合。對於政府相關單位而言，擬定完善的健康老化政策，將更有益於老年人健康及有尊嚴的老化。健康老化政策範圍的探討如下：

1.改善老人與經濟及社會生活的融合：

(1)延後退休：延後退休政策可以保留年長者的勞動力，有助個人累積退休後的社會連結資本，以促進健康老化。

(2)增強社會資本（social capital）：健康老化政策有賴於制度和社會結構的支持，使老人在離開職場後透過志願服務、同儕與公民活動的參與，建立其對社區的信任感，消除社會孤立與疏離感。

2.建構較佳的生活型態：

(1)維持身體活動力：透過持續且良好的運動習慣降低高血壓、骨質疏鬆、心臟疾病、癌症、憂鬱及失智等發生率，並減少老人的依賴程度。

(2)降低健康危險因子：防止老人跌倒及預防中風。

(3)健康飲食與營養均衡：協助老人建立良好的飲食習慣及確保營養均衡，以避免肥胖或體重過輕所引起的健康問題。

(4)避免菸、酒等物質濫用，以及建立正確用藥方法。

3.建構符合老人需求的健康照護體系：

(1)促進健康照護服務系統彼此之間較佳的銜接與整合，加強醫療照顧和社會服務體系間的轉介功能，以建立連續性的照顧體系。

(2)強化以病患為中心的整合性慢性病追蹤制度，使老年病患在急性疾病出院後，可獲得適當的治療及復原，減少非必要入院或入住機構。

(3)強化疾病與失能風險的預防，包括疫苗接種、疾病篩檢、推行老人安全住宅、老人暴力、老人自殺防治以及心理健康方案等。

(4)提升老人取得與運用健康資訊的能力、和專業人員溝通其需求的技巧，以及理解和遵從指示行為的能力，以做出適切決策，維持其基本健康。

4.關照社會和環境面向的健康影響因素：

(1)居住環境：包括改善居住環境的物理環境品質、安全、服務及交通運輸的充足度等，均可提高老人的活動力，進而有助於消除社會隔離，增進社會融合。

(2)健康老化應為多面向整合性政策：包括財政、社會福利、健康服務、交通運輸、都市計畫、住宅、工程及教育等，均為政策擬定時應納入考量之範圍，跨專業領域之政策配套與整合是必要的。

現代社會生活的壓力及飲食的失衡，都是導致老化的主要原因，臺灣目前也已成為世界上快速老化的國家之一，因此將面臨依賴人口比增加、失能人口比增加及醫療費用與成本增加的三大衝擊。隨著醫療技術及公共衛生的進步，國人平均餘命延長了，政府也正在規劃許多「預防性」的政策，除了延緩老年人身心功能退化，減少政府醫療照護財政負擔外，亦期望能有助於老年人能夠健康且成功地老化。同時，希望老年人自身也要在日常生活中，學會從營養、保養、修養三方面進行自我調適，讓自己能擁有愉快且健康的老年生活。

【問題與討論】

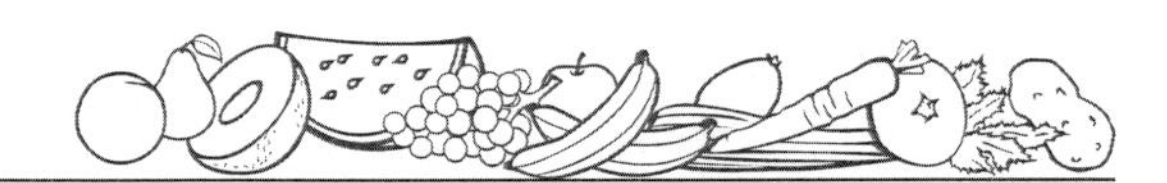

一、試說明老化理論包括哪些？

二、老化在生理現象方面有何變化？

三、老化在心理現象方面有何變化？

四、試敘述健康老化的定義。

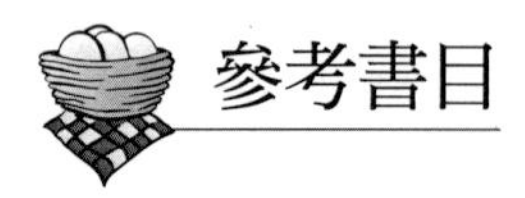

參考書目

一、中文部分

李宗派（2004）。〈老化理論與老人保健（一）〉，《身心障礙研究》。第2期，第1卷，頁14-29。

林青璇（2009）。行政院經濟建設委員會，「健康老化政策新思維」，http://www.cepd.gov.tw/m1.aspx?sNo=0011847，經建會人力規劃處新聞稿，檢索日期：2011年4月6日。

胡月娟等（2009）。《老人護理學》。臺北：新文京。

陳文玲（2005）。〈身體活動與骨骼健康〉，《物理治療》。第30卷，頁305-314，臺北：中華民國物理治療學會。

陳淑芳、華傑（2004）。《高齡化社會食品產業發展方向》。新竹：財團法人食品工業發展研究所。

隋復華，黃富順編（2004）。〈生物老化與學習〉，《高齡心理與學習》。臺北：五南，頁93至110。

雷若琬等譯（2006），John W. Santrock著。《人類發展學》。臺中：滄海書局。

劉佩伶譯（2005），米井嘉一著。《圖解老化與壽命的機制》。臺北：世茂。

劉影梅、陳麗華、李媚媚（1998）。〈活躍的銀髮族——社區老人健康體能促進方案的經驗與前瞻〉，《護理雜誌》。45（6），頁29-35，臺北：臺灣護理學會。

蔡秀玲等（1991）。《生命期營養》。臺北：藝軒。

二、外文部分

Harman D. (1968). Free radical theory of aging: effect of free radical reaction inhibitors on the mortality rate of male LAF mice. *Journal of Gerontology*, 23(4): 476-82.

Lyle MacWilliam (2003). Aging theories, *Comparative Guide to Nutritional Supplements*, Chapter One, 206, 3rd edition, Northern Dimensions Publishing.

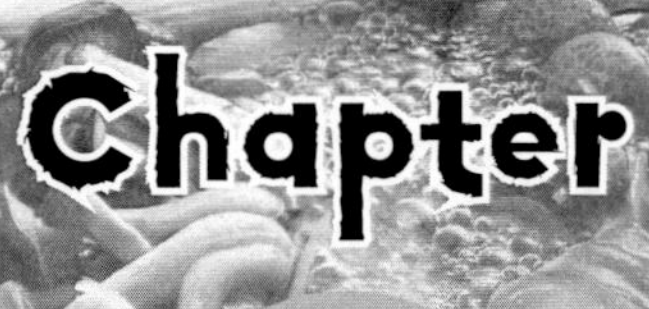

3

基本營養概念

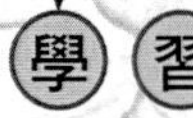
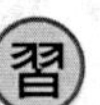

讀完本章後，同學應可學習到：

■三大營養素的功能及其食物來源

■各種維生素及礦物質的功能與食物來源

■每日均衡飲食指南的內容

導　論

營養是一門深奧的科學，它與我們一生的健康息息相關。為了維持身體的健康，且保持充足的體力，維持良好的營養狀態是重要的一環。對老年人而言，營養對於維持健康更扮演了重要的角色。由於老年人體力及免疫皆較差，極易發生慢性病及其他疾病，此時除了臨床藥物之外，就必須依賴足夠的營養了。

要瞭解老人營養之前，首先必須對營養學的全貌有大略的瞭解。營養素分為六大類，分別為醣類、蛋白質、脂肪、維生素、礦物質、水。以下即簡單介紹這六大類營養素。

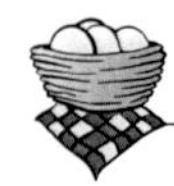

第一節　三大營養素

一、醣類

醣類又稱為碳水化合物，廣泛地存在於動物與植物當中，在植物中稱為澱粉，在動物中稱為肝醣。其主要構成元素為碳、氫、氧三者。

(一)醣類的分類

醣類依照結構可以分為單醣、雙醣、寡醣及多醣：

1.單醣：單醣是指無法再分解的單一醣分子，包括葡萄糖、果糖及半乳糖：

(1)葡萄糖：葡萄糖是供給細胞能量的主要醣類，人體也是以攝取五穀根莖類中所含的醣類，經消化後得到葡萄糖為主要的熱量來源。在血液中，葡萄糖是最主要的醣類形式，因此又稱為

「血糖」。血糖的正常濃度為80至120 mg/dL，若超過126 mg/dL，即可能罹患糖尿病。

(2)果糖：果糖主要存在於水果及蜂蜜中，是自然界中甜度最高的糖。在人體肝臟中，果糖會促進脂肪合成，因此會使血液中的三酸甘油酯增加，故果糖並不適合血脂肪過高的老人食用。

(3)半乳糖：半乳糖主要是與葡萄糖結合成乳糖，存在於乳品中，因此在自然界中並不單獨存在。

2.雙醣：雙醣是指兩種單醣結合在一起而稱之，分為蔗糖、麥芽糖、乳糖三種：

(1)蔗糖：蔗糖是由一分子的葡萄糖加一分子的果糖所組合而成，廣泛地存在於甘蔗及甜菜中，是最常食用的甜味劑。烹調時常用的砂糖及冰糖，其成分便是蔗糖。

(2)麥芽糖：麥芽糖是由兩分子的葡萄糖組成，是澱粉消化或分解後的產物，咀嚼米飯時所發出的甜味就是麥芽糖所提供的。

(3)乳糖：乳糖是由一分子的葡萄糖加一分子的半乳糖所組合而成，主要存在於乳汁或乳製品中。成年人腸胃道中乳糖酶較少，甚至缺乏乳糖酶，因此當攝取乳製品時，容易發生乳糖不容易消化，而導致腹脹、腹瀉、腹痛的症狀，此即稱為乳糖不耐症。這個問題是老年人在食用乳製品時，要特別注意的。一開始可以先從少量攝食，或是從濃度較低的奶製品開始，這樣對老年人的腸胃道才不會造成太大的刺激。

3.寡醣：寡醣是由三至十個單醣所結合而成，存在於植物及微生物中，主要種類包括果寡糖、乳寡糖、水蘇糖、棉籽糖、大豆寡糖等。寡醣不能被人體消化分解，但會被人體腸道中的微生物分解利用，因此產生氣體及其他產物。當人體食用太多含寡醣的食物，如豆類時，就會有脹氣或放屁的現象。而根據最近研究指出，寡醣類屬於益菌生物質，多食用可以促進腸道中有益菌的生長，有助於改變腸道中的菌相。

4.多醣：多醣類經由消化水解後，可以產生許多個單醣或雙醣，多醣包括澱粉、肝醣、纖維素：

(1)澱粉：澱粉可以分為直鏈澱粉跟支鏈澱粉；支鏈澱粉含量愈高，則黏性越強，例如糯米因為支鏈澱粉含量較高，因此黏性較蓬萊米及在來米高。澱粉被消化酵素分解後，會先轉變為糊精及麥芽糖，而其最終產物是葡萄糖。

(2)肝醣：肝醣貯存在動物體內，人體中以肝臟跟肌肉含量最高。人體中的肝醣主要負責維持血糖濃度，並供應身體活動能量所需。

(3)纖維素：膳食纖維的定義是指人體所無法消化跟分解的多醣類及木質素。膳食纖維可以刺激腸胃道蠕動，因此老年人若多攝取，可有助於排便並維持腸胃道的健康。然而，由於現代社會飲食過於精緻，纖維質的攝取也就越來越少，往往導致許多慢性病的發生，如大腸癌、痔瘡、便秘等。因此建議在日常飲食中應多增加膳食纖維的攝取。膳食纖維的功用可歸類為下列幾項：

①可促進腸道蠕動，因此可幫助排便，預防便秘、大腸疾病、大腸癌、憩室症等，維護腸道的健康。

②有助於降低血液中膽固醇值，幫助控制血脂肪。

③可維持血糖的穩定性，因此有助於糖尿病的控制。

④具有保水性，可增加飽足感，可作為減重時的輔助。

⑤膳食纖維也屬於益菌生物質，可幫助腸道中有益菌的生長。

(二)醣類的功能

1.提供能量：醣類是提供能量的主要來源，每1公克的醣類可以提供4大卡的熱量。而血糖也是提供大腦及紅血球能量的唯一來源。

2.節省蛋白質作用：當身體缺乏醣類而能量缺乏時，身體就會分解組織中的蛋白質以作為能量來源，因此會造成身體蛋白質的耗損，使身體組織的建造及修補出現問題。因此，若醣類攝取足夠，就可節省蛋白質，使蛋白質不必分解以產生能量，因此可減少蛋白質耗損的現象。

3.維持脂肪的正常代謝：在脂肪酸氧化的過程當中，會需要葡萄糖作為媒介，而若當醣類攝取不足時，脂肪酸氧化就會不完全，因此會產生大量的酮體，使過量酮體堆積在體內而造成酮酸中毒。而當醣類攝取足夠時，脂肪酸就可正常氧化並進行正常的代謝過程。

4.構成人體的重要物質：傳遞遺傳訊息的DNA、RNA，以及細胞膜的醣蛋白、黏蛋白等，這些物質結構中都含有醣類。因此醣類對於人體組織的構成是很重要的。

(三)醣類的建議攝取量及食物來源

依據《中華民國飲食手冊》之建議，國人每日由飲食中攝取之醣類的量約為每日總熱量的58%至68%。此外，膳食纖維也是重要的醣類之一，有預防腸胃道疾病，幫助控制糖尿病、動脈硬化等功效，故每天建議攝取20至35克。

為了預防慢性病的發生，建議精緻醣類的攝取不要超過總熱量的10%。醣類的主要食物來源為米飯、麵、馬鈴薯、地瓜、芋頭、南瓜等根莖類食物，薏仁、水餃皮、饅頭、包子、蠶豆、皇帝豆、冬粉、綠豆、紅豆也含有豐富的醣類。

二、蛋白質

蛋白質是一種含有氮的物質，基本單位是由胺基酸所構成。存在於自然界中的蛋白質有五十種以上，而存在於食物中較重要的胺基酸共有二十二種。

(一)胺基酸的分類

依照營養價值來分類，胺基酸可以分為必需胺基酸、半必需胺基酸及非必需胺基酸三種：

1.必需胺基酸：是指身體無法自行合成，而必須從食物中攝取補充的胺基酸。對健康成人而言，必需胺基酸有八種；對嬰兒而言，必須再加上組胺酸，變成九種。

2.半必需胺基酸：是指身體可以自行合成，但合成量不足以維持身體所需，所以必須從食物當中攝取。

3.非必需胺基酸：是指身體能夠自行合成且合成量足夠身體所需之胺基酸。

表3-1 人體的必需胺基酸與非必需胺基酸

必需胺基酸	非必需胺基酸
白胺酸、異白胺酸、甲硫胺酸、（羊烴）丁胺酸、頡胺酸、離胺酸、苯丙胺酸、色胺酸、組胺酸	丙胺酸、胱胺酸、半胱胺酸、甘胺酸、絲胺酸、天門冬胺酸、烯胺天門冬胺酸、麩胺酸、烯胺麩胺酸、精胺酸、酪胺酸、脯胺酸、（羊烴）脯胺酸

(二)蛋白質的分類

依照營養價值來區分，蛋白質可以分為完全蛋白質、部分完全蛋白質及不完全蛋白質三類：

1.完全蛋白質：是指含有足夠量的胺基酸，可以供應身體生長所需，且可維持生命，如牛奶、蛋、肉類即屬於完全蛋白質，此類蛋白質也可以稱為高品質蛋白質。

2.部分完全蛋白質：是指有某幾種的胺基酸含量不足，雖然可以維持生命，但無法促進組織或細胞的生長，例如植物性蛋白質就是屬於部分完全蛋白質。

3.不完全蛋白質：是指有多種必需胺基酸的缺乏，不但不能促進生長，也不能維持生命，屬於品質最差的蛋白質，例如玉米蛋白就是屬於不完全蛋白質。

由上可知，並不是每一種蛋白質都含有所有必需的胺基酸，因此為了提高老年人飲食中蛋白質的品質，建議可以將動物性及植物性食品同時進食，或是將各種植物性食品混合進食，以補足不足的胺基酸，此即稱為「蛋白質的互補作用」。

(三)蛋白質的功能

1.提供能量：當醣類攝取不足時，蛋白質會分解產生能量以供身體所需，每1公克的蛋白質可以提供4大卡的熱量。

2.建造及修補細胞組織：蛋白質廣泛地存在於體內各種組織和器官中，膠原蛋白、角質素、彈力蛋白、色素蛋白、肌紅蛋白等都廣泛存在於肌肉、骨骼、皮膚、肌腱、毛髮等的蛋白質中。這些蛋白質可以賦予細胞及組織所具備的硬度、韌性、彈性或顏色。

3.調節生理機能：

(1)蛋白質可構成抗體或是免疫球蛋白，使人體具備免疫能力，幫助身體對抗疾病。

(2)蛋白質有助於維持身體內外水分、電解質及酸鹼的平衡，如白蛋白可維持水分的平衡，當蛋白質攝取不足時，水分會滲出血管，流入組織間隙，導致水腫，並進而影響細胞的滲透壓及血液的酸鹼平衡。此外，胺基酸具有不同的酸鹼性，因此可以當作體內酸鹼系統的緩衝劑。

(3)蛋白質是體內各種酵素的組成成分，而酵素能催化各種合成或分解的生化反應，因此蛋白質會參與體內各種生化代謝反應。

建議老年人應攝取足夠的蛋白質，以避免酵素合成異常而影響了生化反應，使人體產生疾病。

(4)蛋白質可以構成人體中的賀爾蒙，如胰島素、甲狀腺素、生長激素、抗利尿激素等，蛋白質皆是其重要組成成分之一。因此，若蛋白質攝取不夠時，會因為賀爾蒙的製造不夠而影響了體內的新陳代謝或各種生理反應。

(5)蛋白質可以構成大腦中的神經傳導物質，如麩胺酸可以合成γ-胺基丁酸，因此有助於維持大腦的正常功能。

(四)蛋白質的建議攝取量及食物來源

根據國人每日飲食建議，每人每日蛋白質攝取量應占總熱量的12%，每公斤體重以1公克蛋白質為宜。在青春期、懷孕期、哺乳期、生病、手術後，則可適量地增加蛋白質的攝取量。蛋白質的主要食物來源為肉類、蛋、豆類、奶類、堅果類。通常以動物性的蛋白質品質較佳，因此為了避免必需胺基酸的缺乏，必須攝取多樣化的食物。若蛋白質攝取不足，會發生水腫、肌肉流失、代謝失調等現象，但若蛋白質攝取過多，則會造成肝臟及腎臟的負擔，因此老年人在蛋白質的攝取上更應特別注意攝取量。

三、脂質

脂肪的結構是由一分子甘油加上三分子脂肪酸所結合而成，飲食中的油脂主要為三酸甘油酯。脂肪是熱量密度最高的一種營養素，並且可以提供給食物香味，因此很多加工製品，例如餅乾、蛋糕等小點心，在製作的過程中都添加了不少油脂，老年人在食用時須特別小心。脂肪家族中包括許多成員，如膽固醇、磷脂質、三酸甘油酯、脂蛋白等。

(一)脂肪酸的分類

脂肪酸主要是由碳、氫及氧所構成，根據脂肪酸的結構，可以分為飽和脂肪酸和不飽和脂肪酸：

1.飽和脂肪酸：飽和脂肪酸是指脂肪之碳原子間全部以單鍵結合者，例如硬脂酸、丁酸、月桂酸等皆屬於飽和脂肪酸。飽和脂肪酸主要存在於動物性油脂中，例如豬油即含有許多的飽和脂肪。目前研究皆指出，攝取太多飽和脂肪，與心血管疾病、腦中風、高血壓、糖尿病、乳癌、肥胖等慢性病的發生率有關，主要是因為飽和脂肪較容易堆積在動脈管壁上，因而阻礙了血液的流動。對老年人而言，為了維護心血管的健康，建議儘量減少飽和脂肪酸的攝取。

2.不飽和脂肪酸：脂肪酸的結構中若含有雙鍵，則稱為不飽和脂肪酸。僅存在一個雙鍵者，稱為單元不飽和脂肪酸，例如橄欖油、菜籽油；含有兩個或兩個以上雙鍵者，稱為多元不飽和脂肪酸，例如魚油、亞麻油酸、次亞麻油酸。多元不飽和脂肪酸對人體健康的維持有好處。研究顯示，增加多元不飽和脂肪酸攝取量，可以降低心血管疾病發生率，包括阻止心率不整的發生、降低血栓的發生率、舒緩動脈粥樣硬化的形成、降低血清三酸甘油酯、降低炎症發生、降低血壓及增強血管內皮細胞功能等。

除了以上分類之外，脂肪酸還可分為必需脂肪酸與非必需脂肪酸。必需脂肪酸是指人體無法自行合成，而必須自飲食中攝取之脂肪酸。亞麻油酸及次亞麻油酸即為人體所需的兩種必需脂肪酸。必需脂肪酸可幫助穩定細胞膜的結構，因此當必需脂肪酸不足時，會發生皮膚異常、生長遲滯、傷口癒合較慢、貧血等症狀。

(二)脂肪的功能

1.能量的來源：脂肪含有非常高的能量，每公克的脂肪可以提供9大卡的熱量，因此在人類熱量需求較高的時期，如青春期，可以多攝取多元不飽和脂肪酸，以供應足夠的熱量。

2.幫助脂溶性維生素的吸收及運送：維生素A、D、E、K屬於脂溶性維生素，它們在人體內運送、代謝及吸收時，都需要脂肪的幫忙，進而提高脂溶性維生素的吸收率。例如要攝取番茄中的維生素A時，用番茄炒蛋的方式會比直接喝番茄汁吸收率較高。

3.細胞膜的組成成分：脂肪中的膽固醇與磷脂質，都是細胞膜的組成成分，有助於維持細胞的完整性。此外，它們同時也存在於神經及大腦組織中，因此有助於維持神經及大腦細胞的正常功能。

4.可轉變為荷爾蒙及維生素D：脂肪中的膽固醇可作為黃體素、皮質類固醇、雄性素、雌性素及腎上腺素的先質，也可轉變為維生素D；花生油酸可合成前列腺素，因此適量的脂肪攝取有助於維持人體正常的生理功能。

5.提供食物美味：在烹調食物時加入油脂，可以增加食物的美味，並且可以增加食物的特殊香味。

6.保護臟器：脂肪可提供絕緣及緩衝的功能，因此身體必須存在一定比例的脂肪。女性的脂肪儲存量比男性多，且大多集中於下半身，主要是因為脂肪可以保護女性的生殖器官。

(三)脂肪在人體中的運輸形式

脂蛋白為脂肪在人體中運輸之形式，而依照脂蛋白中所含脂質比例之不同，主要可分為乳糜微粒（chylomicron）、極低密度脂蛋白（VLDL）、低密度脂蛋白（LDL）、高密度脂蛋白（HDL）四種，其中影響人體健康較大的為低密度脂蛋白及高密度脂蛋白兩種。主要是因為在低密度脂蛋白的結構中，以膽固醇所占的比例最高；當人們在食用富含膽固醇或是飽和脂肪酸的食物後，血液中LDL的濃度會增加，而血液中較高的LDL濃度是罹患心血管疾病的危險因子，又稱為「壞的膽固醇」。

反之，高密度脂蛋白的主要功用是將周邊組織中的膽固醇攜帶至肝臟代謝，並以膽汁的形式排除，因此HDL的濃度與心血管疾病的罹患率呈現負相關，又稱為「好的膽固醇」。

(四)脂肪的建議攝取量及食物來源

根據國人每日飲食建議，脂肪的每日攝取量應占總熱量的20%至30%，飽和脂肪應低於總熱量的10%，膽固醇的攝取每天最好不超過300毫克。此外，在油脂種類的選擇上，應多攝取不飽和脂肪酸，例如橄欖油、葵花子油、深海魚油等，有助於維護心血管的健康。而飽和脂肪酸多存在於肉類，尤其是肥肉含量更多，若食用過多可能會造成血脂肪或血膽固醇過高。

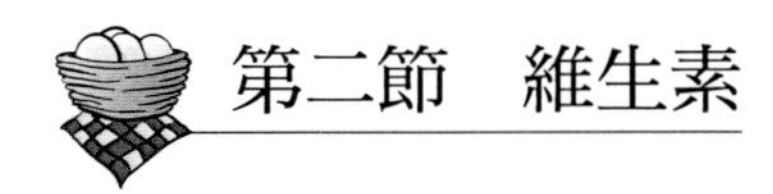

第二節　維生素

維生素分為脂溶性維生素跟水溶性維生素兩種。脂溶性維生素包括維生素A、D、E、K，水溶性維生素包括維生素C、維生素B群、葉酸及生物素。

脂溶性維生素在吸收時需要脂肪的輔助，若攝取過量時較易儲存在體內，累積太大量甚至會引起中毒現象。而水溶性維生素由於可溶於水，因此可以尿液方式排泄，較不容易中毒。以下就針對此兩大類維生素做探討。

一、脂溶性維生素

脂溶性維生素包括維生素A、D、E、K四種。

(一)維生素A

維生素A家族包括視網醇、視網醛、視網酸及維生素A先質——類胡蘿蔔素。其功能包括維持正常視覺、保護上皮組織的健康及完整、使骨骼及牙齒正常生長，且具有調節免疫之功能。而有些流行病學的研究顯示，飲食中維生素A的含量與癌症的發生率之間呈現負相關性，其中β胡蘿蔔素是一種抗氧化劑，可清除人體中的自由基，因此有助於維持人體的健康。

當缺乏維生素A時，會造成夜盲症、角膜軟化症、皮膚角化症、乾眼症、骨骼或牙齒發育不良、皮膚乾燥、嗅覺及味覺退化等症狀。為了預防維生素A的缺乏症狀，行政院衛生署公布了國人營養素參考攝取量（詳見**附錄二**）。

維生素A的食物來源包括蛋黃、乳酪、牛奶等動物性食品及深綠色及深黃色蔬菜，例如紅蘿蔔、番茄、木瓜等。若維生素A食用過量，會發生中毒現象；若長期食用超過50,000國際單位的維生素A，即容易造成中毒。症狀包括關節疼痛、皮膚發癢、頭痛、食慾不振、視力模糊等。若停止攝取維生素A，數天後症狀就會消失。

(二)維生素D

維生素D的形式包括來自植物及酵母菌的維生素D_2，及來自動物的維生素D_3兩種。其功能包括維持血鈣濃度、參與鈣質的代謝及維護骨骼及牙齒的健康生長。維生素D在作用之前，必須先經過肝臟及腎臟的活化作用，成為活化型的維生素D才具有作用。

維生素D的食物來源包括奶類製品、魚肝油、蛋黃、乳酪等。若維生素D缺乏，會因為血鈣濃度偏低，導致骨骼無法順利鈣化，而造成痀僂症、軟骨症、串珠狀肋骨、膝蓋關節腫大等症狀。

大量攝取維生素D，也可能會發生中毒現象。若嬰兒每日食用2,000至4,000國際單位或成年人10,000至300,000國際單位以上，長期食用就可能會發生中毒現象。症狀包括嘔吐、下痢、腹痛、頭痛等，此外還可能會有大量的鈣質沉積在心臟、肺臟、腎臟等器官，造成器官的傷害。

(三)維生素E

維生素E又稱為生育醇或是抗不孕維生素，在自然界中存在的形式共有八種，其中最具活性的是α生育醇。維生素E的功能主要在負責身體中細胞膜的抗氧化作用。若維生素E攝取不足，則自由基就會攻擊細胞膜，而造成細胞膜及細胞功能的受損。此外，維生素E也與動物之生殖機能及性激素的利用有關。

維生素E的食物來源為各種植物油（小麥胚芽油、棉籽油、黃豆油等）、豆類、核果類及深綠色葉菜。動物性來源包括肉類及肝臟。

以一般成年人而言，維生素E之上限攝取量為1,000國際單位，但因為維生素E攝取過多時，會由糞便排出，因此較少見到中毒的案例。而當維生素E缺乏時，會發生溶血性貧血、肌肉功能損傷、腦血管及神經系統的損傷，嬰兒則會因為血色素降低而引起黃疸。

(四)維生素K

維生素K又稱為凝血維生素，主要可以分為維生素K_1（存在於植物體內）、K_2（存在於動物體中）及K_3三種，其中維生素K_3並不存在於自然界中。維生素K的主要功能為合成凝血因子II、VII、IX、X，因此主要負責凝血作用。當缺乏維生素K時，身體就不能合成凝血因子，導致凝血時間延長，或是發生皮下出血的現象，此即稱為紫斑症。

維生素K在吸收時，須要有膽汁或膽鹽的存在，並經由淋巴管以乳糜微粒型式分布於血液中。主要食物來源為菠菜、花椰菜、萵苣等綠色蔬菜，動物性來源包括蛋黃及肉類。此外，人類腸胃道細菌也可自行合成部分維生素K。衛生署並未制定飲食中維生素K的每日建議攝取量，而根據1989年美國RDA推薦的劑量，每公斤體重約需1微克。

一般健康成年人較少發生維生素K缺乏的現象，而新生兒由於體內維生素K儲存量較少，因此有些新生兒會發生維生素K缺乏的新生兒出血症。使用維生素K過量時，會使血球凝集及破裂，除了會造成貧血之外，也會出現黃膽現象。

二、水溶性維生素

(一)維生素B_1

維生素B_1又稱為硫胺或抗神經炎維生素。主要功能為擔任體內生化代謝或是消化作用酵素的輔酶。例如維生素B_1參與了醣類與脂肪的消化過程、肌肉協調作用的調控及神經傳導作用等。

維生素B_1廣泛地存在於各種食物中，其中以糙米、五穀雜糧、豆類、蛋黃、牛奶、綠色蔬菜、瘦肉等含量較高。當維生素B_1缺乏時，會產生腳氣病，症狀為神經系統退化、嚴重水腫、手腳協調不良等。此時應多補充五穀雜糧類，便可改善症狀。此外，維生素B_1的缺乏還可能出現食慾不振、便祕、多發性神經炎、心肌收縮力差等症狀，因此在日常飲食中應廣泛攝取多樣化的食物，以避免維生素B_1的缺乏。（維生素B_1的建議攝取量詳見**附錄二**）

(二)維生素B_2

維生素B_2又稱為核黃素，對光線很敏感，容易被光線破壞。維生素B_2的主要功能是可以構成兩種輔酶，分別是黃素單核酶酸（Flavin Mononucleotide, FMN）及黃素腺嘌呤二核酶酸（Flavin-Adenine Dinucleotide, FAD），並參與氧化還原反應及呼吸鏈反應，與能量產生有密切的相關性。

維生素B_2存在於酵母、牛奶、豆類、蛋、瘦肉及綠葉蔬菜中。若缺乏時，會發生口角炎（口角處皮膚發生潰爛、發炎及疼痛現象）、舌炎、脂漏性皮膚炎等症狀；此外，眼睛也會出現角膜充血及畏光的現象。根據衛生署所做的國民營養調查指出，維生素B_2是國人較易缺乏的營養素之一，因此建議平時應多攝取奶類或奶製品，以確保足夠的維生素B_2攝取。

(三)維生素B_6

維生素B_6為比多醇、比多醛及比多胺的總稱，對於熱、酸、鹼都很穩定。維生素B_6的輔酶形式為PLP（Pyridoxal Phosphate），其主要功能是參與蛋白質、胺基酸、醣類及脂肪的代謝、參與血紅素的生成、幫助肝醣分解作用的進行、幫助神經傳導物質的生成等。因此維生素B_6對於維持人體正常的生化代謝反應是很重要的。

維生素B_6存在於小麥胚芽、豆類、牛奶、瘦肉、糙米及蛋中。當維生素B_6缺乏時，會因為血紅素無法形成，而造成低血色素性貧血。而當維生素B_6充足時，由於它會幫助胺基酸的代謝，因此草酸的生成量就會減少；缺乏時，有部分的甘胺酸會代謝成為草酸，過多的草酸就會與鈣質結合，形成草酸鈣。當草酸鈣堆積在腎臟或尿道中時，會變成結石。因此，攝取足夠的維生素B_6也可以預防結石的發生。另外，由於維生素B_6與神經傳導物質的生成有關，因此缺乏維生素B_6時，也容易發生抽筋症狀。

(四)維生素B_{12}

維生素B_{12}由於在結構中含有鈷元素，因此又稱為鈷維生素或鈷胺。維生素B_{12}的特別之處，在於在小腸內須要有胃液中的內在因子，維生素B_{12}才能吸收。維生素B_{12}與內在因子結合後，可經由胞飲作用進入細胞而被吸收。維生素B_{12}的主要功用為促進葉酸的正常代謝；參與醣類、脂肪及蛋白質的代謝；與腦細胞及大腦髓鞘的形成有關；幫助遺傳物質DNA的合成；促進紅血球成熟；預防惡性貧血等。

維生素B_{12}主要存在於動物性食品中，如肉類、肝臟含量豐富，植物性食品含量不多，只有在海帶、紫菜中存在少量的維生素B_{12}。此外，長期吃素及有胃病的老年人，非常容易發生維生素B_{12}缺乏，其症狀為惡性貧血、神經退化、疲倦嗜睡、舌炎、脊髓神經病變等。因此吃素的老年人，要特別注意是否有維生素B_{12}的缺乏，必要時要補充維生素B_{12}補充劑。

(五)維生素C

古代希臘及埃及的歷史典籍皆曾記載維生素C缺乏症，稱之為壞血病，因此維生素C又稱為抗壞血酸，它極易溶於水，對熱及光都不安定，是故極容易在烹調過程中流失。維生素C的主要功能為：

1.將食物中的三價鐵還原為二價鐵，有助於腸道對鐵的吸收。
2.當作酵素的輔助因子，作用包括促進膠原蛋白合成、促進傷口癒合、合成腎上腺素、合成腎上腺類固醇激素等。
3.是體內重要的抗氧化劑，可抑制致癌物質——亞硝胺的生成，並可將被氧化的維生素E還原成活性維生素E。

維生素C存在於多種新鮮蔬菜水果中，尤其是柑橘類水果，如橘子、柳丁、葡萄柚，以及番茄、芭樂、奇異果等，含量更為豐富。當人體缺乏維生素C時，會出現牙齦出血、點狀皮下出血等壞血症的症狀，也會造成傷口癒合變差，皮膚角質化。此外，因為維生素C缺乏而導致身體免疫力的下降，會使身體容易感染各種疾病或容易罹患各種慢性病。而太大量的維生素C攝取，也會使體內草酸生成過多，進而可能提高發生結石的機率。

由於維生素C極易在烹調過程中流失，為了確保老年人能攝取到足夠的維生素C，在為老年人烹調蔬菜時，建議以下事項：

1.烹調時使用少量水分，烹調後的湯汁溶有維生素C，所以建議老人菜的湯汁可一併食用。

2.蔬菜清洗後再切，可避免維生素C的流失。

3.蔬菜避免放置過久及長時間的烹調，否則維生素C容易被熱破壞。

(六)葉酸

葉酸由於大量存在於綠葉中，因此依拉丁文綠葉之意命名，稱為葉酸。葉酸的功能主要是參與體內單碳原子的轉移作用、參與遺傳物質DNA的合成。此外，葉酸對於快速分裂的組織生成非常重要，如骨髓、腸道黏膜及皮膚；葉酸的另一個重要功能就是可以將有毒性的同半胱胺轉變成甲硫胺酸，因此可以防止同半胱胺對心血管造成傷害。

葉酸的食物來源包括綠葉蔬菜、蘆筍、莢豆類、花椰菜、堅果類等，牛奶、肉類則含量較少。當葉酸缺乏時，容易發生以下症狀：

1.當孕婦在懷孕期間的葉酸攝取量過低時，胎兒容易發生神經管中空的缺陷，因此建議孕婦在懷孕期間應提高葉酸的攝取量。

2.當葉酸缺乏時，因為不能將同半胱胺酸轉變成甲硫胺酸，導致血液中同半胱胺酸濃度過高，這會增加罹患心血管疾病的危險。

3.當葉酸缺乏時，由於紅血球的分裂會受到影響，因而導致紅血球的數量減少，造成巨球性貧血。

4.有些研究也發現葉酸的缺乏可能跟癌症的發生有關，但目前尚無定論。

此外，葉酸缺乏也可能發生食慾不振、舌炎、腹瀉、口腔潰瘍等現象。而老年人又因為對葉酸的吸收率降低，較容易發生葉酸缺乏的現象。在日常飲食中，應多製備蔬果汁或蔬菜湯，可讓老年人補充些許葉酸。

(七)菸鹼酸

菸鹼酸又稱為抗癩皮病因子，包括菸鹼酸（nicotinic acid）及菸鹼醯胺（nicotinamide）兩種形式，並可形成兩種輔酶，分別為NAD（Nicotinamide Adenine Dinucleotide）及NADP（Nicotinamide Adenine Dinucleotide Phosphate）兩種。菸鹼酸的主要功能是可以作為氧化還原反應的輔酶，並參與醣類、脂肪及蛋白質的代謝。此外，菸鹼酸也是呼吸作用及體內合成長鏈脂肪酸所必需。在臨床上，菸鹼酸因為具有降低血液中膽固醇的特性，也被用來作為降血脂的藥物。

菸鹼酸存在於糙米、全穀類製品、綠葉蔬菜、牛奶、蛋、豆類及瘦肉中。玉米中缺乏菸鹼酸，若老年人有對玉米偏食的現象時，應加以糾正。當菸鹼酸缺乏時會發生癩皮病，其症狀包括皮膚發炎、食慾不振、腹瀉、消化不良、疲倦、記憶減退等，嚴重者會出現精神異常、情緒不穩、癡呆、昏迷甚至死亡。

(八)泛酸

泛酸廣泛地存在於各種食物中，因此取名為泛酸。泛酸是構成輔酶A最重要的元素；泛酸參與了醣類、脂肪及蛋白質的代謝；參與合成膽固醇及荷爾蒙；參與合成神經傳導物質；可以說身體中絕大多數的生化代謝反應皆與泛酸有關。泛酸因為廣泛地存在於各種食物，如肉類、蛋、全穀類、莢豆類等，因此很少發生泛酸缺乏的症狀。但嚴重酗酒者，常會發生維生素B群缺乏症，因此也會發生泛酸的缺乏，此時可以使用綜合維生素B群補充劑來改善症狀。

(九)生物素

生物素又稱為抗皮膚炎因子，是維持身體正常生長發育所必需的因子，在體內主要負責單碳轉移作用、胺基酸的代謝作用、脂肪酸及醣類的合成等作用。此外，生物素也與皮膚或指甲的角質化有關，若生物素缺乏就可能發生皮膚角質化不全或是指甲脫落的現象。

富含生物素的食物包括蛋黃、堅果類、牛奶、優酪乳、肉類等。此外，人體腸道細菌也可合成生物素。一般健康成年人極少發生生物素缺乏的症狀，但腸道吸收不良或是長期使用管灌或全靜脈營養配方者，就有可能發生生物素缺乏，其症狀包括皮膚脫皮、生長遲緩、昏睡、頭髮脫落、皮膚炎等。值得注意的是，生的蛋白中含有抗生物素，會與生物素結合成不溶性化合物，而造成生物素無法發揮作用；因此在吃蛋時，須將蛋白煮熟，抗生物素就會失去活性。

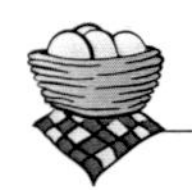

第三節　礦物質與水

礦物質可分為巨量礦物質（含量超過體重的0.01%）及微量礦物質（含量小於體重的0.01%）。巨量礦物質包含鈣、磷、硫、鉀、鈉、氯和鎂。微量礦物質包含鐵、碘、氟、鋅、硒、銅、鉻、錳等。以下簡介幾種較重要的礦物質。

一、鈣

人體內的礦物質以鈣質最多，主要分布在骨骼及牙齒中，分布的量約占99%。鈣質的生理功能可以列舉如下：

1.構成骨骼及牙齒的主要成分。
2.鈣質是構成凝血因子的要素之一，因此鈣質有幫助血液凝固的作用。
3.協助肌肉的收縮及調節心跳：體內需有充足的鈣、鈉、鉀和鎂的存在，才能使肌肉正常收縮與鬆弛，心肌也是同樣的。
4.鈣離子可協助身體神經訊息的傳導及感應，因此有助於維持神經正常的傳導作用。

牛奶是鈣質最主要的來源，乳製品、小魚乾、豆製品、吻仔魚、髮菜也都是很好的鈣質來源。當兒童鈣質缺乏時，會使骨骼或關節不易鈣化而腫大，雙腿呈現O字型，稱為痀僂症；而當成年人鈣質缺乏時，會發生容易骨折的軟骨病，而骨骼中的鈣質大量流失時，則會使骨質密度下降而造成骨質疏鬆症。

當飲食中攝取過量的植酸或草酸時，會減少飲食中鈣質的吸收率。而當老年人長期服用利尿劑或是含有鋁的藥物時，也會使鈣質的吸收率下降，這是老年人最應特別注意的事項。

二、鈉

鈉是細胞外液的主要陽離子。主要功能是在維持血液及體液的酸鹼平衡、維持細胞內外的水分平衡、並負責調節肌肉的收縮及神經細胞的傳導。

鈉大多存在於加工食品中，例如醬油、沙茶醬、火腿、醃肉、鹹蛋、食鹽、罐頭、海產類等，此外芹菜、胡蘿蔔也有大量的鈉。鈉攝取過多會導致高血壓的發生，因此有高血壓的老年人，應建議每日給予5克以下的食鹽。而依據調查，臺灣平均每日食鹽的攝取量為13克，超過需求量（5至8克）很多，這可能也是現代人高血壓罹患率很高的原因之一。

嘔吐、長期腹瀉、大量流汗等有可能會造成鈉從尿液或汗液中流失，因而會造成低血鈉症。此時可補充運動飲料或是少量的鹽水，即可改善症狀。

三、鉀

鉀離子的生理功能為可以維持細胞內外的水分及酸鹼平衡，並可調節神經及肌肉的感應性。此外，鉀離子也參與醣類及蛋白質代謝過程中酵素的活化作用。

鉀的食物來源包括瘦肉、五穀類、水果及蔬菜。當鉀離子缺乏時，會發生肌肉無法收縮、心搏加快、心律不整等症狀。值得特別注意的是，當老年人有腎衰竭現象或為洗腎患者時，會因為腎功能不足而無法排除多餘的鉀，此時應請教醫生或營養師，特別注意老年人飲食中鉀的攝取量。

四、鐵

鐵在人體中，有70%存在於血紅素中，5%存在於肌紅素中，主要功能為構成血紅素的成分、構成肌紅素的成分，及形成細胞色素等酵素的成分，並會參與人體細胞氧化還原的反應。

鐵的食物來源分為動物性及植物性兩種。動物性食品的鐵質有40%是血基質鐵，人體吸收率較佳，如牛肉、蛋黃、豬肝、文蛤等，即為良好的鐵質來源；而剩餘的60%和植物性食品都是較不易吸收的非血基質鐵，如黑芝麻、菠菜、全穀類等。

當人體長期缺鐵時，會發生缺鐵性貧血，其症狀為臉色蒼白、暈眩、容易疲倦、指甲易折斷、抵抗力減弱、食慾不佳等。當老年人出現缺鐵的現象時，建議每天攝取10毫克的鐵，即可改善缺鐵現象。然而，當鐵質攝取過多，也會產生毒性症狀。當成年男性體內的鐵過多時，會發生血色素沉著症，患者會有腹痛、肝功能減退、肝腎腫大、體重減輕、內分泌失調、關節炎等症狀。

五、碘

碘是構成甲狀腺激素T3（triiodothyroxine）及T4（thyroxin）的主要成分，主要功用是在調整人體的基礎代謝率、調節細胞的氧化作用及調節神經肌肉的功能。碘的食物來源包括紫菜、海帶、海產品、綠葉蔬菜，五穀類及牛奶也含有碘。

當飲食中缺乏碘時，甲狀腺會發生腫大的現象，即是俗稱的「大脖子」。而當孕婦飲食中缺乏碘時，其出生的嬰兒甲狀腺功能不全，會出現發育不良、舌頭肥大、皮膚乾燥等症狀，甚至會出現嚴重的心智障礙，稱為呆小症。

在為老年人製備飲食時，若製備花椰菜、蘿蔔、豆類製品等，要特別注意一定要將其煮熟才能供應給老年人食用。因為這些食物中含有致甲狀腺腫素，若不煮熟再食用，可能會干擾甲狀腺素的利用，而引發甲狀腺腫大。

六、鉻

鉻是人體所必需的微量元素，也是構成葡萄糖耐量因子（Glucose Tolerance Factor, GTF）的成分，此因子可促進胰島素的作用，有助於使葡萄糖進入細胞內進行代謝，因此可穩定血糖濃度。鉻的食物來源為酵母、全穀類、海產類、乾酪等。若缺乏鉻元素，會發生神經炎、對葡萄糖的耐受性變差、高血糖等，若長期嚴重缺乏就可能會演變為糖尿病。

七、硒

硒是人體內的抗氧化酵素麩胱甘肽過氧化酶（Glutathione Peroxidase, GSH）的主要組成成分，因此硒是抗氧化劑，可預防體內的過氧化物過度沉積。此外，硒也可與維生素E共同作用，共同清除過氧化物。

硒的食物來源包括魚類、肉類、蛋、奶製品及全穀類。一般人較不易發生硒缺乏的症狀，但若小孩嚴重缺乏硒時，會發生心肌病變，稱為克山症（Keshan disease，是一種心肌壞死的地區性疾病），症狀為心肌擴大、心律不整，嚴重時會心臟衰竭。

八、鋅

鋅的功能包括：

1.促進性器官的發育及性機能的成熟。
2.參與體內免疫功能的調節。
3.參與體內多種金屬酵素的合成。
4.維持皮膚健康及促進組織的再生。

鋅的食物來源包括牡蠣、文蝦等海產類，及牛奶、肉類、五穀類等。當鋅缺乏時，會發生食慾不振、免疫功能受損、傷口不易癒合等，若男性長期嚴重缺乏，則會影響生殖能力及精子的生成能力。

九、水

水在體內的含量，約占成人體重的50%至70%。嬰兒體內的水分約占體重的75%，成年男性約60%，女性為55%，而老年人則會降到50%以下。水對人體的功能，包括可以調節體溫、組成細胞結構、排除廢物、調節酸鹼平衡、參與代謝反應、構成消化液或血液等體液。通常水分的需求量是以熱量的攝取量來計算。成年人每攝取1大卡的熱量，其水分需求量約為1毫升，而水分攝取量太少，會影響人體中各項代謝反應的進行。如當正常人喪失體重2%的水分時，會有輕微脫水且口渴的現象；若喪失體重6%的水分時，則會嚴重脫水，會出現意識不清等症狀，嚴重時甚至會危及生命。老人在水的攝取上有需要注意的問題存在，行政院衛生署也有建議每日水分的應攝取量，可參見第四章的部分說明。

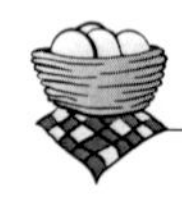

第五節　均衡飲食

六大類營養素各有其功能，對維持健康而言，缺一不可；因此在選擇食物時，最重要的就是要顧及食物的均衡跟營養價值。何謂均衡飲食呢？行政院衛生署以下列之六大類基本食物為基礎，公布了「每日飲食指南」（圖3-1）：

1.五穀根莖類一碗半至四碗：五穀根莖類主要在供應醣類及蛋白質，是人體所需熱量的主要來源。
2.低脂奶類一杯半至兩杯：奶類一杯約為240毫升。奶類及奶製品可提供豐富的鈣質，因此對於生長中的孩童及骨骼較脆弱的老年人而言，奶類更為重要。

全穀根莖類
1.5-4碗
豆魚
肉蛋類
3-8份
蔬菜類
3-5碟
低脂乳品類
1.5-2杯（一杯240毫升）
水果類
2-4份
水
油脂與堅果種子類
油脂3-7茶匙及堅果種子類1份
每日飲食指南
圖：取自行政院衛生署食品藥物管理局

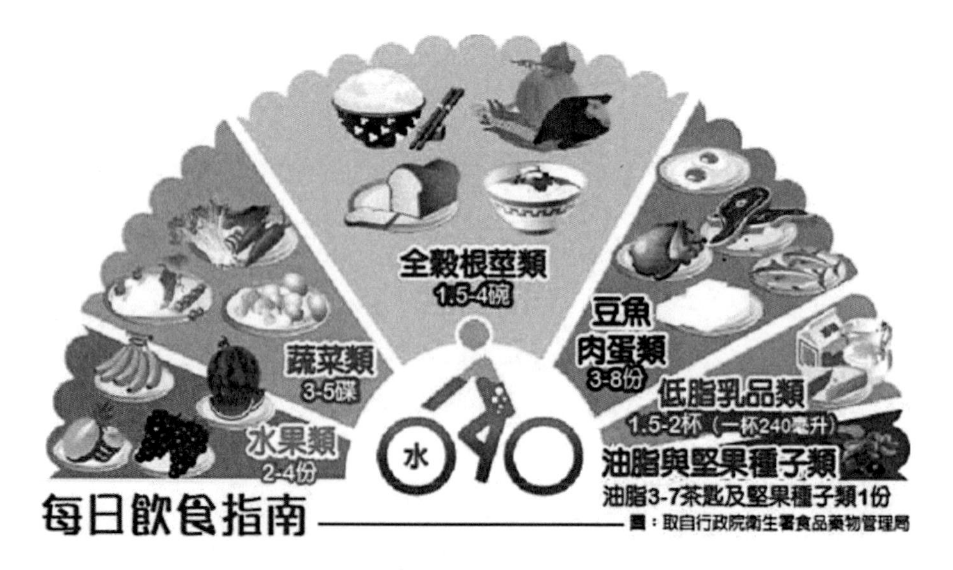

圖3-1　行政院衛生署公布之每日飲食指南

資料來源：行政院衛生署食品藥物管理局網站，http://consumer.fda.gov.tw/files/dm/img364.jpg，檢索日期：2011年7月31日。

發燒話題 防癌大作戰——均衡飲食，天天五蔬果

「天天五蔬果」是衛生署經常宣導的每日飲食指南，對維護身體健康很有幫助。國泰醫院營養組營養師徐嘉徽表示，天天五蔬果，每天吃半斤蔬菜、2份水果，對預防癌症很有益處，因為蔬菜、水果含有各種維生素、礦物質，尤其是維生素A、C、E皆能提供抗氧化能力，有助於癌症預防；像是南瓜、番茄、紅蘿蔔、茄子、芭樂、柳丁、菠菜、花椰菜、包心菜等蔬果皆是對人體健康很有幫助的食物，民眾不妨均衡攝取這些蔬果。

許多民眾常懶得吃水果，所以有些民眾就想用喝果汁的方式來替代每天吃水果。對此，徐嘉徽進一步指出，雖然果汁成分為百分之百的飲料也含有各種維生素，但值得注意的是，許多果汁熱量高，可能會造成肥胖，而肥胖也是引發多種癌症的危險因子。再加上放久了以後，果汁所含維生素C、抗氧化成分也會慢慢地消失，雖然目前還沒有統計數據可證實到底會流失多少，但只要果汁接觸到陽光、空氣，往往就會促使養分隨著時間而流失，不論是透光或不透光的飲料罐都一樣，因為在製造過程中果汁早就接觸到陽光跟空氣，所以要喝果汁，建議最好現榨現喝比較好。

資料來源：李叔霖（2010）。保健食品產業服務網，《防癌大作戰》天天五蔬果抗氧化、均衡飲食，http://functionalfood.moeaidb.gov.tw/news_sys/viewtopic.asp?id=725，《台灣新生報》2010年7月24日報導，檢索日期：2011年4月7日。

3.蛋、豆、魚、肉類3至8份：蛋、豆、魚、肉類主要在供應充足的蛋白質。1份肉類的大小約為成年人的三個指頭寬。

4.蔬菜類3至5份：蔬菜類可提供豐富的膳食纖維及維生素。在飲食中建議多攝取深色蔬菜，例如深黃色或深綠色蔬菜。1份蔬菜約為100克。

5.水果類3至4份：水果類可提供豐富的膳食纖維及維生素。但由於水

果類也含有豐富的果糖，因此糖尿病患者應酌量攝取。

6.油脂三至七茶匙及堅果種子類1份：飲食中油脂類包括烹調用油及腰果、花生等堅果類。油脂類攝取過多與心血管疾病及其他慢性病的發生有關，因此要注意油脂類的攝取量及種類。

【問題與討論】

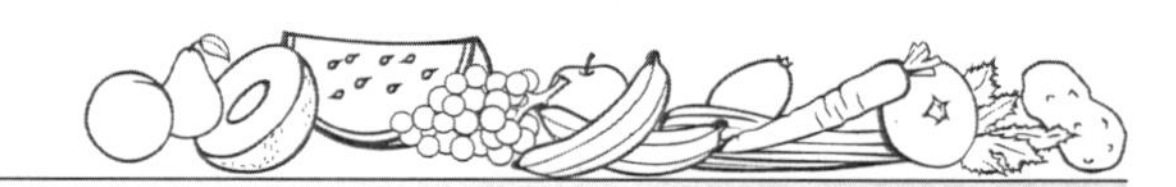

一、試簡述醣類的功能。

二、人體所需的必需胺基酸有哪幾種？

三、請說明何謂好的膽固醇跟壞的膽固醇？

四、請簡述每日飲食指南。

五、請列舉三種礦物質並簡述其功能。

六、葉酸對懷孕婦女的重要性為何？

參考書目

李義川（2009）。《老人營養與膳食製備》。臺北：威仕曼。

張振崗等（2003）。《營養學概論》。臺中：華格那。

葉寶華等（2004）。《膳食療養學》。臺北：永大。

董家堯、黃韶顏（2009）。《幼兒營養與膳食》。臺北：心理。

端木梁等（1997）。《生物化學》。臺北：藝軒。

賴明宏等（2006）。《普通營養學》。臺中：華格那。

謝明哲等（2003）。《實用營養學》。臺北：匯華。

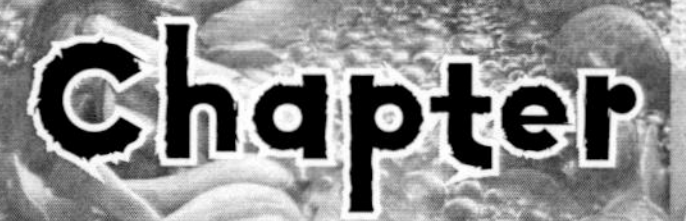

Chapter 4

老年人的營養需求

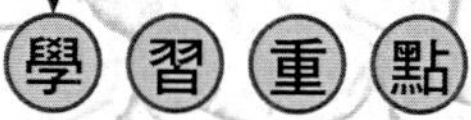
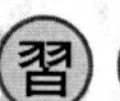

學習重點

讀完本章後，同學應可學習到：

■老年人會影響營養素吸收的生理變化

■臺灣老年人營養不良的現況

■老年人的營養需求及每日飲食建議量

■老年人的飲食金字塔

導　論

根據研究指出，臺灣老年人營養不良的現象常常會導致身體疾病的發生。臺灣居家失能老人中，有12.2%的男性及12.3%的女性會發生缺鐵性貧血；男女性失能老人的日常活動功能，均與老年人身體中白蛋白及膽固醇值成正相關。若老年人發生營養不良時，將導致老年人免疫能力的下降；而本身就有疾病的老年人，也會因為營養不良而使疾病發生惡化的情形。此外，若老年人在接受手術之後，沒有充足的營養素提供，則會導致老年人活動力的下降及身體復原能力的減緩，進而可能增加老年人死亡的機率。因此，老年人營養不良的問題及營養需求是現今社會愈來愈被重視的問題，不可不慎。

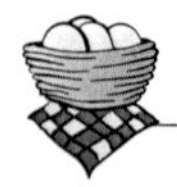

第一節　老化的生理變化影響老年人的營養狀況

老年人的營養需求是近年來逐漸被人重視的問題。由於老化而引起老年人生理功能的改變，往往會對老年人的營養吸收造成影響，進而影響到老年人的營養狀態及其需求。以下即簡介與老年人營養吸收有關的生理變化。（圖4-1）

一、味覺及嗅覺的改變

老化後，味蕾組織逐漸萎縮及減少，嗅覺及口腔黏膜退化，因此對於味道的感受度降低，尤其對於甜、鹹的味覺喪失最多，甚至會有味覺喪失的情形，因此老年人會變得對食物較為挑剔。此時，老年人的食慾會降低，覺得菜餚味道不合口味，並進而影響其食物的攝取量及營養狀況。

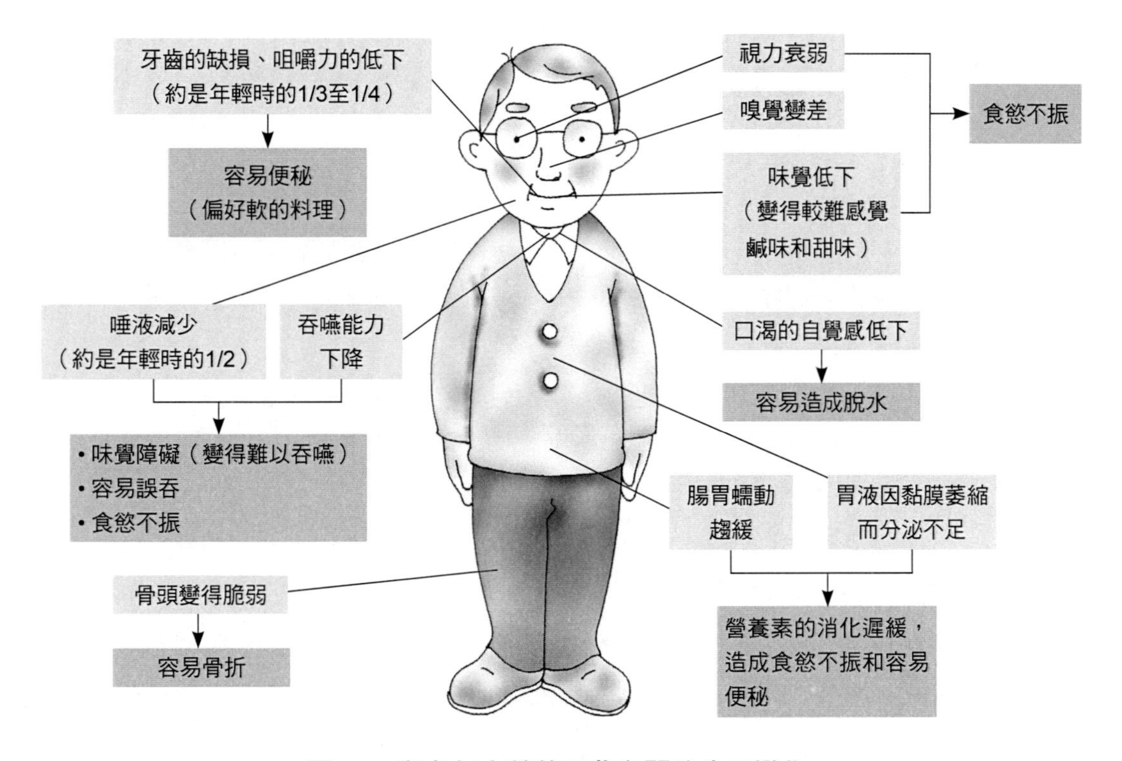

圖4-1　與老年人營養吸收有關的生理變化

資料來源：日本茨城縣《介護預防手冊營養改善篇》。平成19年3月。茨城縣保健福祉部高齡福祉課。揚智文化繪製。

二、口腔狀態的改變

老化後，由於老年人會較疏於做牙齒保健，因此常發生牙齒鬆動或脫落的情形，進而影響咀嚼能力。此外，在老化的過程中，口腔中的唾液分泌也會減少，且牙齦的結締組織會萎縮，因此造成老年人選擇食物的種類受限，只能選擇較柔軟的食物，因而阻礙了老年人食物及營養的攝取。

另外，老年人也會發生一些口腔內的疾病，如念珠菌感染、口腔白斑、口腔癌等，會造成口乾舌燥的現象。而老年人常見的牙周病，會導致牙齦不健全或出現膿瘍，造成牙齒鬆散或脫落，這些都會影響老年人對於食物的選擇及進食的欲望。

由於以上的原因，老年人在食物的選擇上會出現比較多的限制：

1.咀嚼功能不良會造成老年人較傾向於食用較軟質或較流質的食物，如稀飯、麵條、魚肉、豆腐等，而較少食用整塊的肉類、含粗纖維較多的蔬菜及水果等。
2.老年人的味覺及嗅覺退化，會導致老年人不自覺的較偏愛口味重的食物，如醬瓜、加工罐頭等，而當老年人自己烹調時，常常會煮得過鹹或過甜而不自知。
3.因為老年人的口腔常會覺得乾燥，因此會比較喜歡吃較軟爛或水分較多的食物，如在吃乾飯時可能會加湯汁進去拌飯。長期下來，可能會有一些水溶性的維生素會流失，而導致慢性的營養不良。
4.有些老年人會發生吞嚥困難的現象，這可能會造成老年人在進食後，食物掉落到氣管中，引起吸入性肺炎。若本身自理能力較差的老年人，其照護者必須特別注意。

發燒話題　老年人粗糧配細糧，營養更合理

隨著生活水平的提高，人們的保健意識也愈來愈強，喜吃粗糧、少吃細糧，成了當代的保健潮流。

粗糧由於加工簡單，其中保存了許多細糧中沒有的營養成分，比如食物纖維素較多，並且富含B群維生素和礦物質。很多粗糧還具有藥用價值，如美國科學家發現，燕麥麩可降血脂、血糖，有利於防治糖尿病。哈爾濱醫科大學一項調查也發現，蕎麥對糖尿病更為有益，

又如玉米可加速腸蠕動，有利於腸道排毒，從而減少患大腸癌的機會。此外，它還能有效防治高血脂、動脈硬化、膽結石等。因此多吃粗糧對易患肥胖症、高血脂、糖尿病、便秘的老年人而言，是很好的選擇。

然而，老年人長期、過多地吃粗糧對健康也是不利的。這是因為老年人在加強營養時有其特殊性。進入老年期，人的身體代謝率降低、生理功能減退、消化系統的調節適應能力也下降。這些生理變化使得老年人的營養需求也會發生相應的變化，因而老年人吃粗糧還是要有所節制。

首先，粗糧中含有較多的食物纖維，有利於解除老年性便秘。但長期進食過多的高纖維食物，會使老年人的蛋白質補充受阻，脂肪攝入量大減，微量元素缺乏，以致使心臟、骨骼等器官的功能，以及造血功能受到影響，發生貧血及免疫力降低的現象。

目前，聯合國糧食與農業組織頒布的纖維食品指導大綱建議，每天的常規飲食中應含有30至50克纖維。一般而言，在每100克食物中，麩皮含18克纖維、黃豆含11.9克、蕎麥含6.5克、玉米含2.1克、小米含1.3克。食物中以6份粗糧、4份細糧混合搭配最合理。

從營養學角度來講，將玉米、小米、大豆等單獨食用，不如將它們按一定比例混合食用，其營養價值更高，因為混合可以使蛋白質發揮互補作用。

另外，在吃粗糧的同時要及時補充礦物質。蕎麥、燕麥、玉米中的植酸含量較高，會阻凝鈣、鐵、鋅、磷的吸收，所以老年人吃粗糧時應增加對這些礦物質的攝取。

資料來源：李文海（2005）。人民網—環球時報生命周刊，老年人粗糧配細糧，營養更合理，http://health.people.com.cn/BIG5/14740/21471/3922355.html，檢索日期：2011年4月7日。

三、消化系統的改變

老化過程中，腸胃道的消化酵素數量會減少，包括胃蛋白酶、胰臟消化酵素及胰脂肪酶等，因此會影響老年人醣類、蛋白質及脂肪的吸收與消化。此外，老化後腸道表面黏膜萎縮，腸吸收面積減少，腸道蠕動變慢，可能也會造成老年人營養素的吸收率下降或造成便秘，進而嚴重地影響食慾及營養狀況。另外，老年人的腸胃系統具有以下現象，會使老年人較容易發生便秘的情形：

1.食糜停留在結腸中的時間會延長：
 (1)老年人對於膳食纖維的消化及咀嚼能力皆較差，因此經常攝取膳食纖維含量較低的食物，導致腸胃蠕動較慢。
 (2)老年人本身可能患有甲狀腺功能低下症。
 (3)老年人本身有長期使用某些會抑制腸胃蠕動的藥物。
 (4)老年人本身可能患有腸胃道之癌症，或任何因腸道感染而引起的慢性腸阻塞。
2.食糜停留在直腸中的時間會延長：這個現象通常是因為老年人沒有養成規律且良好的排便習慣所造成；患有嚴重的營養不良及慢性病者，通常會發生直腸的推力下降的情形，因此無法順利排便，使食糜停留在直腸中的時間延長。

四、內分泌系統及代謝狀況的改變

老年人由於受限於體力或生理狀況，因此活動量下降，導致代謝率也下降，內分泌系統也會產生功能上的變化：

1.腦下垂體：當下視丘老化時，會改變內分泌系統的分泌功能，如腦下垂體、甲狀腺、副甲狀腺等。其中腦下垂體會影響腎上腺皮質素及抗利尿激素的分泌，因此可能會影響葡萄糖的代謝及水分的保留。

2.甲狀腺素：老化會導致甲狀腺產生組織纖維化及毛囊結構的改變等，因而會影響甲狀腺素的功能。當老化時，甲狀腺激素合成會減少，進而會影響體內整個氧化、代謝及循環系統。

3.副甲狀腺素：老化會引起副甲狀腺素分泌量的降低，進而影響小腸對鈣、磷的吸收，並會促使骨鈣從骨骼中游離出來，造成老年人骨骼的軟化。

4.腎上腺：老化會減少腎上腺分泌醛酮激素，而減少身體對鈉的保留能力與減少對鉀的排出。

此外，由於老年人的熱量需求並不像年輕人那麼多，且由於新陳代謝的改變，會導致老年人血液中血脂肪值及血糖值較不穩定；因此，老年人須特別注意食物中醣類及脂肪的量，更須慎選食物種類。

五、造血作用的改變

老年人的身體對於鐵的利用率降低，且對於葉酸及維生素B群的再吸收能力也降低，因此會間接影響造血功能。一旦造血功能降低，血液中紅血球的數量便會減少，因此紅血球所能運送及攜帶的氧氣及營養素也會相對地降低，此時老年人身體中的細胞所能獲取的營養素量就會受到影響。此外，白血球數量的減少也會造成老年人免疫力的下降，使老年人容易因為感染或發燒，而導致營養素吸收率的下降。

六、腎臟功能的退化

老化會使腎臟的功能漸漸退化，例如血流量與腎小球的過濾率會減少；腎臟對於廢物的排除及對鈉的保留能力降低，也因此老年人常會出現血鈉過低的現象。而腎臟功能的退化，也會影響老年人對於蛋白質的代謝能力，若此時老年人攝取了太過量的蛋白質，可能會因此導致蛋白質所產生的含氮廢物累積過多，不但造成腎臟的負擔，也會影響到老年人的身體機能。

當老年人出現以上的生理現象改變時，**表4-1**所列出的改善方法可提供作為參考：

表4-1　老化的生理現象及改善方法

生理狀況	改善方法
咀嚼或吞嚥困難	1.可選擇較軟質的食物，如豆腐、粥、肉末、菜湯等。 2.在製備食物時，可以用勾薄芡的方式，使食物較易咀嚼跟吞嚥。
腸胃功能變差	1.可藉由優酪乳，多補充益生菌，以改善腸胃道症狀。 2.多喝水、多運動，可改善便秘的症狀。 3.注意維生素B_{12}及膳食纖維的補充。
視覺障礙	1.多攝取富含維生素A及胡蘿蔔素的食物，如紅蘿蔔、木瓜、番茄、南瓜。 2.定期就醫，儘量維護視力。
造血功能變差	1.多攝取鐵質豐富的食物，如綠葉蔬菜、紅肉、蛋黃。 2.多攝取維生素B群豐富的食物，如糙米、全穀類、牛奶。
味覺及嗅覺的改變	1.可善用水果類入菜，利用水果自然的甜味或酸味，讓老年人可感受到較強烈的味道。 2.多選用味道較濃的食品，如香菇、洋蔥。 3.糖或檸檬可加強甜味及酸味，烹調時可多採用，並應避免苦味較重的食物，如芥菜。

資料來源：徐成金等（2008）。《營養學》。臺中：華格那。

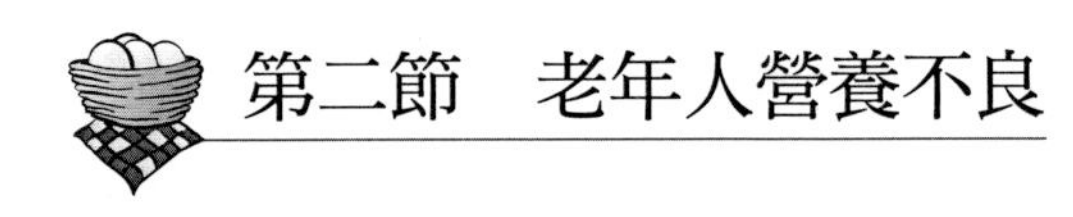

第二節　老年人營養不良

一、老年人營養不良的原因

老年人營養不良最主要的原因是由於蛋白質熱量營養不良所引起。當老年人的肌肉量跟脂肪儲存都嚴重耗損時，就會發生消瘦的症狀，這主要是因為飲食中的熱量及蛋白質皆攝取不足所引起。營養不良的老年人，如果又同時出現罹患慢性病、接受手術、發生感染等現象時，營養不良的情形會更惡化。

根據戰臨茜等人（2002）的研究指出，約有20%的老年人有營養不良的現象，因此老年人營養不良是相當普遍的問題。以下列出會造成老年人營養不良的可能原因。

1.慢性病及老人的健康狀況：老年人中風、牙齒及口腔問題、慢性感染、便秘、腸胃道疾病、糖尿病、癌症、腎臟病、高血壓、內分泌不正常、發燒及慢性吸收不良症候群等，都有可能造成老年人食物攝取不足，進而演變為營養不良。另外，還有老年情緒問題，如憂鬱導致厭食症、痴呆、帕金森氏症，甚至是吞嚥困難、行動不便、癱瘓等，這些都有可能是造成老年人營養不良的原因。

2.長期素食：長期茹素的老年人，較容易有維生素B_{12}、維生素D攝取不夠的情形。長期素食的結果是所攝取的鐵質及蛋白質品質均較不佳，而吃素的老年人吸收率會更差。

3.藥物的副作用：老年人多多少少都會有慢性病的發生，因此常需要長期用藥。有許多藥物所產生的副作用，都會影響到老年人營養素的吸收、進食的欲望及對食物種類的選擇。如抗生素及阿斯匹靈會引發嘔心感；用以治療心衰竭跟心房顫抖的毛地黃則會有嘔吐、暈眩、心律不整等副作用，易引起食慾不振；另有一些抗焦慮劑可能會導致體重減輕等。

4.其它因素：現代工商業社會，有許多的老年人都是獨居的。這些獨居老人有可能經濟狀況也不是很好，因此在食物的攝取上就會出現一些問題。例如購買食物的預算不足、烹調設備不足等；另外由於自己獨居，因此煮食的量較難掌握，往往會有很多剩餘的飯菜，又加上老年人個性通常較節儉，剩餘的飯菜都會一熱再熱，導致營養素大量地流失，影響老年人營養素的攝取。

二、臺灣老年人營養不良的現況

目前在臨床上常用的營養不良指標包括了血漿白蛋白、身體質量指數和總血清膽固醇，其中白蛋白是較為重要的指標。白蛋白正常的濃度範圍為3.5至5克／100毫升，若白蛋白濃度低於3.8克／100毫升，會增加老年人衰弱、死亡、冠狀動脈疾病和中風的風險。根據「臺灣地區老年人營養健康狀況調查1999-2000」的調查結果顯示，臺灣居家老年人的平均白蛋白濃度約為4.5克／100毫升。若以比率來看，有0.7%的男性跟1%的女性白蛋白的濃度低於3.5克／100毫升；有3.1%的男性跟2.1%的女性白蛋白的濃度低於3.8克／100毫升。雖然從這次調查的結果來看，老年人白蛋白偏低比率並不高，但若以老人養護機構作為調查的對象，發現白蛋白偏低的比率就明顯高很多。以蘇俊仁等人（2003）在「臺南市長期照護機構」所做的調查結果可知，白蛋白低於2.8克／100毫升的老年人有7.7%，而有52.5%的老年人白蛋白低於3.5克／100毫升。

除了居家及老人養護機構之外，住院中的老年人也常發生營養不良的問題。統計指出，住院老年人發生營養不良的現象者，約占20%至40%，其中約有40%的老年人，在住院前即出現輕微的營養不良，有78%的病患在住院期間的營養狀況會更加惡化；另外，也有研究發現，當住院老年人的身體質量指數小於18.5時，會延長住加護病房的天數，且手術後併發症的發生率會增加。

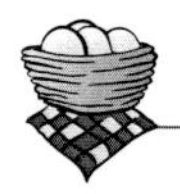

第三節　老年人的營養需求

老年人由於唾液及消化酵素的分泌量減少，且隨著年齡的增長，身體非脂肪組織減少，使得代謝率降低，加上活動量減少，老年人的熱量及營養素的需求皆與年輕成年人不同，因此老年人應該更謹慎地選擇食物。

一、熱量

基礎代謝率是指在自然溫度環境中，人體在非活動的狀態下（包括消化系統，即禁食兩個小時以上），維持生命所需消耗的最低能量。這些能量主要用於保持各器官的機能，如呼吸（肺）、心跳（心臟）、腺體分泌（腦及其他神經系統）、過濾排泄（腎臟）、解毒（肝臟）、肌肉活動等等。基礎代謝率會隨着年齡增加或體重減輕而降低，而隨着肌肉增加而增加。疾病、進食、環境溫度變化、承受壓力水平變化都會改變人體的能量消耗，從而影響基礎代謝率。由於老年人的身體組成與年輕人不同（如**表**4-2），且老年人活動量較少，所以老年人的基礎代謝率與年輕人相比是顯著下降的，因此老年人的熱量建議攝取量也與年輕人不同。有關老年人的熱量建議攝取量（如**表**4-3）方面，以51至70歲的老年人而言，其每日熱量建議攝取量，視不同的活動程度（如**表**4-4），男性介於1,750至2,550大卡之間，女性介於1,500至2,300大卡之間。以70歲以上的老人而言，同樣也依不同的活動程度而定，男性介於1,650至2,150大卡之間，女性介於1,450至1,900大卡之間。

表4-2 老人身體之組成

身體組成（%）＼年齡	年輕人 20至25歲	老年人 70至75歲
蛋白質（細胞固形物）	19	12
水分	61	53
礦物質	6	5
脂肪	14	30

資料來源：Schlenker, E. D. (1984). *Nutrition in Aging* (3rd ed.). U.S.A.: Times Mirrors/ Mosby College Publishing.

表4-3 國人膳食營養素參考攝取量（Dietary Reference Intakes, DRIs）

			51歲~	低	稍低	適度	高	71歲~	低	稍低	適度
熱量	大卡	男		1,750	2,050	2,300	2,550		1,650	1,900	2,150
		女		1,500	1,800	2,050	2,300		1,450	1,650	1,900
蛋白質	公克	男	54					58			
		女	47					50			
鈣	毫克		1,000					1,000			
磷	毫克		800					800			
鎂	毫克	男	360					360			
		女	315					315			
碘	微克		140					140			
鐵	毫克		10					10			
氟	毫克		3					3			
硒	微克		50					50			
維生素A	微克	男	600					600			
		女	500					500			
維生素C	毫克		100					100			
維生素D	微克		10					10			
維生素E	毫克		12					12			
維生素B_1	毫克	男		0.9	1	1.1	1.3		0.8	1	1.1
		女		0.8	0.9	1	1.1		0.7	0.8	1
維生素B_2	毫克	男		1	1.1	1.3	1.4		0.9	1	1.2
		女		0.8	1	1.1	1.3		0.8	0.9	1
維生素B_6	毫克		1.6					1.6			

（續）表4-3　國人膳食營養素參考攝取量（Dietary Reference Intakes, DRIs）

			51歲~	低	稍低	適度	高	71歲~	低	稍低	適度
維生素B_{12}	微克		2.4					2.4			
菸鹼酸	毫克	男		12	13	15	17		11	12	14
		女		10	12	13	15		10	11	12
葉酸	微克		400					400			
泛酸	毫克		5					5			
生物素	微克		30					30			
膽鹼	毫克	男	450					450			
		女	360					360			

資料來源：行政院衛生署（中華民國91年修訂）。

表4-4　身體活動之輕重度

	活動	活動	
低	清醒靜臥、編織、進食、縫紉、寫字、靜坐、開車、打字、洗碗、熨衣服、看報紙、穿衣、脫衣	騎自行車、走路、溜冰、打乒乓球、跳國標舞	適度
稍低	拖地、洗衣服、掃地、木工、吸地毯等輕微的打掃工作	游泳、競走、各種劇烈的運動、建築工作	高

資料來源：行政院衛生署（2001），《中華民國飲食手冊》。

二、醣類

老年人的醣類攝取量與健康成年人相似，約占總熱量的58%至68%，一般建議每天至少攝取50至100克醣類，以免老年人因醣類攝取不足而發生酮酸中毒的情形。在醣類食物的選擇方面，建議多選擇複合性的醣類，如五穀類、燕麥、薏仁、糙米等，且避免攝取過多的精緻醣類，如麵包、甜點、蛋糕、糖果、甜飲料等；此外，建議每日應攝取20至35克的膳食纖維。膳食纖維的食物來源包括各種蔬菜及水果。建議老年人每日應攝取至少三碟蔬菜及2份水果，其中至少一碟蔬菜為深綠色或深黃紅色的蔬菜，其所含有的營養素較多。若老年人有咀嚼能力不好的情形，可將蔬菜或水果用果汁機打爛或攪碎，以蔬果汁連同果渣的方式供應給老年人飲用。

三、蛋白質

老年人由於活動量較低且不需供應身體生長所需，因此每日蛋白質的建議攝取量並不像成年人或是生長中的青少年那麼多。過多的蛋白質攝取會增加老年人腎臟及肝臟的負擔，因此男性建議每日攝取54至58克，女性建議47至50克即可。還有另外一種蛋白質建議攝取量的計算方法，是以體重來計算的。以老年人而言，蛋白質的建議攝取量為每公斤體重0.6至1.5克，且儘量選擇較高品質的蛋白質為主，如牛奶、蛋、瘦肉、豆類等。

四、脂質

老年人脂肪建議攝取量介於20%至30%之間，以25%為宜。攝取過多飽和脂肪與心血管疾病、中風、高血壓等慢性病的罹患率有關，因此建議應降低飽和脂肪酸的攝取，多攝取不飽和脂肪酸。飽和脂肪酸、單元不飽和脂肪酸及多元不飽和脂肪酸的比例最好為1：1：1。

在幫老年人烹調食物時，可多選用植物油，如橄欖油、葵花子油、紅花籽油等，烹調方法建議多以清蒸、水煮、燉、烤、滷等方式，以避免過多油脂的攝取。此外，建議每日膽固醇的攝取量儘量不要超過300毫克，而若已有血脂過高或血膽固醇過高的問題，則建議膽固醇的攝取量儘量不要超過200毫克。蛋黃由於含有較高的膽固醇，因此每週最好不要超過二至三個。海鮮類也是膽固醇較高的食物種類，故建議老年人適量食用即可。

五、礦物質

行政院衛生署有訂定建議攝取量的礦物質，包括鈣、鈉、磷、鎂、碘、鐵、氟及硒。臺灣建議老年人每日應攝取1,000毫克的鈣質，但更年期婦女或停經後婦女，因為對鈣質的需求量上升，但對鈣質的吸收率下降，所以建議攝取量提高到每日1,500毫克，以預防骨質疏鬆症的發生。

對於健康的老年人而言，鈉的建議攝取量為每日1,200至1,300毫克，而因為過量鈉的攝取與血壓升高有關，因此患有高血壓及腎臟疾病的老年人，鈉應儘量控制在每日1,000毫克左右，並應避免攝取鹽分太高的食物，如醬菜、醬瓜、豆腐乳等，以避免攝取過多的鈉而導致高血壓的發生。老年人磷的攝取量建議每日攝取800毫克、碘每日140微克、氟每日3毫克、硒每日50微克。在鎂的攝取量方面，男性建議每日360毫克，女性則為每日315毫克。在鐵質方面，一般來說，老年人與更年期婦女對於鐵質的需求並不像一般成年人那麼多，主要是因為身體不會再生長，且此時女性已經沒有月經周期的問題。然而，為了預防貧血，且老年人因服用藥物，有可能會導致鐵質的吸收率降低，因此還是建議老年人每日應攝取10毫克的鐵質，並應多以吸收率較高的動物性鐵質為主。

六、維生素

老人在維生素的攝取方面基本上與一般成年人的需要量相似，以不減少維生素的攝取為原則，且建議依個人所需進行適量的營養品補充：

1.脂溶性維生素：在維生素A方面，男性的維生素A每日建議量為600微克，而女性為500微克。維生素D的攝取量不論男女皆在10微克左右。維生素E的攝取量建議在12毫克左右。老年人所服用的藥物，例如瀉藥，有可能會導致脂溶性維生素的吸收率下降，因此不應該減少維生素的攝取量。

2.水溶性維生素：

(1)在維生素B_1方面，依照身體活動量的不同進行攝取，51至70歲的男性，每日建議量在0.9至1.3毫克之間，71歲以上的男性，建議量則在0.8至1.1毫克之間。51至70歲的女性，每日建議量在0.8至1.1毫克之間，71歲以上的女性，建議量則在0.7至1.0毫克之間。

(2)在維生素B_2方面，依照身體活動量的不同，51至70歲的男性，每日建議量在1.0至1.4毫克之間，71歲以上的男性，建議量則在0.9至1.2毫克之間。51至70歲的女性，每日建議量在0.8至1.3毫克之間，71歲以上的女性，建議量則在0.8至1.0毫克之間。

(3)在菸鹼酸方面，依照身體活動量的不同，51至70歲的男性，每日建議量在12至17毫克之間，71歲以上的男性，建議量則在11至14毫克之間。51至70歲的女性，每日建議量在10至15毫克之間，71歲以上的女性，建議量則在10至12毫克之間。

3.其他的水溶性維生素：其他水溶性維生素的建議攝取量並沒有身體活動量上的區別。維生素C不論男女性，其建議攝取量皆為每日100毫克，上限攝取量為2,000毫克。維生素B_{12}建議量為2.4微克、維生素B_6為1.6毫克、葉酸為400微克、泛酸為5毫克、生物素為30微克；另外，在膽鹼的建議攝取量方面，男性的建議量為450毫克、女性的建議量為360毫克。

七、水

為了降低老年人腎臟之負擔，老年人的水分攝取建議以適量即可。若以體重來計算的話，水分攝取量約為每日每公斤體重30至40毫升，若老年人對於水分的需求並沒有很高，也建議每日最低攝取量不要低於1,000毫升。行政院衛生署建議每日水分應攝取六至八杯，約為1,440至1,920毫升之間。

若水分攝取不足，老年人常會發生便秘或腸胃蠕動不佳等現象。若水分攝取嚴重不足時，則會發生脫水現象，且會導致暈眩、頭痛、食慾不振、食量降低等。此外，老年人腎臟功能降低，且為了怕夜尿，往往會減少喝水量，這樣會使腎臟更不容易排出廢物，造成腎臟功能的嚴重傷害。因此建議老年人應在白天多補充水分，晚餐後則減少水分攝取，以避免夜晚需起床如廁而影響睡眠。

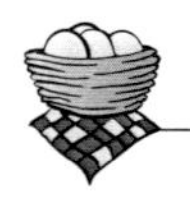

第四節　老人每日飲食建議

表4-5為老年人每日飲食建議，不管老年人採用何種飲食類型及進食方式，都應儘量滿足建議量所列的需求：

表4-5　老年人每日飲食建議表

食物類別	每日飲食建議量 女（低活動強度）	男（低活動強度）	女（適度活動強度）	男（適度活動強度）
五穀根莖類（碗）	2.5	3	3.5	4
奶類（杯）	1	1	1-2	1-2
蛋豆魚肉類（份）	3	3-4	3-4	3-4
蔬菜類（碟）	3	3	3	4
水果類（個）	2	2	2	2
油脂類（湯匙）	1.5-2	2	2.5	3

資料來源：行政院衛生署。

1.奶類：每日建議量為一至兩杯。每杯量為240cc.，建議儘量以低脂奶或脫脂奶為佳。

2.蛋豆魚肉類：每日建議量為3至4份。如豆腐一塊、魚肉一兩、蛋一個及家禽或家畜肉一兩。肉類須避免攝取脂肪含量高的肉類，如蹄膀、五花肉等。豆類製品則儘量避免油炸製品。

3.蔬菜類：每日建議量為三碟。應儘量提供老年人多種類的蔬菜，其中至少有一碟須為深色蔬菜。

4.水果類：每日建議量為2份。可儘量選用維生素C含量較豐富的水果，如奇異果、葡萄柚、橘子、柳丁等。若老年人咀嚼能力較差，也可打成果汁的型態供應。

5.油脂類：每日建議不要超過三湯匙。建議選用植物性油脂，例如橄欖油、葵花油等，少用飽和脂肪酸含量高的油脂，例如豬油。

此外，美國塔夫斯大學（Tufts University）的營養學者在2002年考量到老年人較特殊的生理狀況及營養需求後，發展出一套老年人的食物金字塔。其內容敘述如下：

1.水分或湯等液體的攝取每日應在8份或8份以上（1份為240毫升），並應多選擇蔬果汁、低脂牛奶、脫脂牛奶或水及清湯。

2.全穀類及其製品每日應攝取6份或6份以上，並多選擇糙米、全麥麵包等非精製穀類。

3.蔬菜每日3份或3份以上，並選擇種類多樣化的蔬菜。

4.水果每日2份或2份以上，並多選擇顏色較深的水果。

5.低脂或脫脂之乳製品每日3份或3份以上。

6.堅果類、魚類、瘦肉類、蛋及豆類，每日應攝取2份或2份以上。

7.應減少飽和脂肪及反式脂肪酸的攝取，並遵守少油、少鹽、少糖的飲食原則。

除了上述之外，此食物金字塔中也提出並非所有老年人都需要鈣質、維生素D或維生素B_{12}的營養補充劑，並建議老年人在使用營養補充劑前必須先向醫生諮詢。圖4-2即為塔夫斯大學所提出的老年人食物金字塔。

除了以上的營養需求外，老年人的飲食也應把握以下原則：

1.膳食纖維可促進腸胃的蠕動，降低老年人發生便秘的現象，因此膳

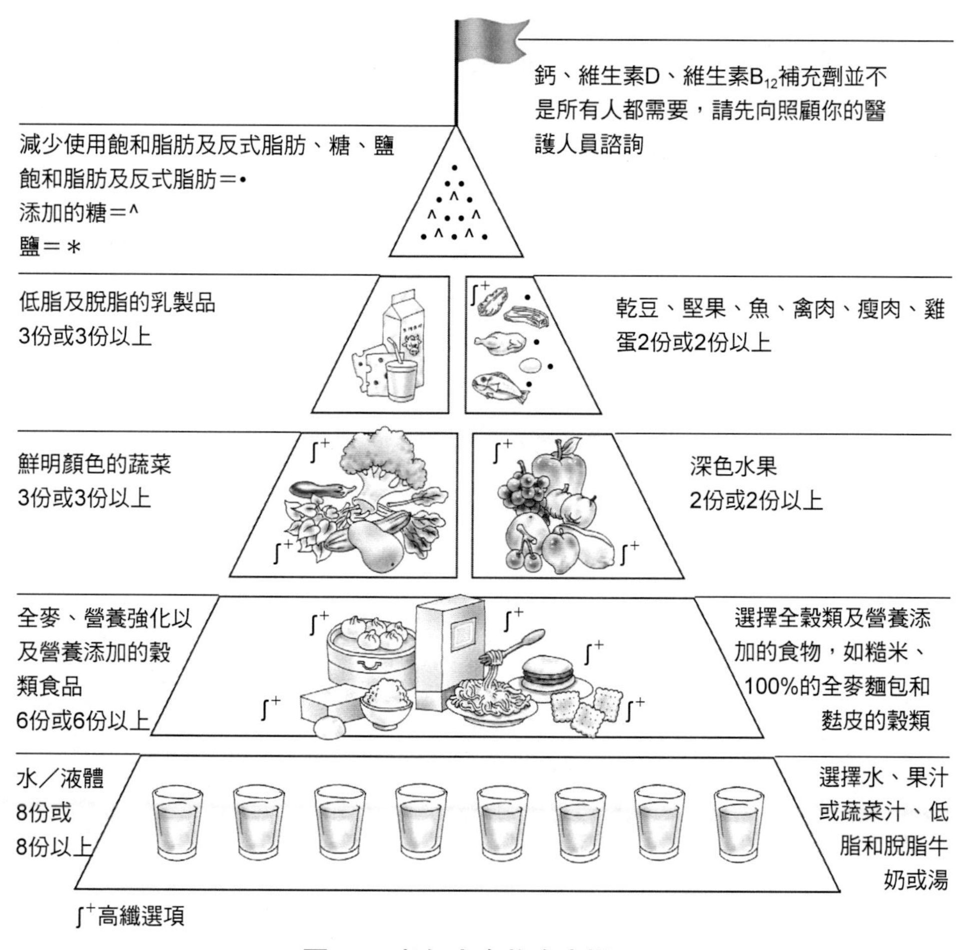

圖4-2 老年人食物金字塔

資料來源：Tufts University. Tufts Food Guide Pyramid for Older Adults. http://nutrition.tufts.edu/pdf/pyramid.pdf. 揚智文化參考繪製。

食纖維是老年人飲食中不可或缺的。然而由於老年人咀嚼力降低，故建議在烹調蔬菜前，先將蔬菜剁碎、或是煮軟爛些。也可用果汁機將蔬菜絞碎，讓老年人容易入口。

2.老年人較易失眠，或是醒來後即不容易再入睡，因此建議少喝茶、咖啡等含有咖啡因的飲料。

3.所選擇的食材及烹調方法，儘量以柔軟清淡為主，少用油炸，多用蒸或煮的烹調方法。在製備食物時也須注意製備時的衛生清潔。

4.由於老年人消化酵素分泌量減少，不容易消化太大量的脂肪，因此建議避免大量食用甜食或油膩的食物。尤其是膽固醇含量高的食物，如肥肉、豬油、蛋黃、奶油、海鮮等更須小心選擇。

5.少吃鹽分含量高的食物，如罐頭類、醃漬類、過多調味料等，以防引起高血壓。

6.老年人的消化能力較差，因此最好採用少量多餐的方式。

7.老年人常會發生骨質流失的現象，因此建議多補充鈣、鐵及其他礦物質，如大豆製品、牛乳、海帶等。必要時，也可遵循營養師或醫師的建議，適量服用維生素或礦物質補充劑。

【問題與討論】

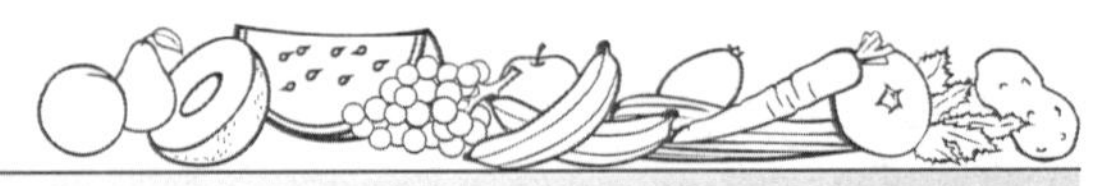

一、請寫出老年人飲食金字塔的重點。

二、試列舉出老年人的每日飲食建議量。

三、老年人有哪些生理變化會影響到營養素的吸收？試舉三例說明。

四、造成老年人營養不良的可能原因有哪些？

五、幫老年人製備日常飲食時，應把握哪些原則？

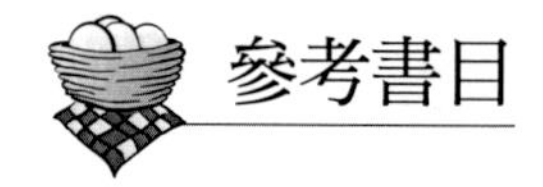

參考書目

一、中文部分

行政院衛生署（1998）。行政院衛生署食品藥物管理局，臺灣地區食品營養成分資料庫，http://www.doh.gov.tw/FoodAnalysis/，檢索日期：2011年4月8日。

行政院衛生署（2002）。《每日飲食指南》。臺北市。http://www.nutrition.org.tw/contentbypermalink/5a9304d50f7490340bd70feb4b671e18

行政院衛生署（2002）。行政院衛生署，健康達人125，http:/healthpromotion.doh.gov.tw / health / ，檢索日期：2011年4月8日。

行政院衛生署（2003）。《中華民國飲食手冊》。臺北市。

李義川（2009）。《老人營養與膳食製備》。臺北：威仕曼。

胡月娟等（2009）。《老人護理學》。臺北：新文京。

徐成金等（2008）。《營養學》。臺中：華格那。

連潔群、楊又才譯（2000）。《新編實用營養學》。臺北：藝軒。

黃伯超等（1997）。《營養學精要》。臺北：健康。

葉寶華等（2004）。《膳食療養學》。臺北：永大。

蔡秀玲、郭靜香（2001）。《生命期營養》。臺北：藝軒。

蔡淑芳等（2000）。《應用膳食療養學》。臺北：藝軒。

戰臨茜等（2002）。〈北臺灣社區與機構中老人的營養狀況及其預測因子〉，《中華民國營養學會雜誌》。臺北市：臺灣營養學會，27：3，頁147-158。

營養教育資訊網。董氏基金會—營養教育資訊網，認識各類營養素，http://www.jtf.org.tw/educate/fitness/Fitness_007_01.asp，檢索日期：2011年4月8日。

謝明哲等（2003）。《實用營養學》。臺北：匯華。

蘇俊仁等（2003）。《臺南市長期照護機構營養介入系統模式建立與成效評估結案報告》。行政院衛生署91年度科技研究發展計畫。

二、外文部分

Schlenker, E.D. (1984). *Nutrition in Aging* (3rd ed.). U.S.A.: Times Mirrors/Mosby College Publishing.

Tufts University. Tufts Food Guide Pyramid for Older Adults. http://nutrition.tufts.edu/pdf/pyramid.pdf.

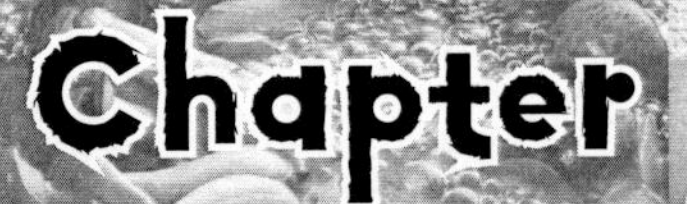

5

老人營養評估及其現況

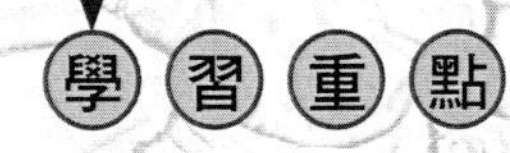

讀完本章後，同學應能學習到：

- 老年人營養評估的方法
- 瞭解臨床上常用的營養評估問卷
- 瞭解老年人臨床症狀與營養素缺乏之間的相關性
- 瞭解國外與國內老年人營養狀況的差異
- 瞭解居家老年人與住在照護機構的老年人其營養狀況的差異

導　論

隨著社會的逐漸老化，老年人數不斷增加，老人的健康狀況日益受到重視；而隨著年齡的增加，老人的身體逐漸老化，導致基礎代謝率與活動量的減少，使老年人對食物的需求量減少，加上味蕾的退化、牙齒咀嚼功能降低，以及胃腸消化吸收功能的減退，更需要選擇營養價值高的食物來滿足老人的營養需求，使老人免於營養不足或不良的狀況。而人體營養狀況評估就是透過各種營養檢測手段，並按一定標準做出全面、客觀和科學的綜合評價，是瞭解人體營養狀況並進行改善的依據，也是合理計畫營養及組織食物供給的依據。

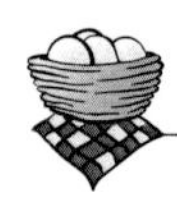

第一節　老人營養評估

在進行營養評估之前，可以先對老年人進行一個簡單的營養篩選，先篩選出會發現營養問題的高危險群，再進一步做營養評估。

進行營養篩選的方法稱為「營養主動檢查計畫」（Nutrition Screening Initiative, NSI）。NSI始於1989年，是一個五年期的計畫，由美國飲食協會、美國家庭醫生協會和國家老化評議會等三個國家組織組成一個聯盟，以發展策略、找尋相關策略的資料和預防老年營養不良為目的。NSI有兩類篩檢表：一類為可由老年人本身或其家屬所填寫之簡易篩檢表（如**表**5-1）；另一類為醫護人員所使用之詳細篩檢表（如**表**5-2）。

完成以上的營養篩檢表之後，可以篩選出可能有營養問題的老年人及其高危險群，之後再進一步做營養評估。營養評估的目的是為了全面瞭解某一人群或個體的營養狀況，按照特定的方案跟內容所進行的調查研究工作。透過營養評估可以掌握在不同的生理狀況及生活環境下，某一人群或個體的膳食營養與體格營養狀況，從中發現其營養問題，並可作為進一

表5-1 NSI老年人營養自我篩檢表

老年人營養自我篩檢表	有
1.我有某些疾病或身體不舒適的情況，影響到我的進食種類和食量	2
2.我每天進食兩餐或兩餐以下	3
3.我不太吃蔬菜、水果和牛奶	2
4.我每天喝啤酒、烈酒或葡萄酒的量是3份或以上	2
5.我有牙齒或口腔問題，導致我的進食有困難	2
6.我通常沒有足夠的錢來購買食物	4
7.大部分時候我獨自進食	1
8.我每天的藥物（處方或自購藥物）種類為三類以上	1
9.我在沒有刻意增重或減重下，體重於六個月內增加或減少4.5公斤	2
10.我生理上不太能獨立行動去購物、烹煮食物和進食	2
總分	
分數解讀 0至2分：非常理想，六個月後再進行一次評估 3至5分：有中度的營養危機，須想辦法解決你的生活型態和進食情況。也可以就近前往衛生機構或社會福利機構尋求協助。三個月後再進行一次評估 6分或以上：你有非常嚴重的營養危機。請儘快向就近的醫療機構、衛生機構尋求協助，要儘快實施改善措施。須要進行藥物、心理、生理各類評估，並找社工人員協助經濟補助的申請	

資料來源：譯自美國營養學會、美國家庭醫學會。摘自胡月娟等（2009），《老人護理學》，臺北：新文京，頁177。

步指導群體或個人進行適合的營養改善計畫之科學依據。

一般在做營養評估時，我們可以利用ABCDEF的方法來收集老人的營養相關資訊，所謂A、B、C、D、E、F法分別為A：體位測量（anthropometric evaluation）；B：生化檢驗（biochemical data）；C：臨床評估（clinical evaluation）；D：飲食攝取（dietary intakes）；E：情緒狀況（emotional status）；F：功能性評估（functional assessment）；我們可從以上各個方面著手，互相參考，做出綜合性評價。

營養評估是一個綜合性的評價過程，可使我們準確地判斷目前個案的營養狀況，探討是否存在著與身體不適症狀有關的營養不良情況，並從

表5-2　NSI醫護人員進行之營養篩檢表

營養篩檢表	
對象姓名：	日期：
1.身體質量指數 體重：________公斤 身高：________公分 2.BMI： □最近六個月有超過4.5公斤體重的改變 □BMI＜24kg／m^2 □BMI＞27kg／m^2 3.飲食習性（可多重勾選）： □不是每天都有充足的食物可吃 □通常一個人獨自進食 □一個月有一天以上整天沒有吃任何食物 □食慾不佳 □在吃治療飲食 □每日吃蔬菜的次數僅兩次或兩次以下 □每日喝牛奶次數僅一次或完全沒有 □每日吃水果或喝果汁僅一次或完全沒有 □每日吃穀類次數僅五次或五次以下 □一天飲酒：女性超過1份，男性超過2份 □有咀嚼及吞嚥的困難 □存在口腔、牙齒或牙齦疼痛的問題	4.生活環境（可多重勾選） □低收入戶 □獨自居住 □幾乎不出門 □住家安全不良 □住家有需要但不具備冷氣或暖氣設備 □住家有需要但不具備爐具或冰箱 □沒有能力或沒有意願將錢花在食物上 5.身體機能：經常或完全需要協助之生活項目（可多重勾選） □洗澡 □穿衣 □盥洗 □上廁所 □進食食物 □調理食物 □購買食物或其他必需品 □走路或移動 □遠行、出門行動

資料來源：譯自美國營養學會、美國家庭醫學會。摘自胡月娟等（2009），《老人護理學》，臺北：新文京，頁178。

中找出解決問題的方法，同時也可評估實施營養支持後的效果，因此有其重要性。而A、B、C、D、E、F的方法分別敘述如下：

一、A：體位測量

(一)身高

身高的測量方式有下列兩種：

1.站立測量：須脫鞋、抬頭挺胸，觀測時視線儘量在水平線上。

2.平躺測量：用於無法站立之老年人。在頭部垂直線處做一記號，再將其腳背垂直，在垂直線處做另一記號，測量兩點的距離。

(二)體重

體重測量時的注意事項：

1.測量時宜空腹且衣著輕便，臥床者可利用床秤（或地磅）測量，注意磅秤是否歸零，且需扣除掉輪椅或身上衣物的重量。

2.理想體重的計算：

(1)衛生署於民國84年公布理想體重計算方法，這是最準確的成人體重計算法：

理想體重計算＝22×身高（公尺）^{2}

(2)身體質量指數（BMI）：身體質量指數（Body Mass Index, BMI）的標準值為22。**表**5-3為行政院衛生署在民國91年所公布的標準：

表5-3　身體質量指數數值

類型	BMI指數範圍
體重過輕	BMI<18.5
正常範圍	18.5≦BMI＜24
體重過重	24≦BMI＜27
肥胖	BMI≧27

資料來源：內政部（2003）。《老人安養護機構、長期照護機構營運指南：照顧編》。

(三)三頭肌皮下脂肪

三頭肌皮下脂肪（Tricept Skin Fold，簡稱TSF測量方法），方式是將手肘垂直，取肩胛關節與肘關節間距離的中點做記號。請老年人手臂自然下垂，在記號上1公分處，以左手的拇指及食指提起皮下脂肪層，並以測量器（caliper）讀取刻度，應取三次平均值，以免誤差。單位以mm表示。（如**表5-4**）

表5-4　三頭肌皮下脂肪數值

		正常	輕度	中度	嚴重
三頭肌皮下脂肪	男	12.5	11.3	8.8	7.5
	女	16.5	14.9	11.6	9.9

資料來源：內政部（2003）。《老人安養護機構、長期照護機構營運指南：照顧編》。

(四)體脂肪

體脂肪（body fat）的範圍以男性而言，正常範圍為17%至23%，>25%為肥胖；以女性而言，正常範圍為20%至27%，>30%為肥胖。

(五)腰圍

腰圍（waist-hip ratio）方面，若男性腰圍≧90公分，則為肥胖；女性腰圍≧80公分，則為肥胖。

二、B：生化檢驗

生化檢驗是指經由抽血或是尿液的檢驗結果，可評估蛋白質是否缺乏與受測者營養狀況。

(一)臟器蛋白

由於無法直接測量內臟器官中所含的蛋白質含量，因此以測量內臟器官所合成的血清中之運輸蛋白質，來反應內臟器官蛋白質的狀況。當營養不良或體內嚴重耗損時，器官合成蛋白質的量便會下降，因而會使血清中的蛋白質含量降低，**表5-5**為四種常見的臟器蛋白（visceral protein）指標之標準值（單位：g/dl）。

表5-5　臟器蛋白之檢驗值

種類	正常	輕度	嚴重營養不良
白蛋白（albumin）	3.5-5.0	3.4-2.6	<2.5
前白蛋白（prealbumin）	16-35	10-15	<10
運鐵蛋白（transferrin）	200-300	100-200	<100
視網醇結合蛋白（retinal-binding protein）	3-6		<3

資料來源：內政部（2003）。《老人安養護機構、長期照護機構營運指南：照顧編》。

白蛋白是肝臟合成的最主要蛋白質，主要功能在於維持血漿的滲透壓及攜帶長鏈脂肪酸、膽紅素、鈣離子、維生素、金屬離子、藥物、酵素等，分子量為65,000，半衰期約二十天。當體內蛋白質耗損時，由於血管外的白蛋白會被重新分配進入血漿中，所以血中的白蛋白濃度不會立刻受到影響，當全身可交換的白蛋白量剩下約三分之一時，血清中的白蛋白濃度就會下降。

前白蛋白是在肝臟中所合成的，半衰期為二至三天，是評估蛋白質非常靈敏的指標，但因為試劑較貴，因此較少使用。運鐵蛋白主要是在負責運送血漿中的三價鐵，半衰期為四至八天，敏感度較白蛋白為佳，但如果要測出早期營養不良，運鐵蛋白仍不是一個非常敏感的指標。視網醇結合蛋白是運送維生素A的特定蛋白，半衰期為十二小時，所以當蛋白質急性缺乏時，視網醇結合蛋白會快速下降，因此對於早期營養不良的診斷非常具有價值。

(二)體蛋白

在做營養評估時，可以用肌酸酐／身高指數（Creatinine Height Index,

CHI）來作為體蛋白的評估標準，原因是因為肌酸酐量通常與骨骼肌量呈正比，所以可用以評估體蛋白儲存量或是骨骼肌量。值得注意的是，要評估CHI，必須在腎功能正常及水分攝取正常的狀況下評估，以下為計算公式：

CHI（%）＝受試者24小時尿液中所排出creatinine量（毫克）÷同性別同身高理想體重的對照組24小時尿液中所排出的creatinine量（毫克）

經計算之後，若＞90%，則代表正常；60%至90%代表中度營養不良；＜60%代表嚴重營養不良。

(三)尿液肌酸酐

尿液肌酸酐量（urine creatinine）除了可以作為評估肌肉質量的指標之外，也可做為評估腎功能的指標。男性的正常值為0.8至1.4毫克／公合；女性為0.6至1.2毫克／公合。若低於標準值則代表可能有蛋白質熱量營養不良的情形。

(四)氮平衡

氮平衡（Nitrogen Balance，簡稱NB）公式可以計算老年人攝取及代謝之氮平衡，取三天之平均值，以計算病患之氮平衡。公式如下：

NB＝（每日蛋白質攝取量÷6.25）－（每日尿中尿素氮＋4）

須注意的是，腎病、尿液少、腹瀉、燙傷等情況的人並不適用。

(五)淋巴球計量總數

淋巴球計量總數（Total Lymphocyte Count, TLC）可以作為免疫狀況的評估方式，當：(1)TLC＜1,800cell/mm^3時，代表有免疫功能不全；

(2)TLC介於800至1,200cell/mm^{3}時，代表可能是中度的營養不良；(3)TLC＜800cell/mm^{3}時，代表是嚴重的營養缺乏。若淋巴球計量總數下降，則老年人因為疾病所發生的併發症跟死亡率都會上升。

(六)其它評估貧血現象的指標

血紅素（hemoglobin）及血比容（hematocrit）是用來評估是否有貧血的指標。

在血紅素方面，男性標準值為14至18g/dl，女性為12至16g/dl。血紅素數值的下降可能代表缺乏鐵質、葉酸、維生素B_{12}、維生素B_6，也代表可能有慢性發炎的現象。而血比容是指紅血球經離心沉澱後，在血液中所占的容積百分比。血比容男性之標準值為＞44%，女性為＞33%，若缺乏鐵質時，血比容會下降。

(七)維生素K

在臨床上主要是透過測量凝血時間的長短，來評估維生素K是否有缺乏的現象。當維生素K缺乏時，會延長凝血的時間，且出血量會增加。正常的凝血酶元時間為十一至十八秒。這項評估在老年人接受手術前一定要做，以免老年人因為凝血功能不佳，於手術期間發生危險。

三、C：臨床評估

臨床評估是指利用外觀檢查老年人之外觀，如皮膚、指甲或頭髮等，以找出老年人異於正常的表現，從中找出老年人可能缺乏的營養素。**表**5-6列舉出臨床評估與營養素缺乏之間的相關性。（如**表**5-6）

表5-6　臨床症狀與營養素缺乏之間的相關性

症狀	可能缺乏之營養素
夜盲症	維生素A
牙齦易出血	維生素C
舌頭顏色鮮紅、味蕾萎縮	維生素B_2、B_{12}、葉酸、菸鹼酸
口唇紅腫、發炎	維生素B_2、B_6、菸鹼酸
皮膚瘀青或有紫斑	維生素C、維生素K
皮膚粗糙、毛囊突起	維生素A
水腫	鈉過多或蛋白質缺乏
湯匙型指甲	鐵質
傷口不易癒合	維生素C、蛋白質
毛髮粗糙無光澤	蛋白質、必需脂肪酸
口腔味覺改變或遲鈍	鋅
頸部腫大	碘
皮膚出現黃色脂肪瘤	膽固醇過高

資料來源：摘自胡月娟等（2009）。《老人護理學》。臺北：新文京，頁185-186。

發燒話題　老年人營養「缺乏」與「過剩」並存　影響壽命

世界衛生組織預測，2015年全球六分之一的人口將會受到營養不良的威脅。營養不良的後果是導致老年人病情惡化，壽命縮短。研究顯示，全球有86%以上的住院病人不是已經營養不良就是面臨營養不良的風險，高達67%的護理機構和91%的康復中心，以及38%的社區老人都面臨同樣的問題。近日在雀巢營養科學臨床營養年度研討會上，美國聖路易斯大學健康科學中心的David R. Thomas博士公布了這一調查結果。

■老年人營養「缺乏」與「過剩」並存

中國最新的居民營養和健康狀況調查結果顯示，中國60歲以上老年人營養缺乏率平均為12.4%，農村明顯高於城市；老年人貧血患病率高達19.6%，其中有將近三分之一的農村老人患有貧血。調查還顯示，中國老年人「營養缺乏」與「營養過剩」並存。

在中國老年人口中，超重和肥胖的人群比例快速上升，平均有32.4%的老年人超過正常體重，其中城市老年人一半以上（平均53.2%）體重超標，且女性明顯高於男性。而超重、肥胖是構成慢性非傳染性疾病的重要危險因素，由此引發的健康隱憂不容忽視。

專家指出，營養不良是營養素缺少或過多及其代謝障礙造成的機體營養失調。營養缺乏是由於營養代謝的負平衡，機體內缺少一種或一種以上的營養素，首先表現為體內組織營養素含量減少或濃度下降，繼而發生化學變化和功能改變，最後導致營養缺乏病。營養過剩是機體攝取的營養素超過了本身所需，多餘部分在體內蓄積並引起病理狀態，其疾病主要包括肥胖症、高脂蛋白血症、高三酸甘油酯血症和硒中毒症等。

■老年人體重變化是發現營養不良的關鍵

David R. Thomas博士表示，注意觀察和定期檢查是及時發現老年人營養不良的關鍵所在，尤其要注意老年人體重的變化，如果半年中體重下降了5%，老年人的死亡率就會有所上升。

美國一個統計報告顯示，從每日膳食攝取量可以看到，有50%老年人的維生素攝取量低於推薦的攝取量；有20%的人每日攝取的熱量少於1000千卡。這些資料說明，由於老年人年齡的變化和疾病等因素，使他們不能保證攝取足夠的營養素。當人老齡化以後，營養不良的發生率增高，尤其是患有老年癡呆症的情況下，這種情況就更為突出。

專家指出，老年人如果有營養不良的情況，最重要的是越早進行營養干預越好。一方面可以改善身體狀況，另一方面可以降低經濟負擔。比如，胃癌病人營養不良的風險大概有65%至68%，老年病人就達到86%了，如果要是在治療期間沒有同時進行相應營養干預，病人的預後就會比較差。

專家提醒，以下信號可觀察老年人是否得到營養不良的疾病：

1.在過去三個月內，食慾和進食有無下降。

2.在過去的三個月內，體重是否下降。

3.在過去的三月內，有無患急性疾病和較大的應激狀態，精神、心理上是否有問題，如癡呆或抑鬱。

4.體重指數是否 突然有變化。

資料來源：整理修改自中國新聞網（2010）。老年人營養「缺乏」與「過剩」並存影響壽命，http://www.chinanews.com/jk/2010/08-02/2440956.shtml，2010年08月02日《中國婦女報》報導，檢索日期：2011年4月8日。

四、D：飲食評估

膳食評估的目的是為了瞭解被訪者的食物營養攝取量、飲食型態、飲食歷史，以及影響食物營養狀態之因素而做的調查。進行飲食評估的方法包括二十四小時飲食回憶法、飲食頻率法、飲食紀錄法、食物秤重盤存法及飲食歷史。

(一)二十四小時飲食回憶法

二十四小時飲食回憶法主要是由專業人員記錄老年人過去二十四小時所攝取的食物，或飲料的進食量及烹調法。適用於評估大量人口族群的一般飲食平均攝取量，其評估結果可以作為形成一個群體營養教育或介入計畫的依據，也可以評估一個營養教育或介入計畫的有效性。

1.優點：

(1)省時、省力、方便、省錢。

(2)對受訪者負擔較小。

(3)不會影響受試者原本的飲食型態。

(4)適用於大族群的調查。

2.缺點：

(1)無法代表個人典型長期的飲食攝取狀況。

(2)資料是否正確，取決於訪談者的訪談技術。

(3)準確性與受訪者的合作意願、能力、教育程度及記憶力有關，所以太小的小孩及生活無法自理的老年人並不適用。

(4)受訪者的飲食習慣必須較平穩，如果受試者每日飲食內容的變異很大，則無法代表其日常的飲食型態。

(二)飲食頻率法

使用飲食頻率法可以知道受訪者在一段長時間中，其日常攝取某一類食物或某種飲食的頻率，如膽固醇、醃漬物、油脂等。在流行病學的調查中，可以運用結果將所有受訪者分為高、中、低攝取組，比較受訪者在某類食物或某類營養素攝取的情形與某一種疾病的盛行率或死亡率之間的關連性。

1.優點：

(1)可以代表受訪者長期的飲食狀況。

(2)可瞭解飲食狀態與特定疾病的相關性。

(3)對受訪者的負擔低，合作意願高。

(4)只要一般受過訓練的訪問員，按照一定的程序詢問即可，甚至可以請受訪者自填問卷調查回答。

2.缺點：

(1)取得的資料為定性資料，非定量資料。

(2)無法瞭解詳細的飲食細節。

(3)受訪者的記憶力會影響結果的正確性。

(三)飲食紀錄法

飲食紀錄法也稱為飲食日誌，由於記錄的天數較多（約三至七天），因此其結果可以用來代表個人真正的日常飲食。

1.優點：

(1)若受試者合作意願高且誠實記錄，則其定量結果的正確性會較高。

(2)比較不會受受訪者記憶力的影響。

2.缺點：

(1)很多的配菜、調味料等，有可能會被忽略記錄。

(2)記錄時間越長，受試者參與的意願會越低。

(3)受訪者本身必須有一定的教育程度，且須具備基本書寫及計量的能力。

(4)有時候受訪者可能會因為記錄怕麻煩而減少某種食物的攝取，因此採用飲食紀錄法時，有可能會影響受訪者日常的飲食型態。

(5)在採用飲食紀錄法時，必須要考慮到假日與平日，因為許多人在假日時會外出用餐或聚餐，所以所攝取的飲食型態會與平日不同，因此必須要包括假日的飲食紀錄。

(四)食物秤重盤存法

食物秤重盤存法是藉由對食物的實際秤重，以獲得較為確實的飲食資料。此法所得到的結果，可以解釋各種不同年齡層的飲食攝取狀況，進而探討其營養狀況，以及不同地區對食物的喜好及烹飪方式的差異。

1.優點：

(1)任何食物在食用及烹飪之前皆加以秤重，吃剩的食物也都加以秤重，因此定量的正確性高。

(2)適於大規模、大族群的調查。

(3)不用受受訪者記憶力的影響。

2.缺點：

(1)很費時。

(2)受訪者往往會覺得將食物秤重非常麻煩，因此配合度及參加意願會受到影響。

(3)得到的結果是一個家庭或團體的資料，而非個人化的資料，因此無法進一步與疾病的關連性做分析。

(4)為考慮到食物不同的季節性，必須分別在不同季節做調查，不但受訪者會覺得較麻煩，同時也較費時而花錢。

(五)飲食歷史

飲食歷史的調查是收集一段時間內（約兩至三個月）的飲食習慣，及飲食攝取情況的資料。問卷包含三個部分：

1.健康的歷史：提供詳細的有關飲食的習慣、食物的喜好性，以及影響選擇食物的經濟因素與影響食物型態的健康因素為何。

2.日常飲食攝取型態：提供受訪者日常用餐型態的資料，必須包括平日及假日。

3.特定食物種類的消費頻率：主要在測試某種特性飲食種類消費的頻率。

飲食歷史法適用於人數較少，但必須瞭解長時間的飲食狀態時使用，其結果可用來評估受訪者不當飲食的盛行率，以作為國家的食物發展政策及食物營養強化政策的依據。

飲食歷史法的缺點列舉如下：

1.飲食歷史法非常花費時間且須要人力，因此較不適合大族群的調查。

2.飲食問卷往往有很多張，不管是受訪者填寫或是研究者做後續處理，都相當麻煩且費時。

3.研究結果的正確性與訪視員的訪談技術有關，因此須要有經過相當程度訓練的訪視員來做訪視。

4.樣本數較少。

五、E：情緒狀況

情緒會影響食慾，甚至會影響營養素的攝取狀況，在歡愉的氣氛中用餐，可增進食慾，改善營養狀況。若是居住環境不佳、經濟條件不好或是獨居狀況，可能會使情緒低落，進而影響食慾，導致營養狀況不佳。此外，當老年人心理緊張或有壓力時，有些荷爾蒙的分泌也會出現異常，進而影響體內的生化代謝狀態。

發燒話題 檢測我的老爸是否營養不良

李伯伯幾個月沒下棋了！他一向健談，半年前，老伴去世，生活完全變了調，不但茶不思、飯不想，話也少了，大部分時間坐著發呆，身體消瘦許多。在外地上班的兒子抽空帶他到醫院健康檢查，卻沒發現毛病，只說有點營養不良。兒子想營養不良應該不算什麼病吧？給李伯伯買了一些維他命，就這麼地又將他送回了孤獨的生活中。

許多老人遇到生理或心理打擊時，如感染、手術、骨折、頓失親人時所造成的身心創傷，會增加生理的代謝速率和熱量蛋白質的耗損。此時若沒有即時補上這些額外的營養需求，身體肌肉內蛋白質的儲存將會快速減少，使得原本正常的老年人變成營養不良的老年人。

家人或照顧者若持續疏忽老人家的飲食狀況，可能就會因營養不良使老人原有的病情變得更複雜，包括免疫力降低、傷口癒合遲緩、體重減輕、肌肉強度降低、對藥物反應改變、喪失判斷力等的風險提高。因此，老人須要經常的營養評估，作為是否需要營養介入的指標，以預防和控制營養不良造成的進一步傷害。

老人的營養評估要從進食能力開始。牙周病、缺牙、活動假牙的不適、乾口症、牙齦疾病與疼痛，使得老人家可能偏食。長期拒絕某些食物，就不易得到均衡足夠的營養，這是常見的老人營養不良起因。再者，偏食也常因接受「治療飲食」或因疾病而長期限制某一類食物。老人減少了某食物，若沒有營養指導，不知道如何以替代食物補充所需營養，飲食限制使原本就沒食慾的老人更陷於營養不良的危機。（見**表**5-7、**表**5-8）

有慢性病的老人通常服用較多的藥物，藥物與藥物間、藥物與營養間的交互作用，多少影響了消化道的功能，也改變營養素的吸收，如抑制胃酸的藥物會降低鐵質吸收率，使貧血的危機提高；服用多種藥物也可能引起食欲不振，而和體重減輕有關。

另外，有些疾病更會降低老人的行動能力，如肺氣腫、關節炎、失智症、帕金森氏症、中風等情況發生，生活作息變得需要協助，甚至包括最基本的飲水、上廁所，到購物、烹飪等，都會因身不由己，使營養的獲得大打折扣。

照顧老人的健康，要能先瞭解營養狀況，早期預防老人的營養不良風險，尋求營養專業的幫助。因為營養照護並非只是補充幾顆維他命或健康食品就可以涵蓋的，它是全面的營養評估和飲食質量的調整，並且追蹤營養介入之後的效果，以排除老人營養不良的危機。

李伯伯孝順的兒子不妨利用「簡易營養評估表」算算看，李伯伯營養不良的風險有多高，然後諮詢營養師，為李伯伯做個可行的飲食規劃，應該會比幫李伯伯買維他命來得更有效、更有幫助。

資料來源：張靜芬（2007）。聯合新聞網　健康醫藥，營養評估表　檢測老爸是否營養不良，http://mag.udn.com/mag/life/storypage.jsp?f_ART_ID=84722。檢索日期：2011年4月13日。

六、F：功能性評估

評估老人是否具備採購食物、烹調食物、獨立進食的日常行動能力，以及消化功能是否有障礙，這些都會影響到食物攝取狀況，因此可作為評估的方法之一。

經由定期評估老人的營養狀況，判斷是否營養足夠，若足夠可繼續此營養計畫，若發現營養不良，則必須介入處理，發現造成營養不良的原因，擬訂營養改善計畫，使老人營養狀況能恢復正常，以維護老人整體的生活品質。

除了以上的營養評估方法，目前臨床上也常採用迷你營養評估（Mini Nutritional Assessment, MNA）來評估老年人的營養狀況。迷你營養評估可由第一線營養師或護理人員進行，填答十八個問題，約在十分鐘內完成。迷你營養評估的優點，在於不需要昂貴的檢驗，所以可以經常重複評估。建議對於老年人使用頻率為每三個月進行一次。滿分為30分，分數在24分以上代表營養良好，分數在17至23.5分則代表有營養不良的危險性，少於17分代表營養不良，需要立即醫療介入，由醫師仔細評估發生原因，配合口服營養補充品或鼻胃管灌食的方式加強營養補充。迷你營養評估主要包括體位測量評估、一般評估、飲食評估及自我評估等四大項，迷你營養評估的篩檢項目及計分如**表5-7**所示。

表5-7　迷你營養評估表

姓名：＿＿＿＿＿　性別：＿＿　第＿＿次評估　評估日期：＿＿年＿＿月＿＿日
體重：＿＿＿公斤　身高：＿＿＿＿公分　膝骨長：＿＿＿＿＿公分　BMI：＿＿＿

體位測量評估	分數
1.身體質量指數（BMI）：體重（公斤）÷身高（公尺）^{2} ❶BMI＜19＝0分　❷19≦BMI＜21＝1分 ❸21≦BMI＜23＝2分　❹BMI≧23＝3分	
2.臂中圍MAC（公分） ❶MAC＜21＝0分　❷21≦MAC≦22＝0.5分　❸MAC＞22＝1.0分	
3.小腿圍C.C（公分） ❶C.C＜31＝0分　❷C.C≧31＝1分	
4.近三個月體重變化 ❶體重減輕＞3公斤＝0分　❷不知道＝1分 ❸體重減輕1至3公斤＝2分　❹體重無改變＝3分	
一般評估	**分數**
5.可以獨立生活（非住在護理之家或醫院） ❶否＝0分　❷是＝1分	
6.每天需服用三種以上的處方藥物 ❶是＝0分　❷否＝1分	
7.近三個月內曾有精神性壓力或急性疾病發作 ❶是＝0分　❷否＝2分	
8.行動力 ❶臥床或輪椅＝0分　❷可以下床活動或離開輪椅，但不願意＝1分 ❸可以自由走動＝2分	
9.神經精神問題 ❶嚴重痴呆或抑鬱＝0分　❷輕度痴呆＝1分　❸無精神問題＝2分	
10.褥瘡或皮膚潰瘡 ❶有＝0分　❷沒有＝1分	
飲食評估	**分數**
11.一天中可以吃幾餐完整的餐食 ❶一餐＝0分　❷二餐＝1分　❸三餐＝2分	
12.蛋白質攝取量： (1)每天至少攝取1份乳製品（牛奶、乳酪、優酪乳）　□是　□否 (2)每週攝取2份以上豆類或蛋類　□是　□否 (3)每天都有吃些肉、魚、雞、鴨類　□是　□否 ❶0或1個是＝0.0分　❷2個是＝0.5分　❸3個是＝1.0分	

（續）表5-7　迷你營養評估表

13.每天至少攝取2份或2份以上的蔬菜、水果 ❶否＝0分　❷是＝1分	
14.過去三個月中，是否因食慾不佳、消化問題、咀嚼或吞嚥困難以致進食量愈來愈少？ ❶嚴重＝0分　❷進食量明顯減少＝1分 ❸無變化＝2分	
15.每天攝取多少液體（包括開水、果汁、咖啡、茶、牛奶）（一杯=240cc.） ❶少於三杯＝0.0分　❷三至五杯＝0.5分 ❸大於五杯＝1.0分	
16.進食的形式 ❶無人協助則無法進食＝0分　❷可以自己進食但較吃力＝1分 ❸可以自己進食＝2分	
自我評估	**分數**
17.覺得自己營養方面有沒有問題 ❶營養非常不好＝0分　❷不太清楚或營養不太好＝1分 ❸沒有什麼問題＝2分	
18.與其它同年齡的人比較，認為自己的健康狀況如何 ❶不如同年齡的人＝0.0分　❷不知道＝0.5分 ❸和同年齡的人差不多＝1.0分　❹比同年齡的人好＝2.0分	
總分（滿分30分）	

營養不良指數：24分：正常；17分至23.5分：有營養不良的危險性；＜17分：營養不良

注意事項：1.因中風等導致昏迷者，不算精神問題，可給2分。

2.針對「一天中可以吃幾餐完整的餐食」：灌食者以「一天中可灌幾餐完整的配方」來回答，一餐量超過四分之三才算完整一餐。如商業配方非屬均衡配方，則不算一餐。

3.針對蛋白質攝取量：若灌食含蛋白質的商業配方，可視為蛋白質的來源。

4.針對「每天攝取多少液體？」：對灌食患者而言，灌食配方及沖管的水分應一併計入。

5.「自我評估」部分的第17、18題，若為昏迷患者無法回答，以「主要照顧者」代替患者評估作為回答。

資料來源：內政部（2003）。《老人安養護機構、長期照護機構營運指南：照顧編》。臺北：內政部中華民國長期照護專業協會。

2001年Rubenstein等人將傳統迷你營養評估問卷，由十八個題目濃縮為六個題目的簡式迷你營養評估表，而所做的營養判斷與傳統迷你營養評估問卷判斷結果相關性高，可正確、有效，且快速的篩選出營養不良的高危險群病患（如**表5-8**）。兩者皆可作為營養師及護理人員評估與監測老年人營養狀況的有力工具。

表5-8　簡式迷你營養評估測量表

營養評估測量	分數
1.在近三個月中，是否有因食慾問題、消化、咀嚼困難而引起食物攝取減少？ 0＝食慾明顯減少　1＝食慾中度減少 2＝食慾未減少	
2.最近三個月，體重是否有減輕的情況？ 0＝體重減輕超過3公斤　1＝不清楚 2＝體重減輕在1至3公斤之間　3＝沒有體重減輕	
3.活動力評估 0＝臥床或坐輪椅完全不能走動　1＝可下床但次數少 2＝下床自由活動	
4.過去三個月，是否有心理精神上壓力困擾？ 0＝有　1＝無	
5.精神或心智問題 0＝嚴重的失智或憂鬱　1＝輕度失智 2＝沒有精神或心智問題	
6.身體質量指數（BMI） 0＝BMI低於19kg/m^2　1＝BMI介於19和21kg/m^2之間 2＝BMI介於21和23kg/m^2之間　3＝BMI在23kg/m^2以上	
總分： (1)12分以上：沒有需要進一步評估 (2)11分以下：有營養不良的可能，需要繼續評估	

資料來源：胡月娟等（2009）。《老人護理學》。臺北：新文京。

第二節　老人營養現況

一、國外老年人的營養攝取情況

已開發國家中，在總熱量及三大營養素攝取方面，根據日本厚生省調查，2002年50至59歲族群、60至69歲族群和70歲以上族群，每日平均熱量分別為2,028大卡、2,001大卡和1,773大卡；在50至59歲族群三大營養素——蛋白質、脂肪、醣類，各占總熱量的15.3%、24.1%、55.7%；60至69歲族群三大營養素——蛋白質、脂肪、醣類，各占總熱量的15.4%、22.4%、57.9%；70歲以上族群三大營養素——蛋白質、脂肪、醣類，各占總熱量的15.2%、21.8%、60.3%。而在美國，60歲以上的老人，1994年女性與男性每日平均總熱量分別為1,482大卡和1,889大卡，其中老年女性三大營養素——蛋白質、脂肪、醣類，各占總熱量的16.5%、32.3%、52.5%，老年男性各占總熱量的16.2%、33.5%、49.3%，均明顯高於建議攝取量（蛋白質為15.0%、脂肪為30.0%、醣類為55.0%）。

在其他營養素的攝取方面，大部分國家皆出現鐵質攝取量缺乏及維生素B_2攝取量低於每日建議攝取量的問題。在鐵的攝取量方面，先進國家出現了鐵攝取量缺乏的問題。根據美國NHANES Ⅲ的調查，美國人口的飲食中鐵質缺乏率在50至69歲為女性5%、男性2%，70歲以上為女性7%、男性4%。英國國家飲食與營養調查的研究發現，老年人多攝取維生素C及蛋白質，對於鐵質的吸收有正面的幫助，但若攝取過多的鈣質、乳製品與濃茶，則會不利於鐵質的吸收。而在歐美國家雖有食物營養強化政策，且乳製品食用頻率較亞洲國家高，但維生素B_2攝取量低於「每日飲食建議量」（Recommended Dietary Allowance, RDA）的三分之二以下者的比例也有20%至30%，顯示維生素B_2的缺乏在歐美國家也有日趨嚴重的趨勢。而在亞洲的韓國、中國亦有類似情況，且在經濟情況較差的鄉間，維生素B_2攝取量低於67%RDA的老年人口比例更高達七成左右。

二、國內老年人的營養狀況

臺灣所進行的老年人營養健康狀況調查，通常是採用二十四小時飲食回憶法來分析老年人的飲食攝取狀況。根據臺灣1999至2000年間所進行的營養狀況調查結果顯示，老年男性每天平均攝取熱量約1,833大卡，蛋白質76克、脂肪61克、醣類240克，由蛋白質、脂肪、醣類平均攝取之熱量占總熱量的16.7%、30.4%、52.9%；而女性每天平均攝取熱量1,477大卡，蛋白質61克、脂肪48克、醣類202克，由蛋白質、脂肪、醣類平均攝取之熱量占總熱量的16.4%、29.1%、54.5%。

而在維生素及礦物質的攝取量調查結果中，則顯示老年人的維生素B_1、維生素B_2、維生素C、維生素A及鐵質的攝取較無缺乏的情形，但維生素E、鈣質及鎂的攝取則偏低。此外，受限於老年人的咀嚼及消化能力，老年人膳食纖維的攝取量皆明顯不足。

若由六大類食物來觀察老年人的飲食攝取狀況，結果則顯示老年男性平均每日攝取三碗五穀根莖類、3份油脂類、5.4份肉魚蛋豆類、0.8份奶類、2.9份蔬菜類、1.4份水果類。老年女性平均每天攝取兩碗半的五穀根莖類、2.5份油脂類、3.9份肉魚豆蛋類、0.9份奶類、2.9份蔬菜類、1.2份水果類。男性老年人的肉魚豆蛋類攝取偏多，而五穀根莖類、蔬菜水果類、奶類的攝取量都偏少。**表**5-9及**表**5-10列出臺灣老年人營養攝取狀況調查的結果。

表5-9　臺灣老年人之熱量及三大營養素攝取量

	男性（%）	女性（%）	衛生署建議量（%）
蛋白質占熱量百分比	16.7	16.4	10至14
脂肪占熱量百分比	30.4	29.1	20至30
醣類占熱量百分比	52.9	54.5	58至68

資料來源：陳淑芳、華傑（2004）。《高齡化社會食品產業發展方向》。新竹：財團法人食品工業發展研究所。

表5-10 臺灣老年人六大類食物攝取量

	男性	女性	建議量
主食類	3碗	2.5碗	2.5至4碗
奶類	0.8杯	0.9杯	1.2杯
蛋豆魚肉類	5.4份	3.9份	3至4份
蔬菜類	2.9份	2.9份	3至4份
水果類	1.4份	1.2份	2份
油脂類	3份	2.5份	1.5至3湯匙

資料來源：陳淑芳、華傑（2004）。《高齡化社會食品產業發展方向》。新竹：財團法人食品工業發展研究所。

三、臺灣照護機構與居家老人營養狀態的比較

在2002年的研究中，戰臨茜等人利用「迷你營養評估量表」作為研究工具，將臺灣北部七個縣市的老年人分為居住在照護機構及居家兩部分進行調查，以瞭解老年人的營養狀況，並進一步找出預測老年人營養狀況的預測因子。此研究結果顯示，在長期照護機構中，營養良好的老年人的比例在公立安養院、私立安養院、未立案安養院及護理之家中，分別占了37%、24.2%、12.9%、11.1%；營養不良高危險群的比例分別為：50%、60%、54.8%、51.9%；營養不良的比例分別為：13%、15.8%、32.3%、37%。以迷你營養評估的總分來看，在照護機構中，則發現營養狀況分別為公、私立安養院優於未立案安養院及護理之家。

另外，這個研究也發現，與居家老年人相比，住在照護機構的老年人其發生慢性病的比例較高，而營養狀況良好者，在居家老年人及照護機構老年人中的比例分別占54%及25%，這代表居家老年人的營養狀態顯著優於住在照護機構的老年人。本研究的另一個重要結果則是發現，當老年人的慢性病愈多時，其營養狀態就愈差；而住在未立案安養院及護理之家的老年人，發生營養不良的相對危險性為居家老人的44倍及31倍。根據以

上比較研究的結果，建議應適時評估老年人的營養狀況並定期監測及追蹤或改善；住在照護機構的老年人其營養狀況需要較多的改善，因此需要更多的營養支持與照護。

【問題與討論】

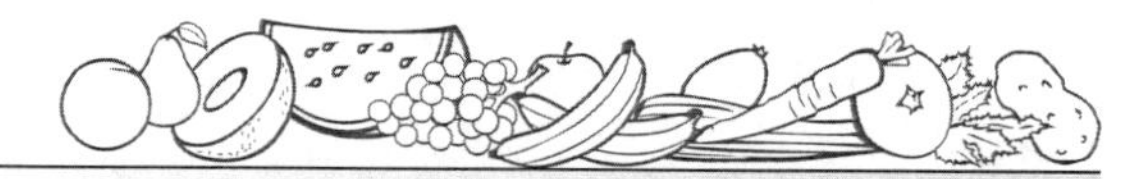

一、試敘述評估體蛋白及內臟蛋白的營養評估方法。

二、二十四小時飲食回憶法的適用範圍及優缺點為何？

三、試舉例説明臨床症狀與營養素缺乏之間的相關性為何。

四、要評估老年人是否貧血有哪些指標？其標準值為何？

五、淋巴球計量總數的判定標準為何？

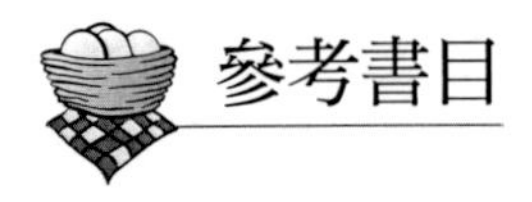

參考書目

一、中文部分

內政部（2003）。《老人安養護機構、長期照護機構營運指南：照顧編》。臺北：內政部中華民國長期照護專業協會。

行政院衛生署（2004）。《臺灣地區老人營養健康狀況調查1999-2000》。http://srda.sinica.edu.tw/webpages/nahsit/1999/biblio.htm

李義川（2009）。《老人營養與膳食製備》。臺北：威仕曼。

胡月娟等（2009）。《老人護理學》。臺北：新文京。

陳清惠（2004）。〈老人營養狀況之評估〉，《護理雜誌》。第51卷，頁10-14。

陳淑芳、華傑（2004）。《高齡化社會食品產業發展方向》。新竹：財團法人食品工業發展研究所。

楊怡君等（2002）。《老年護理學》。臺北：華騰。

戰臨茜等（2002）。〈北臺灣社區與機構中老人的營養狀況及其預測因子〉，《中華民國營養學會雜誌》。臺北市：臺灣營養學會，27：3，頁147-158。

二、外文部分

Rubenstein, L. Z., Jarker, J. O., Salva, A., Guigoz, Y., & Vellas, B. (2001). Screening for undernutrition in geriatric practice: developing the short-form mini-nitritional assessment (MNA-SF). J Gerontol: Med Sci, 56, M366-72.

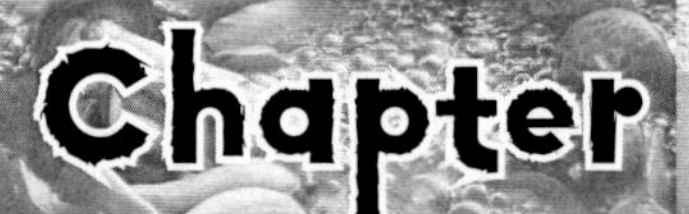

6 老年人的飲食種類

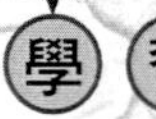
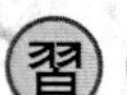
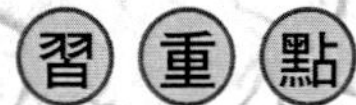

讀完本章後，同學應能學習到：

■老年人飲食的種類及其適用對象

■認識老年人各種不同飲食種類的食譜

■管灌飲食的途徑及方式

■老年素食者飲食應注意事項

■製備老年人飲食應注意事項

導　論

隨著老年人年齡及老化速度的增加，由於器官功能及味覺的退化，在老年人食物種類的選擇及烹調方法上必須更加用心；如將食物切小塊或切細絲、以湯汁入菜、善用烹調器具等，都可以讓老年人的飲食內容更加多采多姿，並進而達到使老年人飲食正常、營養素攝取足夠的目的。老年人飲食的質地若與一般健康成年人相仿，勢必會造成老年人咀嚼或消化上的困難，進而影響進食的意願，以及營養素的攝取。因此，本章介紹幾種不同的飲食種類與質地，讓老年人的飲食內容能有更多樣化的選擇。而不論老年人所攝取的飲食為何種類型，老年人的健康飲食都應遵守充足的營養、均衡攝取各種食物、足夠且適當的熱量供應、飲食內容多種類化的原則。

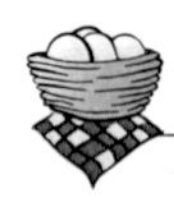

第一節　普通飲食

一、普通飲食製備原則

1.定義：符合一般健康成年人及老年人營養素需求的均衡飲食。

2.適用對象：健康且具備咀嚼及消化能力之老年人。

3.普通飲食製備時應注意事項：

(1)烹調青菜時，宜選用較軟嫩的部分，減少莖部並增加葉菜部分；或是可將青菜及水果打成果汁，使老年人能多點攝取纖維質。

(2)在烹調肉類時，建議應逆紋切割肉類，經這樣處理過的肉類比較不需要太多的咀嚼，並可保持肉質的鮮嫩。老年人會較易入口。

(3)在烹調五穀飯、雜糧飯或糙米飯時，建議多加點水分，讓米飯的質地軟一點。必要時也可改吃稀飯。

(4)多選用魚、雞肉、蛋、豆腐等作為蛋白質的來源，豬肉及牛肉由於脂肪含量較高，因此不要太常吃。

(5)老年人的進食量及消化能力有限，應遵守少量多餐的原則。

二、普通飲食製備食譜範例

1.食譜一：

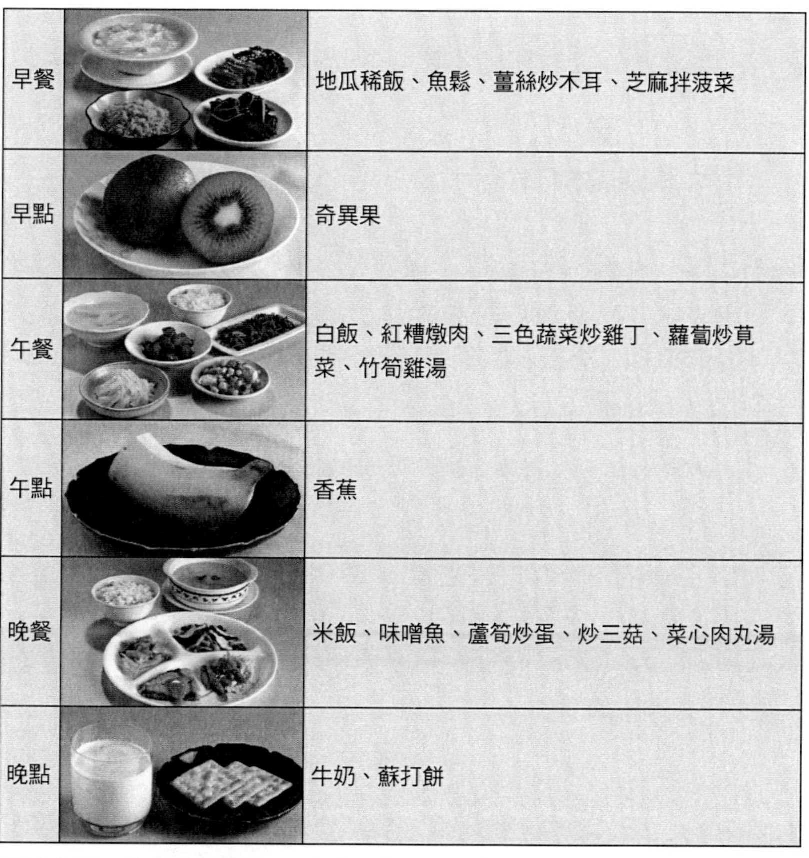

餐別	菜色
早餐	地瓜稀飯、魚鬆、薑絲炒木耳、芝麻拌菠菜
早點	奇異果
午餐	白飯、紅糟燉肉、三色蔬菜炒雞丁、蘿蔔炒莧菜、竹筍雞湯
午點	香蕉
晚餐	米飯、味噌魚、蘆筍炒蛋、炒三菇、菜心肉丸湯
晚點	牛奶、蘇打餅

資料來源：作者整理製表；圖片取自行政院衛生署發行之《老人營養餐食手冊》。

2.食譜二：

早餐	饅頭、豆漿、肉鬆、小白菜
早點	蘋果
午餐	肉絲麵（或牛肉麵）、滷豆乾海帶、青江菜
午點	奇異果
晚餐	加鈣米飯、照燒雞、雙菇鮮魚、油豆泡燒大白菜、蓮藕湯、菠菜
晚點	薏仁牛奶

資料來源：修改自行政院衛生署發行之《老人營養餐食手冊》。

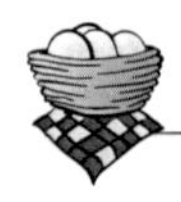

第二節　細碎飲食

一、細碎飲食製備原則

1.定義：將食物經由剁碎、絞碎或切成小塊、小丁等方式處理過，讓老年人不需太多咀嚼即可吞嚥之飲食。

2.適用對象：咀嚼或消化能力不佳之老年人。

3.細碎飲食製備時應注意事項：

(1)供餐時，儘量讓食物保持原狀供應，不要將所有菜色混為一團。如可以先將豬里肌肉先行剁碎之後，再捏成獅子頭或紅燒肉丸來供應，以免因食物的剁碎外觀影響了食慾。

(2)水果不一定要打成果汁，可以用湯匙挖成果泥供應。

(3)烹調食物時，儘量選用紅燒、燉或蒸的烹調方法，儘量少用煎或油炸的方式。

二、細碎飲食製備食譜範例

1.食譜一：

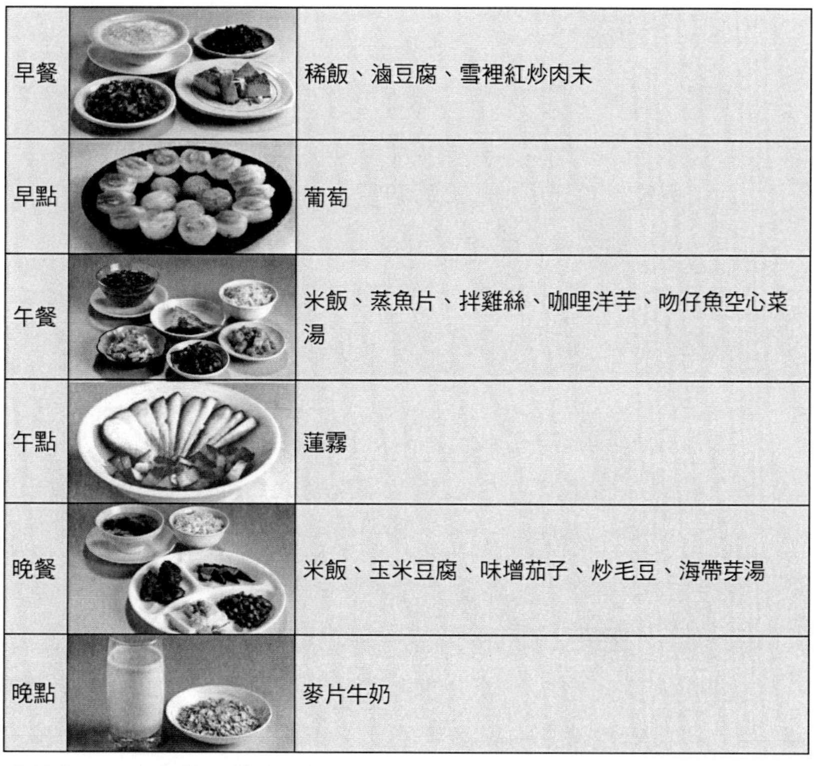

餐別	菜色
早餐	稀飯、滷豆腐、雪裡紅炒肉末
早點	葡萄
午餐	米飯、蒸魚片、拌雞絲、咖哩洋芋、吻仔魚空心菜湯
午點	蓮霧
晚餐	米飯、玉米豆腐、味增茄子、炒毛豆、海帶芽湯
晚點	麥片牛奶

資料來源：作者整理製表；圖片取自行政院衛生署發行之《老人營養餐食手冊》。

2.食譜二：

餐別	菜色
早餐	紫米稀飯、嫩豆腐、海苔醬、四季豆
早點	香蕉
午餐	稀飯、醋溜魚片、肉末燒芋頭、青江菜、番茄蘿蔔湯
午點	奇異果
晚餐	稀飯、粉蒸雞肉、豌豆燴魚丁、滷白菜、冬瓜湯
晚點	牛奶、蘇打餅

資料來源：修改自行政院衛生署發行之《老人營養餐食手冊》。

第三節　半流質飲食

一、半流質飲食製備原則

1.定義：將食物經由剁碎、絞碎等方式處理過，再加入湯汁或水分，製作成老年人稍加咀嚼即可吞嚥之飲食。

2.適用對象：無牙或咀嚼、吞嚥能力有困難的老年人。

3.半流質飲食製備時應注意事項：

(1)若食用饅頭、土司、蘇打餅乾時，可先用牛奶、豆漿或果汁浸泡一下，並用湯匙稍微壓一下食物，就可讓食物變成半流質的狀態。

(2)儘量選擇食物原本就是半流質狀態的菜色，如粥品、湯麵等。此外，蒸蛋、豆花、麥片、豆腐、濃湯等，也可以是半流質飲食中很好的選擇。

(3)由於半流質飲食本身可口度已有限，因此在烹調時更需要注意顏色的搭配。每餐間菜色的顏色也要有所變化。

(4)可適度使用果汁機、食物調理機等廚具，幫助食物製備者製作半流質飲食。但要注意的是，不要把很多不一樣顏色的食材都混在一起，否則果汁機打完後會變的黑黑糊糊的。

(5)在烹調肉類時，除了將肉類剁碎之後，可另外再多加水或太白粉，讓肉的質地更柔軟。

(6)可適量加入紅棗、枸杞等食材，讓食物味道及可口度增加。

二、半流質飲食製備食譜範例

1.食譜一：

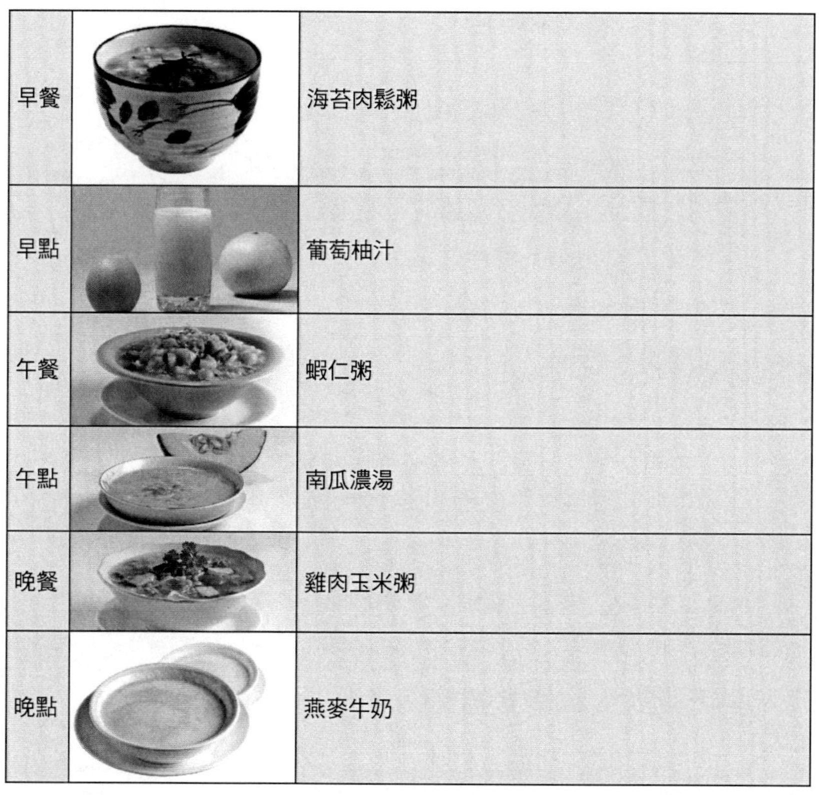

餐別	食譜
早餐	海苔肉鬆粥
早點	葡萄柚汁
午餐	蝦仁粥
午點	南瓜濃湯
晚餐	雞肉玉米粥
晚點	燕麥牛奶

資料來源：作者整理製表；圖片取自行政院衛生署發行之《老人營養餐食手冊》。

2.食譜二：

早餐	菜肉蛋花粥
早點	蘋果汁
午餐	麵線糊
午點	枸杞蒸蛋
晚餐	鮮魚烏龍麵
晚點	松子芝麻糊

資料來源：修改自行政院衛生署發行之《老人營養餐食手冊》。

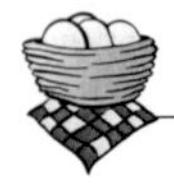

第四節　全流質飲食

一、全流質飲食製備原則

1.定義：在室溫下呈現液態且可提供均衡的營養之食物。與半流質飲食類似，只是食物的質地更細。

2.適用對象：無牙或有嚴重的咀嚼及吞嚥困難的老年人。

3.全流質飲食製備時應注意事項：

(1)在製備食物時，番茄皮、茄子皮、肉類的皮或筋膜、骨頭等，要先完全去除。

(2)水果蔬菜等儘量製作成泥狀。

(3)可將食物稍加勾芡，可以讓食物較滑潤而易於吞嚥。

(4)可利用仙草粉、洋菜粉等食材加水煮成糊狀或果凍狀，便於老年人吞嚥並可增加水分的攝取。

(5)其餘注意事項可參照半流質飲食。

二、全流質飲食製備食譜範例

1.食譜一：

早餐		鹹蛋魚片粥
早點		蘋果汁
午餐		番茄鮪魚粥

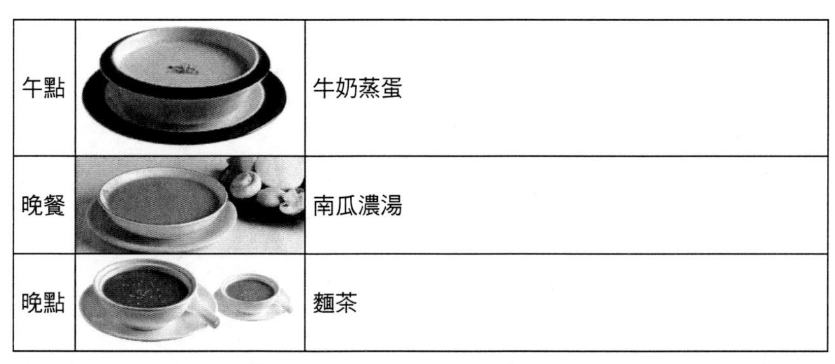

午點		牛奶蒸蛋
晚餐		南瓜濃湯
晚點		麵茶

資料來源：作者整理製表；圖片取自行政院衛生署發行之《老人營養餐食手冊》。

2.食譜二：

早餐	小米雞肉粥
早點	木瓜牛奶
午餐	芋頭末米粉湯
午點	花生豆花
晚餐	糙米栗子粥
晚點	燒仙草

資料來源：修改自行政院衛生署發行之《老人營養餐食手冊》。

以上所介紹的四種不同老年人飲食種類，雖然質地及烹調方法各有所不同，但目的都是為了要讓老年人能攝取到足夠的營養，**表6-1**為老年人每日飲食建議。不管採用哪一種飲食類型，都應儘量滿足老人每日建議量的需求：

1.奶類：每日建議量為一至二杯。每杯量為240cc.，建議儘量以低脂奶或脫脂奶為佳。

2.蛋豆魚肉類：每日建議量為3至4份。如豆腐一塊、魚肉一兩、蛋一粒及家禽或家畜肉一兩。肉類須避免攝取脂肪含量高的肉類，如蹄膀、五花肉等。豆類製品則儘量避免油炸製品。

3.蔬菜類：每日建議量為三碟。應儘量提供老年人多種類的蔬菜，其

表6-1 老年人之每日飲食建議

食物類別	每日飲食建議量			
	女（低活動強度）	男（低活動強度）	女（適度活動強度）	男（適度活動強度）
五穀根莖類（碗）	2.5	3	3.5	4
奶類（杯）	1	1	1-2	1-2
蛋豆魚肉類（份）	3	3-4	3-4	3-4
蔬菜類（碟）	3	3	3	4
水果類（個）	2	2	2	2
油脂類（湯匙）	1.5-2	2	2.5	3

資料來源：整理自行政院衛生署「國人膳食營養素參考攝取量」。

中至少有一碟須為深色蔬菜。

4.水果類：每日建議量為兩份。可儘量選用維生素C含量較豐富的水果，如奇異果、葡萄柚、橘子、柳丁等。若老年人咀嚼能力較差，也可打成果汁的型態供應。

5.油脂類：每日建議不要超過三湯匙。建議選用植物性油脂，如橄欖油、葵花油等，少用飽和脂肪酸含量高的油脂，如豬油。

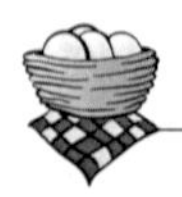

第五節　老年素食

在臺灣早期，由於物資較缺乏，因此大家對於食物的要求都是「吃得飽」，而近年來隨著物質及經濟的進步，人們對於食物的要求演變為「吃得好」，地球暖化及地球資源缺乏的警訊，使人們燃起一股「吃得環保」的風潮，素食也就應運而生。

吃素的風潮不只流行在成年人中，在老年族群中吃素的人口也不在少數。1992年在美國有一項統計指出，有55%的素食者年齡都大於40歲，雖然進一步的年齡分層調查並未發表，而無法由此研究得知究竟有多少素

發燒話題　高齡健康膳食　製作有撇步

臺灣已邁入高齡化社會，高齡族群對咀嚼、吞嚥的能力較差，對於味覺、口感上亦不佳；如何設計高齡族群在符合熱量及三大營養素需求，製作適當的飲食型式，並注重其膳食纖維及礦物質的攝取量外，減少油脂、鹽份及糖的攝取，從飲食中提升健康，值得每個人多瞭解與關心。

在嘉南科大生活系的「高齡健康膳食製備」成果發表會上林美芳助理教授表示，依據衛生署對國民營養的最新調查，合乎高齡族群生理變化所需的一天熱量介於1,600至2,000大卡，而對三大營養素的需求應提高蛋白質、減少油脂及碳水化合物的攝取量。

蛋白質可增強免疫力、增加抗體，強化修補高齡族群無力的肌肉。維生素B_{12}不存在蔬果中而在肉類中攝取，因此吃素者容易得惡性貧血症，雖然人類的腸道可自行產出維生素B_{12}，但一般高齡族群的腸胃大多不好，必須藉由吃肉或營養劑補充。

高齡族群對咀嚼能力較差，喜歡吃軟化處理過的肉類，而不喜歡油煎油炸調理過的肉類。適合選擇肌纖維短的魚、雞肉等，尤其魚含EPA、DHA，可避免老人痴呆症產生。至於蔬菜以選擇嫩葉部位為主，瓜果類則很適合以烹飪軟化。她建議儘早為高齡族群裝假牙，增加其咀嚼能力，才能多攝取所需的營養。

林美芳建議以做軟、切碎、切小的方式料理肉類，先以拍、擠手法打斷肉的纖維組織，加入木瓜素等嫩化酵素浸泡，透過水煮、清蒸、涼拌、烤，或勾芡處理後，讓高齡族群容易吞嚥下肚。

另外，製作高齡健康膳食不宜加人工調味料，林美芳認為用蔥、蒜、九層塔、中藥等提升食物的香氣，以嗅覺引誘高齡族群重口味的味覺。以甘草替代糖製作飲品，則可減少高齡族群對糖的攝取。

資料來源：賴友容（2010）。大紀元電子報，高齡健康膳食　製作有撇步。http://tw.myblog.yahoo.com/jw!tmXjIYaGQkWFILr91a4A/article?mid=821&prev=822&next=820，2010年1月14日訊，檢索日期：2011年4月14日。

食者超過65歲，但依然可以瞭解老年的素食人口並不少。素食的理由通常與維持健康、預防慢性疾病，及宗教或環保有關，尤其是所謂的減碳拒吃肉，因此近年來素食的人口正在日益增加。素食者較易缺乏維生素B_{12}及鈣質，再加上老年人一般都患有慢性疾病，或是長期服用慢性疾病藥物，這些因素都影響著老年素食者的營養需求，不可不考慮。

根據行政院衛生署針對臺灣地區65歲以上老年人進行營養調查結果顯示，老年人的熱量攝取已達建議攝取量，其中蛋白質攝取稍微過量，但其他營養素，如維生素B_6、鈣、磷等攝取量則不足。而每週攝取較多菇類、水果類、蔬菜類的老年人，其營養素大多有達到建議量。由此可知，飲食的內容與狀態影響老年人的營養甚鉅。本節即在探討老年素食所可能造成的營養問題，及老年素食者的營養需求為何。

一、素食易造成的營養問題

(一)缺鐵性貧血

由於素食者多以豆類、蔬菜、穀類等作為主要食材，因此素食者常會出現缺鐵性貧血。主要是因為這些植物性的食材其鐵質含量較少，且鐵質的品質較差；此外，豆類蛋白質、植物中的纖維、植酸等皆會阻礙鐵質的吸收，因此長期素食者體內的鐵質皆普遍較低，進而容易造成缺鐵性貧血。

(二)惡性貧血

惡性貧血主要是因為維生素B_{12}缺乏及葉酸不足所造成。老年人由於胃酸缺乏，且胃中負責吸收維生素B_{12}之內在因子數量也不足，因此會影響維生素B_{12}的吸收。此外，維生素B_{12}多數存在於動物性食品中，植物性食品只有紫菜、海帶等含有少許維生素B_{12}。因此，長期素食者很容易因為缺乏維生素B_{12}而導致惡性貧血。

(三)鈣質及維生素D缺乏

鈣質及維生素D缺乏較常發生於吃全素食的人。由於牛奶及奶製品富含鈣質及維生素D，因此吃奶蛋素食的人，其鈣質及維生素D較不易缺乏。若吃全素食的人，最好多吃一些強化食物，如維生素D強化豆奶、鈣質強化豆奶等，以補足攝取不夠的鈣質及維生素D。

除了以上素食者常見的問題之外，以全穀類為主食的素食者，要注意維生素A及維生素C的不足，若以蔬菜類為主的素食者，要注意膳食纖維的攝取量是否過高，因為膳食纖維攝取過量可能會影響到礦物質，例如鈣質、鐵質、鎂等的吸收。

二、老年人的營養需求

老年素食者對營養素及熱量的需求與非素食的老年人相同，**表**6-2列出老年素食者（奶蛋素）每日食物份量分配的建議。

表6-2　老年素食者（奶蛋素）每日食物份量分配之建議

食物種類	建議量	最佳來源
乳製品	一至兩杯	低脂奶、五穀奶、低脂優酪乳、低脂乳酪
主食類	三碗	五穀米、全穀類、麵條
豆製品類	一碗半	新鮮豆製品、黃豆、毛豆、豆奶
蔬菜類	三碗	各類新鮮蔬菜（需包含深綠色蔬菜）
水果類	兩個	各類新鮮水果，注意勿過量
油脂類	一湯匙植物油＋兩湯匙堅果類	植物油（棕櫚油及椰子油含較多飽和脂肪酸，因此不建議採用）、各種堅果類

資料來源：劉富子（2005）。《銀髮族養生素》。臺北：二魚文化。

在2003年，美國飲食協會（American Dietetic Association）為素食者制定了「健康素食金字塔」，期能教導素食者更均衡地攝取營養。這個金字塔的重點主要是在強調多攝取全穀類、廣泛攝取多種深色蔬菜、廣泛食用各種豆類（較建議不經油炸的低脂豆製品）、補充適量富含不飽和脂肪酸的堅果類。**圖**6-1即為健康素食金字塔。

三、老年人的素食之道

以下是老年人的素食建議：

1.為了使老年素食者可攝取到足夠的熱量及促進消化，建議以少量多餐的方式供應餐食。

2.老年素食者容易因飲食不均衡而有維生素或礦物質的缺乏，**表**6-3及**表**6-4列出老年素食者維生素及礦物質的良好來源：

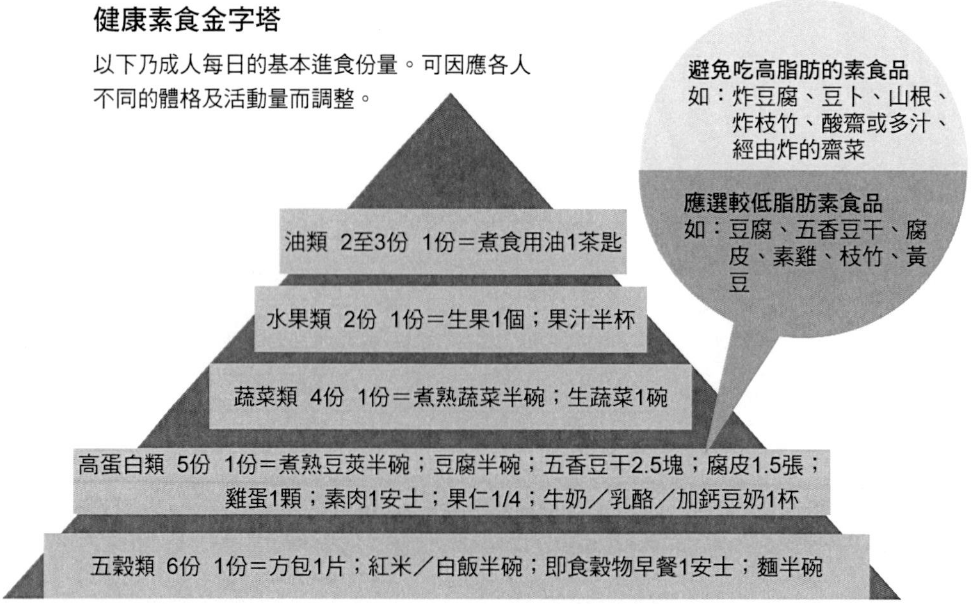

圖6-1 健康素食金字塔

資料來源：American Dietetic Association.

表6-3 素食者維生素的來源

維生素	食物來源	維生素	食物來源
維生素A	深黃色或深綠色蔬菜及深色水果	維生素D	維生素D強化豆奶或牛奶、豆類
維生素E	五穀類、小麥胚芽油、綠葉蔬菜、堅果類	維生素K	綠葉蔬菜
維生素B_1	胚芽米、麥芽、米麩、酵母、豆類、蔬菜	維生素B_2	酵母、花生、豆類、綠葉蔬菜
維生素B_6	蔬菜類、酵母、麥芽、糙米、豆類、花生	維生素B_{12}	紫菜及海帶含有少許
維生素C	深綠色及各類蔬菜、水果	菸鹼酸	酵母、糙米、全穀類、乾豆類、綠葉蔬菜
葉酸	綠葉蔬菜類		

資料來源：臺北國泰醫院李蕙蓉營養師提供。

表6-4 素食者礦物質的來源

礦物質	食物來源	礦物質	食物來源
鈣	深綠色蔬菜、豆類及其製品	磷	全穀類、乾果、豆莢類
鐵	海藻類、豆類、全穀類、葡萄乾、綠葉蔬菜	鉀	全穀類、蔬菜、水果
鈉	胡蘿蔔、芹菜、甜菜	氯	海帶、海藻類
氟	菠菜	碘	全穀類、綠葉蔬菜、海帶、藻類
銅	堅果類	鎂	全穀類、堅果類、豆莢類、綠葉蔬菜
硫	豆莢類、堅果類	鈷	綠葉蔬菜
錳	小麥、米麩、堅果類、豆莢、萵苣、鳳梨	硒	小麥、胚芽、洋蔥、蕃茄、綠葉蔬菜
鋅	小麥、胚芽、啤酒酵母、南瓜籽		

資料來源：臺北國泰醫院李蕙蓉營養師提供。

3.長年素食的老年人容易缺乏鈣質，因此除了多補充鈣質強化食品之外，也應多鼓勵老年人外出多散步或曬太陽。

4.由於老年人消化脂肪的速度較慢，故應避免油炸、油煎或油膩食物的供應，並應減少攝取易產氣的食物，如豆芽、乾豆類、洋蔥等，以避免老年人發生脹氣現象。

5.供應老年素食者餐食時，儘量不吃單一種食物，如吃蔬菜時，不要光吃炒青菜或水煮青菜，可以加入豆製品、核桃、腰果等，以增加食物種類。或者是喝紅豆湯時，不妨加入薏仁、涼圓等

6.可改變烹調或製作方法來增加熱量或營養素，如加入紅蘿蔔的饅頭，其維生素A的含量就會較一般的饅頭多。

7.在攝取豆類及其製品時，可以和五穀類一起食用，如綠豆小米粥，這樣可以讓老年素食者攝取到多樣化的胺基酸。

8.每天要攝取富含維生素C的水果，如橘子、柳丁等柑橘類水果或芭樂等，以增加老年素食者鐵質的吸收。

9.在購買市售的素食製品時，應仔細閱讀其食品的營養成分。

10.奶蛋素食的老年人，較常用牛奶來補充鈣質，但老年人常會發生乳糖不耐症，而導致無法消化牛奶中的乳糖。在市面上有添加乳糖酶的牛奶可供選擇，可解決老年奶蛋素食者無法消化乳糖的問題。

11.在為老年素食者供應餐食時，最好每餐都吃到白、紅、黃、綠、黑五種顏色的食物。白色如稀飯、薏仁、白木耳、白蘿蔔；紅色如紅蘿蔔、紅椒、番茄；黃色如豆乾製品、木瓜、地瓜、南瓜；綠色如各種深綠色蔬菜；黑色如黑木耳、香菇、芝麻。不同顏色的搭配，也代表所攝取的食物越多樣化，營養會越均衡。

四、常用的素食食材

臺北國泰醫院李蕙蓉營養師曾舉出幾種常見的素食食材供老年素食者選擇，以下將之列出供讀者參考：

1.豆、麵製品：

(1)豆製品：豆腐、豆乾、百頁、油豆腐、豆腐衣、素雞、乾絲、毛豆。

(2)麵筋製品：麵筋、烤麩、麵腸、麵肚、油麵筋泡。

(3)素肉製品：素火腿、素雞、素魚、素鴨。

2.蒟蒻製品：

(1)純蒟蒻製品：素魷魚、素花枝、素蝦仁、素生魚片。

(2)蒟蒻延伸製品：魚丸、甜不辣、貢丸、火鍋料理。

3.澱粉類製品：

(1)粉類製品：粉絲、粉皮、涼粉。

(2)根莖類：甘藷、山藥、芋頭、馬鈴薯、蓮藕、菱角、荸薺、南瓜。

(3)種子類：紅豆、綠豆、蠶豆、刀豆、花豆、薏仁、蓮子、栗子、玉米。

4.乳製品：起司、發酵乳、市售優格。

5.油脂類製品：

(1)乾豆類：芝麻、腰果、杏仁果、開心果、核桃、瓜子、南瓜子、花生。

(2)其他類製品：酪梨、沙拉醬。

6.蔬菜類：

(1)根莖類：胡蘿蔔、白蘿蔔。

(2)莖菜類：芹菜、蘆筍。

(3)葉菜類：菠菜、油菜、青江菜。

(4)花菜類：花椰菜、金針花。

(5)果菜類：茄果類（番茄、茄子、辣椒等）、瓜果類（冬瓜、絲瓜、黃瓜等）。

(6)種子及夾豆類：長豆、扁豆、豌豆、四季豆、菜豆、肉豆。

(7)其他類：芽菜類（如豆芽、黃豆等）、海產類（如紫菜、海帶、海菜）、食用菌類（銀耳、黑木耳、香菇、蘑菇等）。

7.水果類：

(1)乾果類：黑棗、紅棗、葡萄乾等。

(2)新鮮水果：香蕉、榴槤、釋迦、蘋果、鳳梨、柑橘、芭樂、蓮霧、西瓜、文旦等。

素食目前已成為維持長壽、健康的風潮，吃素的人口也日益增多。從營養的角度來看，老年素食者只要份量安排得宜，正確調配好每天膳食的搭配，就能達到營養充足、維持健康的目的。若有罹患慢性病而長期服用藥物的老年人，其營養素的吸收容易受到藥物代謝的影響，這樣的老年素食者可以在營養師的指導下，適量地補充維生素及礦物質補充劑，一樣可以延年益壽，維持健康的生活。

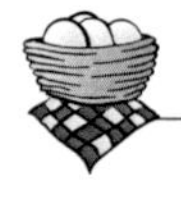

第六節　管灌飲食

一、管灌飲食的適用情形及種類

管灌飲食是指將食物注入餵食管，經由鼻至胃、鼻至十二指腸、鼻至空腸、或食道造口、胃造口、空腸造口等途徑導入體內的流體飲食。管灌飲食通常適用於以下情形的老年人：

1.癌症末期。

2.中風臥病在床、昏迷或意識不清。

3.因罹患口腔或頭頸部位的疾病，導致無法使用口腔咀嚼或吞嚥。或是口腔雖有咀嚼或吞嚥的功能，但食物攝取量不足，導致營養嚴重不良。

4.剛做完消化道手術，目前正在恢復期。

5.其他病況預期七或七天以上無法由口進食者。

有以上情況的老年人，管灌飲食是可以補充營養的最佳選擇之一。管灌飲食的途徑包括鼻胃管、鼻十二指腸管、鼻空腸管、胃造口術、空腸造口術。老年人須經醫師審慎評估後，才能決定要使用哪一種管灌飲食的途徑：

1.鼻胃管：適用於具有正常腸胃道功能之老年人。使用鼻胃管灌食，須特別注意口鼻部位的清潔及護理，尤其是須注意鼻腔是否出現分泌物，以防老年人插管部位發生感染或是發炎。
2.鼻十二指腸管、鼻空腸管：用於發生吸入性肺炎、逆流性食道炎及胃功能不佳的老年人。鼻十二指腸管通常較鼻胃管容易阻塞，所以建議使用市售的商業配方，或是自製低渣的管灌飲食，以避免管徑阻塞。
3.胃造口：用於具有正常的胃功能，且須長期灌食的老年人。目前臨床上以外科手術的胃造口較佳，因為較不易脫落。
4.空腸造口：用於胃功能不佳，且須長期灌食的老年人。空腸造口特別容易發生腹瀉的問題，因此須特別注意。

二、管灌飲食的灌食方式及一般原則

(一)批式餵食

批式灌食法是將管灌飲食放入大型注射筒中，藉由注射筒的推力將食物送入腸胃道。這種方式常用於鼻胃管或胃造口。要注意的是，在灌食之後，要用30至50毫升的溫水清洗餵食管，以防有殘渣堆積在餵食管中，造成大腸桿菌滋生，使老年人有感染的危險。

使用批式灌食時，要注意剛開始時先從少量灌食開始，並少量多餐，之後再依適應情況調整灌食的量。此外，灌食時及灌食後一小時內，儘量將老年人的頭部抬高30至45度，預防在灌食的時候，老年人不慎將管灌飲食倒吸入呼吸道，而造成吸入性肺炎。

(二)連續灌食機

連續灌食機是將管灌飲食利用灌食用的定量灌食機，以固定的速度將管灌飲食流入腸胃道，常用於使用腸造口的老年人。連續灌食一般多採用市售的商業配方，如果採用自製的管灌配方，須注意要有適當的濃稠度，以防定量灌食機無法將管灌飲食推入腸胃道。

(三)重力滴注法

重力滴注法是將管灌飲食裝入餵食袋中，利用重力的控制，持續地以較慢的速度將食物流入腸胃道。最好每小時的餵食流速不要低於120毫升。

不論採用何種灌食的方式，管灌飲食都有以下的原則必須遵守，尤其是運用在老年人身上時，更必須特別注意：

1. 管灌飲食的溫度，以接近體溫為原則，過冷或過熱都會刺激老年人的腸胃道。若是使用市售的商業配方，而放入冰箱冷藏者，必須在灌食前先提前回溫，以免過冷。
2. 管灌配方的濃度以1大卡／毫升為宜，除非當老年人發生嚴重營養不良時，此時須依照營養師的建議，增加管灌配方的熱量濃度。
3. 在製作管灌飲食及在幫老年人灌食時，必須注意個人的衛生習慣及製備器具的清潔，以預防發生感染。此外，灌食管也必須每日清潔，儘量不要被管灌的食物卡住管腔。
4. 不要將藥物隨意加入管灌飲食中，以免藥物與食物發生交互作用，影響藥效也影響營養素的吸收。
5. 自行製備的管灌飲食容易滋生細菌，因此在室溫下不宜放置超過30分鐘。沒有使用完的管灌飲食，必須加蓋冷藏，並且在24小時內使用完畢。

6.定期追蹤老年人是否出現脫水、腹瀉、噁心、嘔吐、腹痛、吸入性肺炎等併發症。

7.氮與總熱量的比例最好是1公克／150-300大卡。

8.最好不要同時改變或調整灌食的速度及配方的濃度，這樣老年人可能會短時間無法調適，而發生不適現象。

9.應依照醫護人員的指示使用商業管灌配方，使用前應詳細閱讀罐上的標示及使用方法說明。

10.若老年人發生發燒或腹瀉等情形，應特別注意水分之平衡。

11.若灌食至胃者，可每隔幾個小時反抽胃液來進行監測：若胃液為黃色代表消化完全；若胃液為豆花狀，代表消化至一半；若胃液出現紅棕色，代表可能有胃出血的現象；若胃液出現膽汁的綠色，代表膽可能有異常現象。此時應主動告知醫師，以儘早做進一步的診斷及醫療。

三、管灌合併症的改善方法

(一)餵食管阻塞

餵食管阻塞通常是因為飲食製作的不均質，或是灌食完畢未沖洗而造成的。在製作配方時，要注意食物必須攪細，並須混合均勻，濃稠度不要太高。此外，每次餵食完畢後都必須用30至50毫升左右的開水沖洗管子。

(二)食物反吸入呼吸道

管灌飲食會反吸入呼吸道，通常是因為管灌時頭部未抬高、插管位置錯誤，或是被灌食的老年人本身處於昏迷狀態所造成。預防的方法是灌食時將頭部抬高30至45度，並注意調整插管的位置。在夜間由於必須躺平睡眠，因此夜間必須停止灌食。此外，改用鼻至十二指腸插管，可以減少管灌飲食反吸入呼吸道的機會。

(三)腹瀉

腹瀉是最常見的管灌併發症，主要引起的原因包括乳糖不耐症、灌食速度太快、管灌飲食滲透壓太高、配方或器具污染、脂肪吸收不良、腸胃道功能不佳、藥物（例如抗生素）影響等。改善的方法列舉如下：

1.調整配方中脂肪的比例或種類。
2.維持配方製作時的衛生清潔，灌食器具要每天清洗。
3.使用不含乳糖的配方，減少乳糖不耐症的發生。
4.可以選擇含中鏈脂肪酸（MCT oil）的配方，使腸胃道較好吸收，減輕腸胃道的負擔。
5.調整管灌飲食的濃度。
6.調整灌食時的速度，或改用連續性灌食的方式，讓灌食的速度維持一致。
7.可與醫師商量，調整藥物種類或改變投藥的方式。

(四)便祕

管灌引起便秘的主要原因包括水分不足、管灌飲食中纖維含量太低等；此外，臥床的老年人由於活動不足，因此腸胃蠕動減少，也會引起便秘。解決的方法是要多注意每日水分的攝取量，並依照營養師的指示調整配方，酌量增加管灌飲食中的纖維，以改善便秘的狀況。

(五)腹脹、腹絞痛

腹脹跟腹絞痛也是很常見的管灌併發症，主要是因為管灌飲食溫度太低、飲食的組成及味道不適、灌食速度太快、飲食的滲透壓過高、乳糖不耐症等。改善的方法是可以改用不含乳糖的配方、在灌食前先把管灌飲食回溫至室溫、調整灌食的速度、選用適當滲透壓的管灌飲食等。此外，老年人服用某些藥物也可能會引起腹脹或腹絞痛，因此可以跟醫師商量改用其他藥物。

(六)胃排空差

引起胃排空差的主要原因，包括腸胃道功能差、灌食速度太快、管灌飲食的滲透壓太高、管灌飲食中脂肪含量太高等。此時必須請教營養師，來調整飲食中的脂肪比例或濃度，或改用連續性灌食的方式，讓灌食的速度維持一致，這樣能夠改善胃排空差的現象。

(七)電解質不平衡

在管灌時會發生的電解質不平衡包括了高鉀血症、低鉀血症、低鈉血症、低磷酸血症、高磷酸血症等。會發生電解質不平衡的原因包括嚴重的營養不良、腎功能不足、腹瀉、使用利尿劑、管灌飲食中電解質供應不足、使用胰島素等。若發生電解質不平衡的情形，最重要的是要先觀察老年人血液中電解質的變化情形，在管灌飲食中補充缺乏的電解質，並可適度使用利尿劑，來幫忙排除過多的電解質。

(八)鼻咽部不適感、鼻肉糜爛等

在管灌時會引起鼻部不適或是鼻肉糜爛，主要是因為管子的大小、質料不適當，或是插管時間過長所造成的。解決的方法是可選用管徑較小的polyurethame材質之鼻胃管，優點是這種鼻胃管材質較軟，較不會因為過度磨擦而造成鼻咽部機械性的傷害。

四、自製管灌飲食

在為需要進行管灌的老年人製備管灌飲食時，必須考慮到要同時具備五大類食物，包括五穀根莖類、奶蛋豆魚肉類、蔬菜類、水果類、油脂類，這樣才能確保管灌飲食的營養均衡，老年人才不會出現營養不良的現象。**表6-5**為適合製作管灌飲食的食材，以供參考。

表6-5　適合製作管灌飲食的食材

食物類別	可食	不適合選用
奶類及其製品	鮮奶、奶粉、奶蛋白粉	若患有乳糖不耐症，則須採用不含乳糖之奶製品
蛋類	煮熟之各種蛋類	生蛋、皮蛋、鹹蛋
肉類	選用新鮮、嫩而無筋的瘦肉、嬰兒食品的肉類罐頭	多筋的肉、皮、蹄筋、肥肉
豆類	黃豆粉、豆花、豆漿、豆腐	堅硬的生豆類
五穀根莖類	質地較細的五穀類、例如土司、麥粉、嬰兒用米粉、糊精、較軟的飯、馬鈴薯泥、麥片	較粗糙、纖維含量較高之五穀類、例如糙米、糯米
蔬菜類	經過過濾的蔬菜汁、菜泥、菜湯，也可選用嬰兒食品蔬菜泥	尚未經過過濾的蔬菜類
水果類	各種經過濾過的果汁	未經過濾的果汁及質地較硬的水果
油脂類	各種植物油	動物性油脂由於在溫度較低時易凝集，因此不適合
其他	去油的湯類、適量的糖、鹽	較刺激性的調味品

資料來源：謝明哲、葉松鈴（2006）。《膳食療養學實驗》。臺北：臺北醫學大學保健營養學系。

在自製管灌飲食時，有以下幾點應注意事項：

1.採用的食材必須新鮮，尤其是肉類、魚類、奶製品，必須特別注意其新鮮度，以免造成腹瀉的副作用。

2.蔬菜跟水果要攪得很碎，若纖維真的太粗，必須先將粗纖維過濾掉，因為渣渣太多會阻塞灌食管，影響灌食器具的衛生清潔。

3.在製備時，須注意衛生，食材須清洗乾淨，避免汙染。

4.在製備完成後，可先試一下流速或濃稠度，避免濃度太高或太濃稠，以免在餵食管中無法流動。若發現太濃稠，可酌量加入水分，使濃度稀一點。

除了自製管灌飲食之外，目前市面上已有許多管灌配方可供選擇（**表**6-6），種類可以分為普通配方、纖維配方、高蛋白配方、高蛋白高纖維配方、糖尿病配方、腎臟病配方、肺部疾病配方、免疫配方、重症配方、清流質配方、元素配方、高蛋白濃縮配方等。每一種都是針對不同狀況的老年人所設計，因此在購買前，可先與醫師或營養師討論並遵從其意見選購。

表6-6　市售管灌配方介紹

	天然食物配方	聚合配方	水解配方	特殊配方	單類成分
來源	天然食品及其製品	完整營養素	水解營養素	完整營養素	可分為醣類、脂肪、蛋白質、維生素、礦物質
產品舉例	諾沛	Isocal Isocal HN Osmolite HN Nutri-Aid Ensure Jevity Sentosa-CBF Nutren Resource	Vivonex Vital HN Alitra Q Nu-pep HN Peptamen Perative	Pulmocare Pulmo-Aid Glucerna Choice DM Resource-Diabetic Traumacal Nepro Suplena Nu-immu Impact Amin-Hepa Hepatic-Aid	益富糖貽 益富多卡 補體素高蛋白 三多奶蛋白 三多高熱能 糊精 MCT oil
說明	均衡營養之配方飲食	均衡營養之配方飲食	適用於吸收不良的患者	為適應特殊之生理代謝所需的配方	不宜單獨使用。混合使用時，應注意各項營養素是否均衡

資料來源：謝明哲、葉松鈴（2006）。《膳食療養學實驗》。臺北：臺北醫學大學保健營養學系。

第七節　吞嚥困難飲食

吞嚥困難飲食是較新的一種老年人的飲食型態，主要是因為老年人吞嚥能力退化而且容易嗆到，所以跟一般的成年人相比，需要較特殊的飲食類型，本節主要節錄自「奇美醫院吞嚥困難飲食衛教」的資料，供讀者瞭解：

就食物的型態來看，最容易讓患者吞嚥的是液態食物，如茶、果汁、清湯、牛奶等食物，卻也是最容易嗆到，有吞嚥困難者應避免攝取。而稠度較高的液體食物，如勾芡的濃湯、奶昔、優格、水果泥、冰淇淋、麵茶等，以及軟質固體食物，如豆腐、肉丸、布丁、蒸蛋、果凍、罐頭水果等，就是很適合用來作為吞嚥困難飲食的食材。另外，亦可使用市售食物加稠劑（如快凝寶、輕鬆吞等），它可以改變食物性質與形狀，調成適合吞嚥困難者的攝食型態。（如**表6-7**）

表6-7　吞嚥困難飲食嘗試之步驟

階段別	第一階段	第二階段	第三階段
建議之食物種類	類似嬰兒食用之米／麥糊 水果泥 麵茶糊 添加食物加稠劑之糖水、清湯等	濃粥 蒸蛋 布丁 優格 冰淇淋 瓜或嫩菜糊	濃稠狀的六大類食物*

註：第三階段須注意下列事項：

1.觀察患者熱量需足夠，體重無減輕現象。

2.適量攝取蔬菜、水果糊以增加纖維攝取，避免便秘。

資料來源：摘自奇美醫院吞嚥困難飲食衛教資料。

吞嚥困難飲食的原則是由於老年人通常無法一餐進食太大量的食物，因此必須少量多餐。此外，要注意在進食後，切勿很快讓老年人躺下，應讓老年人保持坐姿最少一小時，以免嗆到。

【問題與討論】

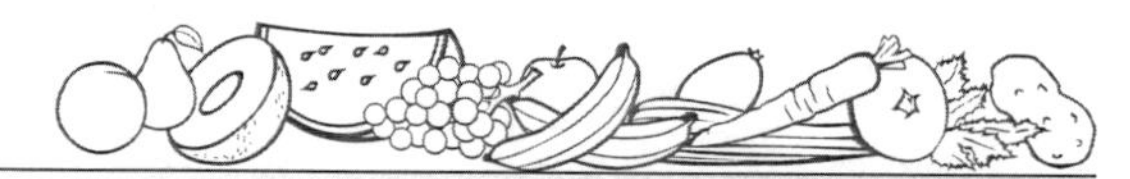

一、試列舉出老年人飲食的種類。

二、請說明素食者的飲食金字塔。

三、管灌飲食的方式有哪些？

四、試列舉出五種管灌飲食的可選用及不適合選用的食材。

五、老年素食者易造成的營養問題有哪些？

參考書目

王瑤芬（1999）。《食物烹調原則與應用》。臺北：偉華。

行政院衛生署（2003）。《中華民國飲食手冊》。臺北：行政院衛生署。

行政院衛生署（2008）。《老人營養餐食手冊》。http://www.doh.gov.tw/CHT2006/DM/DM2_p01.aspx?class_no=211&now_fod_list_no=9172&level_no=1&doc_no=52209，檢索日期：2011年4月14日。

李世代、廖英茵（2004）。〈老人常見的營養問題－以長期照護機構老年住民之經驗為例〉，《護理雜誌》。第51卷第5期，頁21-26，臺北：臺灣護理學會。

奇美醫院吞嚥困難飲食衛教資料。吞嚥困難—飲食衛教，http://www.chimei.org.tw/left/left02/leaflet/1024-web-H&Einformation/DP_others/5600_05.htm，檢索日期：2011年4月14日。

美國飲食協會（American Dietetic Association）（2003）。「健康素食金字塔」，http://www.eatright.org/default.aspx。美國：美國飲食協會。

張金堅等（2001）。《新一生的營養規劃》。臺北：藝軒。

張振崗等（2003）。《營養學概論》。臺中：華格那。

梁文薔（2003）。〈老人的營養〉，《健康世界》。第206期，頁69-79，臺北：健康。

臺大醫院營養部（1998）。《七大文明病套餐》。臺北：臺視。

劉富子（2005）。《銀髮族養生素》。臺北：二魚、靜思。

謝明哲、葉松鈴（2006）。《膳食療養學實驗》。臺北：臺北醫學大學保健營養學系。

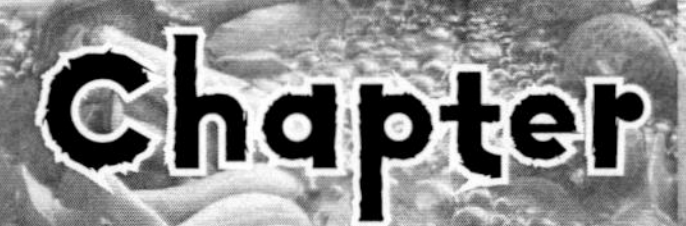

7 老人慢性疾病飲食

學習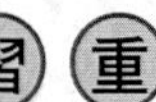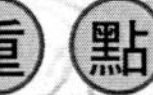

讀完本章後，同學應可學習到：

■老年人常患的慢性病種類

■老年人常患的慢性病的基本病理現象

■患有慢性病的老年人其飲食型態與應注意事項

導　論

隨著生活與飲食型態的改變，慢性病發生率的提高已是現代社會愈來愈被重視的課題。因為年齡的增加，老年人尤其是罹患各種慢性病的高危險群，根據統計，在大於65歲以上的老年人口中，只有34%的老年人沒有罹患慢性病或其他重大疾病，因此老年人慢性病飲食調理的觀念與重要性也相對地提高。本章介紹幾種臺灣老人罹患率較高的慢性病，及其飲食原則為何，為罹患慢性病的老年人的飲食健康做把關。

表7-1　老年人口主要死亡原因（2008年）

死亡原因	死亡人數	每十萬人口死亡率	死亡百分比%
惡性腫瘤	23,195	977.6	24.1
心臟疾病（高血壓性疾病除外）	12,087	509.4	12.5
腦血管疾病	8,254	347.9	8.6
肺炎	7,739	326.2	8.0
糖尿病	6,187	260.8	6.4
慢性下呼吸道疾病	4,921	207.4	5.1
腎炎、腎病症候群及腎病變	3,243	136.7	3.4
高血壓性疾病	2,954	124.5	3.1
敗血症	2,881	121.4	3.0
意外事故	2,447	103.1	2.5

資料來源：行政院衛生署（2009），www.doh.gov.tw/CHT2006/DisplayStatisticFile.aspx?d=67898&s=1，檢索日期：2011年5月10日。

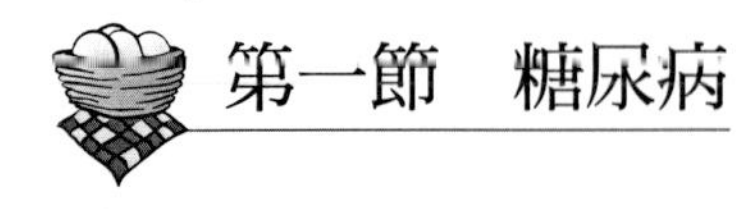

第一節　糖尿病

根據行政院衛生署於民國97年的統計，每十萬個老年人中就有六千一百八十七人死於糖尿病，死亡百分比為6.4%，而其中65至74歲的老年人罹病率高達20%。糖尿病是由於患者體內的胰島素分泌不足或作用不良，對醣類的利用能力減低，而造成血糖過高的現象。根據1985年世界衛生組織訂定的標準，只要空腹八小時的血糖值有二次以上高於126 mg/dL，即可診斷為糖尿病。老年人的糖尿病大都為第二型糖尿病，可能是對胰島素的抗性增加，導致胰島素不足而引起血糖升高。

糖尿病發病初期會有吃多、喝多、尿多和體重減少等症狀，若繼續惡化，則會出現許多併發症，使老年人必須依靠許多藥物度日，增加老年人的醫療支出及成本。

一、糖尿病併發症

糖尿病飲食的治療目標是供給患者適量、均衡的營養，並使其維持理想體重與正常生長，使患者的血糖值、血脂值和血壓皆控制在正常範圍之內，以避免或延緩併發症的發生。糖尿症的併發症略述如下。

(一)急性併發症

糖尿病的急性併發症有：

1.糖尿病酮酸中毒：此併發症是因為缺乏胰島素，使得脂肪酸無法完全燃燒，而造成酮酸堆積所形成的。主要症狀是尿液中出現酮體、出現庫斯莫爾氏呼吸，呼吸變快且有香味、低血壓、全身無力、腹痛等。在臨床的治療上會先給予短效胰島素治療，並給予大量靜脈輸液；飲食方面則建議採用少量多餐、軟質飲食的方式。

2.高滲透壓高血糖非酮性昏迷：此併發症是因為嚴重的高血糖，造成血液滲透壓的升高，進而產生脫水及昏迷，主要是發生在第二型糖尿病。臨床上，會以生理食鹽水及胰島素進行治療。

(二)慢性併發症

糖尿病的慢性併發症有：

1.腎病變：糖尿病腎病變是以20歲以前即罹患糖尿病者為高危險群。發生的原因是因為腎臟微血管的基底膜過度增厚，進而影響到腎臟的過濾功能及廓清率，使腎臟沉積物增加，最後演變成結節性腎硬化症及腎功能異常。當出現糖尿病腎病變時，第一個出現的徵兆就是蛋白尿，此時須限制飲食中蛋白質的攝取量，約為每日每公斤體重0.8克。此外，還須注意有腎病變的老年人是否有初期的尿道感染現象，若有的話，要告知醫師、儘早治療。

2.眼睛病變：根據統計，第二型糖尿病病患約有25%在糖尿病早期會出現視網膜病變，流行率每年增加8%。因此建議患有糖尿病的老年人，應每半年做一次完整的視力檢查，在視網膜發生病變的早期發現，可大大降低視力喪失的危險。

3.大血管病變：糖尿病的大血管病變是造成老年人糖尿病死亡的主要原因。根據統計指出，有冠狀動脈疾病合併糖尿病的人，其死亡率比單純只有冠狀動脈疾病的人高出2倍以上。大血管病變通常會加速動脈粥狀硬化的發生，易造成心肌梗塞、中風或下肢壞疽；因此，有大血管病變的老年人，要特別注意飲食內容，包括應遵守低油、低膽固醇、低飽和脂肪酸、低鈉的飲食原則。可以自行活動的老年人應適度地運動，可有助於控制血糖及併發症的發生。

4.神經病變：糖尿病的神經病變原因通常是神經傳導減慢、神經髓鞘脫落，因而造成神經組織損害及周邊神經失常。症狀包括下肢燒灼麻木感、足部疼痛並逐漸加重，最後會失去知覺。此外，由於失去知覺，因此當足部出現傷口時，往往無法馬上察覺，導致傷口易感染而不易癒合，更嚴重甚至會導致截肢。

5.骨骼關節病變：長期糖尿病會引起骨質疏鬆及關節周圍的骨骼皮質缺損，因而會出現類似風濕性關節炎的症狀。

糖尿病目前尚無法被根治，但病情可藉由飲食、運動和藥物三方面互相配合加以控制。而飲食是上述三個環節之中最基本、也最重要的一環。

二、糖尿病飲食的營養素分配

糖尿病的飲食控制非常重要，以下為各營養素分配的注意事項：

1.熱量：為了避免體重增加使病情惡化，患者應控制適當的熱量攝取。

2.醣類：一般而言，糖尿病飲食中，醣類建議量約占總熱量之50%至60%，其中建議多攝取複合性醣類。膳食纖維建議儘量多攝取，每天約攝取20至35公克左右。可供應燕麥片、糙米稀飯等，增加膳食纖維的攝取。

3.蛋白質：建議每日攝取量約占總熱量的12%至20%，以攝取較優質的蛋白質為原則，如以豆類、雞肉為主。

4.脂肪：脂肪的每日建議量以不超過總熱量的30%為原則。此外，應減少肥肉及飽和脂肪酸的攝取，儘量將膽固醇每日攝取量固定在300毫克以下，飽和脂肪酸的攝取量固定在10%以下。

5.有服用降血糖藥物的老年人，應遵守營養師的指導，按照食物代換表謹慎選擇食物種類並計算份量。

本書於**附錄四**中列出各大類食物的食物代換表，供老年糖尿病患者選擇食物時之參考。

三、糖尿病的飲食原則

除了以上所列的營養素分配之外，以下的飲食原則也是老年糖尿病患者所應儘量遵守的：

1.少吃油炸類、油煎類、油酥或其他動物性肥油。在攝取肉類之前，可先將外皮及多餘油脂去除。膽固醇含量較高的食品，如內臟類、蛋黃等，應控制份量。

2.遵守少量多餐的原則，可將營養素平均分配在每日四至六餐當中。

3.維持理想體重。肥胖較不利於血糖控制，飲食需定時定量，不可暴飲暴食。

4.注意食物的烹調方法。炒菜宜選用不飽和脂肪酸含量較高的植物油，儘量少用飽和脂肪酸含量較高的動物油。烹調儘量以水煮、滷、燉、清蒸等方式，少用油炸、油煎。

5.少吃含有精製糖類的食物，如蛋糕、汽水、餅乾等。中西式點心如春捲、咖哩餃等，或其他應景食品，如月餅、粽子等，應控制份量，並遵從營養師的指導。

6.儘量少喝酒，飲食不可過鹹。

7.若體力或生理狀況許可，建議老年人可做一些較緩和的運動。如慢走散步、做體操、做外丹功等。運動有助於血糖之控制。

8.若有服用降血糖藥物的老年人，建議隨身攜帶小糖果，以防低血糖的發生。

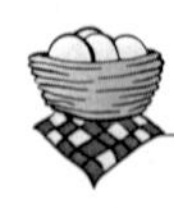

第二節　高血壓

根據行政院衛生署於民國97年的統計，每十萬個老年人中就有二千九百五十四人死於高血壓性疾病，死亡百分比為3.1%。美國高血壓聯合防治委員會（Joint National Committee on Prevention, Detection, Evaluation, and Treatment of High Blood Pressure）在2003年公布有關高血壓診斷的最新標準，收縮壓大於120mm/Hg，舒張壓大於80mm/Hg，即可被診斷為高血壓。高血壓的主要症狀為頭痛、暈眩、肩膀酸痛、肩頸肌肉僵硬、手腳麻痺等。

此外，嚴重的高血壓也會造成心血管疾病。持續的高血壓最明顯的是造成小動脈或細小動脈管壁變厚及變硬，甚至會形成血管壁上出現類纖維性壞死。常見的併發症包括腦出血（俗稱中風）、冠狀動脈疾病或心臟衰竭。另外，由於腎小動脈的破壞或狹窄，可能會造成腎臟的缺血或梗塞，長期演變可能會造成尿毒症甚至是腎功能衰竭。

高血壓可分為本態性高血壓及繼發性高血壓兩種。本態性高血壓約占高血壓病患的80%至90%，一般皆認為與家族遺傳有關。這類的病患對於緊張或高鹽飲食的刺激較為敏感，當刺激一段時間後，腎臟小動脈會發生硬化，腎臟因缺血而造成血管加壓素增加，導致血管阻力加大，致使血壓上升。繼發性高血壓是指因為腎臟疾病、內分泌疾病或是腦部疾病，造成血壓的升高而稱之，其中最常見的是因為慢性腎盂炎及腎上腺皮質腫瘤所引起的高血壓。此時應針對原始疾病做正確的診斷及治療，才能讓高血壓得到改善。

高血壓的危險因子包括肥胖、壓力過大、酒精攝取過多、遺傳及身心過度疲勞等，其中飲食因子扮演了極重要的角色；一般皆認為飲食中鈉鹽攝取過多，與高血壓有極密切的相關性。以下即列出高血壓患者所需遵循的飲食原則：

1.DASH飲食：DASH全名為“Dietary Approaches to Stop Hypertension”，是美國梅約醫學教育及研究基金會（Mayo Foundation for Medical Education and Research）所訂定的。此飲食原則包括多吃水果、蔬菜、低脂奶類製品和減少攝取飽和脂肪。鹽的攝取量每天應少於3,000毫克。
2.儘量減少飲食中鈉的攝取。罐頭、各種加工品、醃漬品、過多調味料、番茄醬、沙茶醬皆含有大量的鈉，應減少食用。此外，芹菜、紅蘿蔔、海帶、紫菜、洋蔥為蔬菜中鈉含量較高的，在選擇食物前也應謹慎考量。
3.減少高脂肪及高膽固醇食物的攝取。儘量少喝酒，也應少喝咖啡、茶等含咖啡因飲料。

表7-2及表7-3列出高血壓患者可適量攝取及應儘量避免之食物。

表7-2 高血壓患者應儘量避免食用的食品

類別	食物
奶類	乳酪
蛋豆魚肉類	1.醃製、滷製、燻製的食品，如火腿、香腸、燻雞、滷味、豆腐乳、魚肉鬆等。 2.罐製食品，如肉醬、沙丁魚、鮪魚等。 3.速食品，如炸雞、漢堡、各式肉丸、魚丸等。
五穀根莖類	1.麵包、蛋糕及甜鹹餅乾、奶酥等。 2.油麵、麵線、速食麵、速食米粉、速食冬粉等。
油脂類	奶油、瑪琪琳、沙拉醬、蛋黃醬等。
蔬菜類	1.醃製蔬菜，如榨菜、酸菜、醬菜等。 2.加鹽的冷凍蔬菜，如豌豆莢、青豆仁等。 3.各種加鹽的加工蔬菜汁及蔬菜罐頭。
水果類	1.乾果類，如蜜餞、脫水水果等。 2.各類加鹽的罐頭水果及加工果汁。
其他	1.味精、豆瓣醬、辣椒醬、沙茶醬、甜麵醬、蠔油、烏醋、蕃茄醬等。 2.雞精、牛肉精。 3.炸洋芋片、爆米花、米果。 4.運動飲料。

資料來源：行政院衛生署（2003）。《中華民國飲食手冊》。

表7-3 高血壓患者可選擇食用的食品

類別	食物
奶類	各種奶類或奶製品，最好使用低脂奶類，每日限飲兩杯。
蛋豆魚肉類	1.新鮮瘦肉、魚及蛋類。 2.新鮮豆類及其製品，如豆腐、豆漿、豆干等。
五穀根莖類	五穀米、糙米、麵食。
油脂類	植物油，如大豆油、玉米油等。
蔬菜類	1.新鮮蔬菜（芹菜、胡蘿蔔等含鈉量較高的蔬菜宜少食用）。 2.自製蔬菜汁，毋須再加鹽調味。
水果類	1.新鮮水果。 2.自製果汁。
其他	白糖、白醋、五香料等，可控制份量食用。

資料來源：行政院衛生署（2003）。《中華民國飲食手冊》。

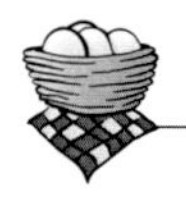

第三節　高血脂與冠狀動脈心臟病

根據行政院衛生署於民國97年的統計，每十萬個老年人中就有一萬二千零八十七人死於心臟及心血管疾病，死亡百分比為12.5%。高血脂症與心血管疾病的發生息息相關。高血脂症包括高膽固醇血症及高三酸甘油酯血症。人體血液當中的膽固醇，約三分之二是由低密度脂蛋白（Low Density Lipoprotein, LDL）所攜帶。LDL的結構中，膽固醇約占了50%，因此人體血液中若LDL含量過高，會增加罹患動脈粥狀硬化的危險性。當動脈粥狀硬化所形成的硬塊慢慢增大後，會使血管壁變厚，使血管逐漸失去彈性及內徑變窄，甚至會形成血栓而阻塞血管，造成冠狀動脈心臟病。

高血脂症及冠狀動脈心臟病的症狀為心肌梗塞、狹心症、呼吸困難、胸痛、心悸等。危險因子包括抽煙、高血壓、有心臟病家族史、糖尿病、肥胖、壓力、缺乏運動等；此外，飲食中脂肪的型態與量，也會直接影響血脂值，進而影響冠狀動脈心臟病的發生率。以下列出高血脂症的飲食注意事項：

1.肥胖是導致冠狀動脈粥狀硬化等心血管疾病的危險因子，因此必須維持理想體重，只要攝取適度熱量即可，不宜過量。
2.多攝取膳食纖維。膳食纖維具有降低血膽固醇的作用，因此在日常飲食中必須多攝取蔬果類。
3.改變生活型態，戒煙、少喝酒。若體力或生理狀況許可，建議老年人可做一些較緩和的運動。如慢走散步、做體操、做外丹功等。
4.多採低油方式來烹調食物，如清蒸、水煮、滷、燉、紅燒等方式。低油烹調方式可參考**表**7-4。此外，堅果類（如腰果、花生）因油脂含量較高，在食用時也須謹慎注意分量。
5.少吃膽固醇含量高的食物，如肝臟、腰子、蟹黃、蝦卵、魚卵等。

若血膽固醇過高，則每週以不超過攝取兩至三個蛋黃為原則。

6.儘量少食用全脂牛奶或巧克力奶等調味奶，多選擇低脂牛奶、豆漿等。

7.可多攝取富含n-3不飽和脂肪酸的魚類，如秋刀魚、鮭魚、白鯧魚、鯖魚等。

8.糕餅等點心類，由於飽和脂肪含量高，在食用時必須節制。此外，也應避免攝取精緻的甜食、含有蔗糖或果糖的飲料、水果罐頭等加糖製品。

表7-4　低油的烹調方式

食物名稱	變化方式
炒飯、油飯	白飯、糙米飯、壽司、粥
炸豬排、獅子頭、梅干扣肉	烤豬排、粉蒸里肌、蒜泥里肌
荷包蛋、炸蛋	滷蛋、蒸蛋、蛋花湯、白煮蛋
臭豆腐、麻婆豆腐	豆腐湯、皮蛋豆腐、涼拌豆腐
炸雞腿、炸雞排、鹽酥雞	烤雞、涼拌雞絲、滷雞腿、白斬雞
炒高麗菜、乾扁四季豆	滷白菜、泡菜、芝麻涼拌青菜

資料來源：楊淑惠等（2005）。《膳食療養學》。臺北：永大。

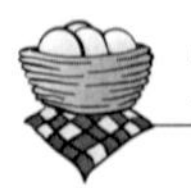

第四節　痛風

痛風是因為普林（purine）代謝異常所引起的疾病。原發性的痛風有遺傳的傾向，但大部分的痛風症狀皆與飲食有關。當食用了大量的肉類、家禽等富含普林的食物時，普林在體內經過一連串的分解及代謝後，最後會形成尿酸。若尿酸形成過多超過腎臟的排泄能力時，則尿酸鹽結晶就會堆積在關節等處，造成痛風石。痛風最常見的症狀為痛風性關節炎，好發的部位在足部關節，發作時會有疼痛、發熱、紅腫等現象；若在睡眠時間發作，則會影響老年人的睡眠品質。

表7-5　含普林食物的選擇表

第一組 （0-25毫克普林／100克）	第二組 （25-150毫克普林／100克）	第三組 （150-1000毫克普林／100克）
糙米、燕麥、甘藷、芋頭、冬粉、玉米、雞蛋，及大部分的蔬菜水果、植物油	豆腐、豆乾、豆漿、紅豆、綠豆、各種肉類、各種魚類、青江菜、豌豆、四季豆、海帶、金針、花生、腰果	發芽豆類、黃豆、內臟類、海產類、豆苗、豆芽、紫菜、香菇、蘆筍、雞精、濃肉湯、滷肉汁

資料來源：行政院衛生署（2003）。《中華民國飲食手冊》。

患有痛風的老年人，除了遵照醫師指示服用藥物外，在飲食中也有必須注意的事項如下：

1.避免食用含有大量普林的食物，如內臟、肥肉、香菇、雞湯、蘆筍等。**表**7-5列出含普林食物的選擇表。第一組的食物普林含量最少，第三組的食物含量最多。患者可參考酌量食用。
2.建議患有痛風的老年人多補充水分或淡茶，以幫助尿酸排出體外。
3.禁止飲用酒精飲料及食用含高量脂肪的食物。酒精及高量脂肪皆會抑制尿酸的排泄，不利於痛風的控制。

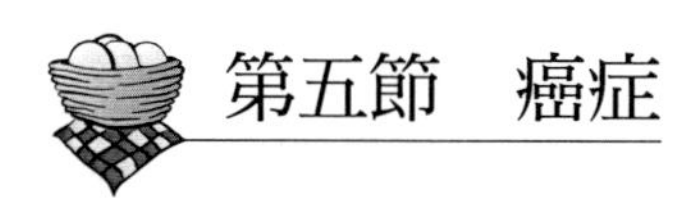

第五節　癌症

一、癌症的發生過程及早期徵候

根據行政院衛生署於民國97年的統計，每十萬個老年人中就有二萬三千一百九十五人死於癌症，死亡百分比為24.1%。癌症發生的主要原因是因為體內的致癌基因過度表現，進而使細胞產生惡性病變，並演變為癌症。

癌症的發生過程可分為四期。第一期為細胞曝露於致癌物中，如紫外線、農藥、各種自由基等。第二期致癌物會進入細胞中。第三期為發動期；在第三期中，致癌物會先經細胞中的酵素群代謝活化後，進而攻擊細胞中的DNA，DNA引起突變作用，使細胞呈現異常。第四期則為助長期；環境中的某些化學物質或生物因子，促使突變後的細胞生長速度加快，並使細胞形態改變，轉變為癌細胞。

此外，體內的擴張作用會使癌細胞繁衍和轉移，由於會受到體內免疫系統的作用，因此有時會有衰退的現象，但若癌細胞數目大增，免疫系統無法抑制時，最後就會演變為癌症。

癌細胞不但會對鄰近的正常組織造成傷害，使器官功能喪失，更會經由血液及淋巴，造成遠端轉移。根據哈佛大學公共衛生學院的研究，缺乏運動、環境及食物的污染、抽煙、家族史、肥胖及不良的飲食皆與癌症的發生與死亡有關。若要早期發現癌症的徵兆，可根據美國癌症學會所提出的癌症初期徵候包括：(1)不明的出血和異常排泄物的增加；(2)觸摸到不明硬塊；(3)皮膚傷口或口腔潰瘍不易癒合；(4)大小便習慣改變；(5)長期消化不良及吞嚥困難；(6)皮膚上的痣發生變化。

二、癌症治療所引起的副作用及飲食改善方法

臨床上，癌症的治療方式包括手術、放射線治療、化學治療、荷爾蒙治療、免疫治療及骨髓移植等。各種癌症治療的方法均會使病患產生營養上的問題；例如放射線治療、化學治療等方法，常會使病患發生食慾不振、體重減輕、噁心、嘔吐、味覺改變、口腔潰瘍、腹瀉、便秘、腹漲或腹痛、貧血、口乾舌燥等，而這些症狀在老年人身上會更加顯著，並且會更明顯地影響老年人的食物攝取及營養素的吸收。因抗癌治療引起的症狀及飲食改善方法，整理如**表7-6**說明。

表7-6 癌症治療所引起的副作用及飲食改善方法

症狀	飲食改善方法
噁心、嘔吐	1.少量多餐 2.避免太甜、太鹹或太油膩的食物 3.注意水分的攝取及電解質的平衡 4.兩餐之間可飲用不含氣體的飲料或果汁
味覺改變	1.在烹調食物時可多利用檸檬或糖，增加味蕾對味道的敏感性 2.餐前可用鹽水漱口 3.烹調食物可選用味道較濃的食材，如洋蔥、香菇、芹菜
食慾不振	1.少量多餐 2.避免質地太硬、需要過多咀嚼的食物 3.經常變化烹調或供應食物的方式與型態 4.用餐時可佐以開胃的小菜，如酸梅、黃瓜等
口腔潰瘍	1.避免太熱、太冷或刺激性的食物 2.使用質地柔軟，易咀嚼及易吞嚥的食物 3.多補充維生素C及維生素B群
腹脹或腹痛	1.少量多餐 2.避免刺激性的食品及調味料 3.避免食用太多會產氣的食物，如豆類、牛奶、碳酸飲料等 4.勿食用口香糖，以免吞入過多的氣體
腹瀉	1.少量多餐 2.多補充水分，以避免水分流失太多 3.避免刺激性的，或油脂量過高的食品及調味料 4.避免飲用大量的牛奶或奶製品
口乾舌燥	1.避免刺激性的食品及調味料 2.食物應製備成較濕潤或含水量較高的型態，如稀飯、果凍、肉泥凍、蒸蛋等 3.可適量飲用稀釋的檸檬汁。檸檬有助於降低口乾的感覺
便秘	1.多攝取膳食纖維豐富的食物，如以糙米稀飯取代白稀飯，或以果泥取代市售果汁 2.若體力或生理狀況許可，建議病患可做一些較緩和的運動 3.多喝水

資料來源：楊淑惠等（2005）。《膳食療養學》。臺北：永大。

三、癌症惡病質

癌症惡病質是造成癌症病人死亡的主要原因。臨床症狀包括厭食、體重減輕、貧血、消瘦憔悴和反射作用減少等。一般皆認為癌症惡病質是因為營養素的代謝異常而造成，簡述說明如下：

1.醣類代謝異常：腫瘤細胞在體內一般是進行無氧醣酵分解途徑，以葡萄糖為主要能量來源，最終產物為乳酸。因此腫瘤細胞在消耗葡萄糖時，也要消耗大量能量來轉化乳酸為葡萄糖，這可能是癌症患者體重減輕的原因之一。

2.蛋白質代謝異常：當葡萄糖或熱量攝取不足時，腫瘤細胞為了生長，會競爭體內的胺基酸，使蛋白質代謝異常。蛋白質合成量的減少，會使肌肉組織內的蛋白質分解增加，骨骼肌明顯減少，病人逐漸消瘦。

3.脂肪代謝異常：癌症病患的脂肪代謝異常主要有高血脂症及脂肪耗損。因為癌症患者體內的脂蛋白脂解酶活性有明顯降低的現象，因而會使患者體內脂肪分解增加，全身脂肪會漸漸耗損，脂肪合成反應也會降低。

由於癌症病患常常會發生癌症惡病質的現象，因此營養照顧就顯得極為重要。

四、癌症的營養治療

癌症病患營養照顧的目的，主要在增加病患的抵抗力，修補因接受治療而引起的組織或器官的損害，及延緩併發症的發生。其營養需求量如下：

1.熱量：主要以維持理想體重為原則，但為了防止體重降低太多，熱量供應量最好維持在每天每公斤體重35大卡左右。

2.蛋白質：蛋白質對於接受癌症手術治療的老年人而言尤為重要，因為蛋白質可以促進傷口的癒合及組織的再生。建議每公斤體重給予1至1.5克左右為佳。

3.多補充維生素：維生素A、C、E除了是良好的抗氧化劑之外，維生素C也可促進傷口的癒合，維生素A可提高免疫力。這些維生素都有助於癌症病患體力的恢復。老年人若想額外補充維生素補充劑，最好依照醫師或營養師的建議。

4.礦物質：鐵質及硒是癌症病患所應多補充的礦物質。鐵質可以補充病患因接受手術而流失的血液及鐵質；硒是良好的抗氧化劑，可以幫助老年癌症病患降低因接受治療所產生的副作用。

5.水分：由於癌症的治療常會導致病患口乾舌燥，因此應供應足夠的水分。足夠的水分也有助於病患體內的新陳代謝。

除了以上的營養素需求之外，癌症飲食尚須遵守少量多餐、少糖少油、避免刺激性或易產氣食物的原則。若需採用管灌飲食或是靜脈營養的老年病患，必須遵從營養師的建議及指導，選用正確的管灌飲食配方或學習如何製作適合的飲食，並應確實記錄病患是否有脹氣或腹瀉的狀況，以隨時調整最適合病患的營養配方。

五、癌症的預防飲食

美國癌症學會於1989年對大眾提出癌症的預防飲食，敘述如下：

1.避免肥胖，維持良好的生活習慣。

2.減少日常飲食中油脂的攝取。

3.每天飲食中應包含多樣化的蔬菜跟水果。

4.多攝取膳食纖維含量高的食物，如五穀雜糧類、蔬菜及新鮮的水果。

5.儘量減少或停止飲用酒精性飲料。

6.少吃以鹽醃漬、煙燻或添加了亞硝酸鹽的食物，如香腸、臘肉等。

此外，在1984年，美國癌症學會所提出的預防癌症飲食中，曾強調應多食用十字花科的蔬菜，如包心菜、花椰菜、甘藍及油菜等，十字花科蔬菜被證實對於抗癌有正面的效果。

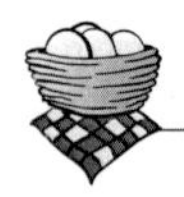

第六節　骨質疏鬆症

隨著老年人口的增加，老年人骨質的退化及隨之發生的骨質疏鬆症，已成為現今社會重大的公共衛生問題。發生骨質疏鬆症的原因很多，其中飲食因子扮演了非常重要的角色。飲食中鈣質、維生素D及蛋白質的攝取量，都與骨骼的健康有關；此外，抽菸、喝酒、活動量等生活型態，也會影響骨質疏鬆症的發生率。

老年性的骨質疏鬆症，通常發生在65歲以後，主要原因是因為腸胃道吸收能力變差、運動不足、骨合成量減少等因素，導致血液中鈣質量降低，骨骼中鈣質被釋出，因而引起骨質疏鬆症。此外，老年人由於常發生糖尿病、貧血等疾病，且常常需要服用各類藥物，也容易造成續發性的骨質疏鬆症。

骨質疏鬆症的症狀包括容易骨折、身高會變矮、駝背等。而根據健保紀錄顯示，髖部骨折的老年女性在一年內的死亡率約為15%，男性為22%，這些現象都讓社會的醫療費用及照顧成本大大提高。

骨質疏鬆症的飲食治療中，最重要的就是要多增加鈣質的攝取。

發燒話題　更年期怎麼吃最保健？

營養是養生中相當重要的一環，維持良好、均衡的飲食習慣是最基本的要素。如何讓女性朋友安然度過更年期呢？除了必須做到不以「吃」來滿足情緒上的不穩定，以免導致肥胖之外，也要針對生理上的需求，補充適當的營養素。

女性更年期會發生各種不適的症狀，如熱潮紅、心悸、失眠、陰道環境的改變、泌尿系統的改變等等，其飲食調理方法及營養保健原則如下：

1.熱潮紅、心悸、失眠：多選擇黃豆、苜蓿芽、牛蒡、櫻桃、蘋果、大蒜等富含植物雌激素的食物；減少紅肉攝取量；避免飲用咖啡。
2.陰道乾澀、發炎感染：優格或優酪乳可減少及改善發炎感染。
3.頻尿、尿失禁、尿道感染：避免飲用大量的水分，尤其是睡前；少吃利尿的食物，如西瓜、酒精、含咖啡因（咖啡、茶、可樂）的飲料；另外，可食用蔓越莓以預防尿道感染。

■更年期營養保健

1.均衡飲食：
(1)蔬菜：每日至少3份（半碗或100公克為1份），其中有1份為深綠色蔬菜。
(2)水果：每日至少2份，食用各種顏色的蔬果。蔬果的顏色可分為紅、橙、黃、綠、藍、紫、白等七色，各種顏色的蔬果裡所含的維生素、礦物質、纖維，以及植物性化學成分都不大一樣，所以蔬果的選食建議採用「彩虹攝食原則」。
(3)五穀根莖類：每日兩碗半至三碗，可依活動量及體重調整。建議至少一半以上選自全穀類及雜糧，不僅營養價值較高，且可預防慢性文明病的發生。
(4)豆、魚、肉、蛋類：每日4至5份，肉類要去油、去皮，並可以白肉（雞肉或魚肉）、黃豆製品代替紅肉。魚類可選擇深海魚類，如秋刀魚、鮭魚、土魠魚、鯖魚等，因為富含魚油，有利心血管疾病的預防。黃豆類食物含抗氧化劑及似女性荷爾蒙的植物固醇類，可減輕停經的不適症狀。蛋黃含高量膽固醇及飽和脂肪，以每週三個為限。

(5)奶類：每日一至兩杯。奶類富含鈣質食物可補充停經期鈣質的流失，建議選擇低脂或脫脂奶製品減少飽和脂肪的攝取。

2.少油、少鹽、少糖的飲食：

(1)為預防更年期常見的心血管疾病，宜採取低脂（尤其是飽和脂肪）、低鹽的飲食，可降低發生心臟病的危險性。

(2)高鹽食品如調味料（鹽、味精、醬油等）、雞精、一些加工罐頭食品、醃、燻、滷、速食品等應減少食用。

(3)高油食品，即肉類的肥肉及皮的部分，油炸、油煎、油酥食物，烹調宜選用單元不飽和脂肪酸高的油脂，如橄欖油、苦茶油、菜籽油、花生油等，但要限量。少用飽和脂肪酸高者，如豬油、牛油、肥肉、奶油。少吃高膽固醇含量食物，如內臟、蟹黃、蝦卵、魚卵等。

(4)高糖食品，包括甜食、飲料、糕餅及精緻澱粉類。減少高鹽、高糖、高油、高膽固醇食物的攝取，不僅可讓更年期的婦女身材保持健美，亦可減少罹患慢性疾病的風險性。

3.高鈣的飲食：鈣質對於更年期婦女而言相當重要。如何不缺鈣呢？除了多吃富含鈣質的食物，如奶類、魚類（連骨進食）、深綠色蔬菜、豆類及其製品，以獲得足夠的鈣；限制飲酒和碳酸飲料可協助防止鈣吸收過少；飲食也要避免過鹹、過甜，以減少尿鈣流失，雙管齊下以預防或減少骨質繼續流失。

資料來源：整理修改自楊雀戀、舒宜芳、王曉玫（2009）。大紀元新聞網｜文化生活藝術網，更年期怎麼吃最保健？。http://www.epochtimes.com/b5/9/10/19/n2694096.htm，轉載自華成圖書《女性更年期營養與保健》，檢索日期：2011年4月18日。

一、增加鈣質吸收的因素

以下列出會增加鈣質吸收的飲食因素：

1.維生素D：飲食中的維生素D，在經過肝臟跟腎臟的活化作用之後，會形成活化型的維生素D。活化型的維生素D，可增加腸胃道中鈣質的吸收。

2.乳糖：攝取乳糖可提高鈣質在人體的吸收率。當飲食中所攝取的乳糖進入腸胃道後，會慢慢代謝成為乳酸。乳酸會使腸胃道的pH值下降，使腸胃道變成一個有利於鈣質吸收的環境。

二、減少鈣質吸收的因素

以下列出會減少鈣質吸收的飲食因素：

1.過量的膳食纖維：過量的膳食纖維攝取，會減少鈣質在腸胃道中的吸收率。如葉菜類中含有大量的植酸跟草酸，這兩種物質會與鈣質結合成植酸鈣或草酸鈣，並促使鈣質從糞便中排出。因此，不宜攝取太過大量的膳食纖維。

2.磷：磷在腸胃道中會與鈣質競爭吸收，因此當攝取太大量的磷時，也會降低鈣的吸收。

3.其他的飲食習慣：太常飲用咖啡、可樂、濃茶或吃得太鹹時，也會增加鈣質的排泄，使血液中鈣質的濃度下降。

為了預防或改善骨質疏鬆症，衛生署建議55歲之後，每日鈣質的建議攝取量為1,000至1,200毫克，並建議多食用牛奶及豆製品，以攝取天然的鈣質。**表**7-7列出食物的鈣質含量。

表7-7　各類食物每100公克含鈣量

0至100毫克	100至200毫克	200至500毫克	500毫克以上
蛋及其製品、牡蠣、菱角、豌豆、味噌、麵粉、高麗菜、空心菜、花生、毛豆、豬肉鬆、燕麥、蔥、麵粉、瓜子	牛奶、豆乾、文蛤、香菇、杏仁、蓮子、花豆、油豆腐、鮑魚、香菜、地瓜葉	黃豆、黑豆、豆皮、吻仔魚、木耳、枸杞、金針、白芝麻、莧菜	金勾蝦、紫菜、髮菜、魚脯、黑芝麻

資料來源：行政院衛生署（2003）。《中華民國飲食手冊》。

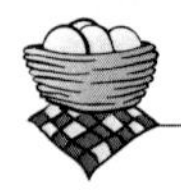

第七節　肝硬化

肝硬化是一種肝臟纖維化的現象，其肝臟表面堅硬及纖維化，並有結節突出在表面。造成肝硬化的可能原因為傳染性肝炎的預後不良、肝臟細胞壞死、長期脂肪肝、長期喝酒等，其中長期喝酒是主要的原因。因為飲酒量的增加，使得酒精、熱量及脂肪的攝取量同時上升，造成體內酮體量上升；而由於肝臟中脂肪的浸潤，導致肝臟細胞產生纖維性變化，長期的結果便造成肝硬化及肝功能受損的症狀。

肝硬化的症狀可分為初期及後期兩方面。初期症狀較輕微，包括嘔吐、食慾不振、上腹痛、腹水、缺鐵性貧血或出血性貧血、疲倦、黃膽等。而肝硬化的後期，就會出現食道靜脈曲張、嚴重腹水、嚴重水腫、肝門靜脈高血壓等症狀。此外，在肝硬化後期，由於器官功能漸漸退化，肝衰竭的結果是不能產生足夠的凝血激素，因此也會使血液凝固的功能受影響。末期的肝硬化，由於器官功能已喪失，肝臟已無法代謝蛋白質及氨，大量的氨會傷害大腦，導致發生肝昏迷。

此外，肝硬化的患者也有可能會發生脂肪瀉的現象，主要是因為肝硬化患者體內會缺乏膽鹽，因此導致脂肪消化不良，而發生脂肪瀉。此外，可能也會造成脂溶性維生素吸收不佳的現象。

患有肝硬化的老年人，其飲食治療的主要目的是要儘量促進肝細胞的再生，儘量維持肝功能。以下列出患有肝硬化的老年人飲食原則：

1.提供可維持理想體重的熱量，一般而言約為每天每公斤體重提供45至50大卡的熱量。
2.嚴格禁止喝酒。
3.沒有出現食道靜脈曲張症狀的老年人，可以酌量增加膳食纖維的量，但已出現食道靜脈曲張的老年人，為了避免刺激食道，建議不要食用質地太粗糙的纖維素，並採用軟質或半流質飲食，以避免食道靜脈曲張破裂而大量出血。
4.為了幫助肝功能的修復，可以多補充維生素B群及葉酸，而為了避免脂溶性維生素的缺乏，可在營養師的建議之下，補充維生素A、D、E、K。
5.脂肪的攝取量建議占總熱量的25%至30%。而有脂肪瀉現象時，建議可以用中鏈脂肪酸（MCT oil）來取代一般膳食用的油脂，降低老年人消化脂肪的負擔。
6.由於肝硬化常伴隨腹水或水腫，因此在飲食中應限制鈉及水分的攝取。水分應限制在每日1,000至1,500毫升，而鈉應限制在每日200至500毫克之間。
7.在蛋白質的攝取量方面，若沒有發生肝昏迷現象的老年人，蛋白質的攝取量可在每日每公斤體重1.5克左右；但若發生肝昏迷的現象，蛋白質的攝取量則必須限制在每日每公斤體重1克左右，並應多提供高品質的蛋白質，如蛋、牛奶、瘦肉類等。

【問題與討論】

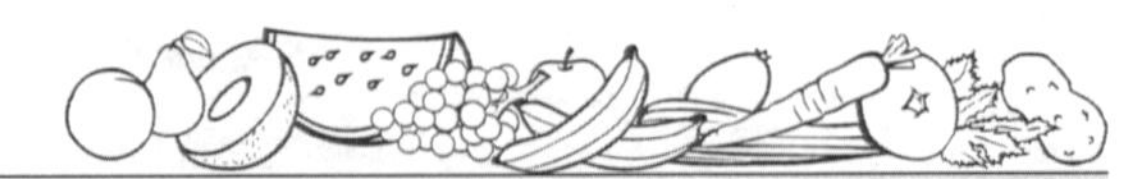

一、試列舉出有利於鈣質吸收及不利於鈣質吸收的因素。

二、肝硬化會出現哪些症狀？須遵守哪些飲食原則？

三、列舉出癌症的初期徵候。

四、列舉出糖尿病的飲食原則。

五、何謂高血壓的DASH飲食？

六、糖尿病的併發症有哪些？

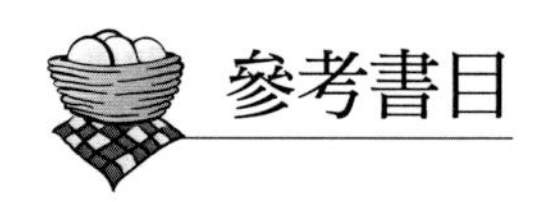

參考書目

行政院衛生署（2002）。健康達人125，疾病與治療。http://healthpromotion.doh.gov.tw/health/health-4.asp，檢索日期：2011年4月18日。

行政院衛生署（2003）。《中華民國飲食手冊》。臺北：行政院衛生署。

行政院衛生署（2003）。癌症統計資料，http://www.doh.gov.tw，檢索日期：2011年4月18日。

行政院衛生署食物代換表（2010）。食物代換表，http://210.60.0.235/biochemistry/nutrition/BasicNutrition/xechange.htm，檢索日期：2011年4月18日。

板倉宏重等（2000）。《生活習慣病的醫療與食療》。臺北：暢文。

孫家棟（1994)。《簡明護理病理學》。臺北：匯華。

張仙平（1997）。《糖尿病人照顧專輯》。臺北：嘉新肇福文化基金會。

陳珮蓉（1998）。《實用膳食療養學：心血管疾病及高脂血症》。臺北：匯華。

陳淑娟（2002）。《臨床營養學》。臺北：合記。

彭巧珍等（2002）。《實用膳食療養學》。臺中：華格那。

楊淑惠等（2005）。《膳食療養學》。臺北：永大。

廖廣義等（1988）。《外科營養學》。臺北：聯經。

臺大醫院營養部（2000）。《家庭營養師》。臺北：天下生活。

蔡秀玲、郭靜香（2001）。《生命期營養》。臺北：藝軒。

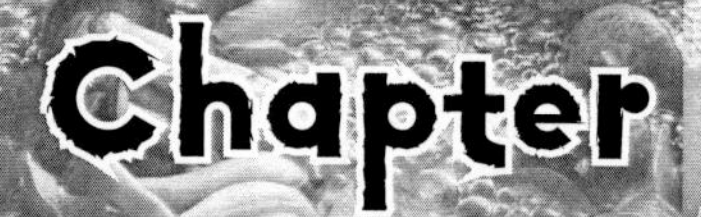

8

老年人健康食品的補充

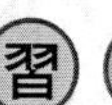

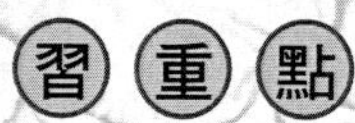

讀完本章後，同學應能學習到：

■健康食品的定義

■健康食品主要功能的訴求

■瞭解臺灣老年人健康食品的食用狀況

■瞭解並幫助老年人選購健康食品的原則

導　論

臺灣即將邁入高齡化的社會，老年人慢性病發生率的增加、醫療成本的支出、健保醫療費用的增加已成為政府一大負擔與社會日趨嚴重的課題。而市面上健康食品的種類非常多，究竟哪一種具有真正的保健功效，或是究竟該如何選擇健康食品，則並不是一般大眾都能瞭解的。如果健康食品的製造廠商製造出真正具有保健功效、有益國人身體健康、同時價格合理的健康食品讓國人食用，則國民有了健康就能儘量減少健保支出費用，減輕國家財政負擔，對於國人及國家都是非常有益的。而有學者也預測2011年的保健食品市場規模，將達到900億元，且會呈現穩定成長的趨勢。

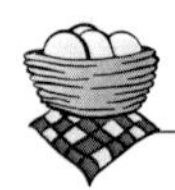

第一節　健康食品的定義

依據民國88年2月3日公布的「健康食品管理法」的定義，健康食品是指提供特殊營養素或具有特定的保健功效，特別加以標示或廣告，而非以治療、矯正人類疾病為目的之食品；且食品必須符合下列兩項條件才屬於健康食品之規定：(1)提供特殊營養素或具有特定之保健功效；(2)特別標示或廣告「提供特殊營養素」或「具有特定之保健功效」。值得注意的是，即使產品名稱不用「健康食品」這四個字，仍必須受健康食品管理法的規範，食品標示或廣告提供特殊營養素或具有特定保健功效者，或產品之宣稱內容如果涉及「提供特殊營養素」或「具有特定保健功效」，則屬於健康食品管理法的管理對象。如果健康食品經行政院衛生署或衛生署委託之機構查驗登記核可，即發給許可證，始得使用「健康食品」標準圖樣。（如圖8-1）

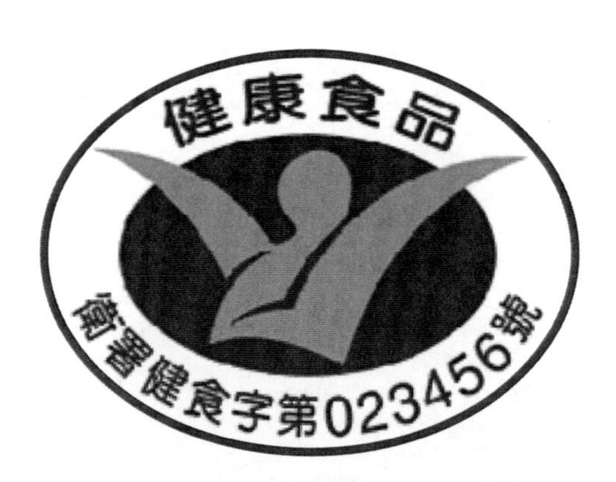

圖8-1　行政院衛生署健康食品標章

資料來源：行政院衛生署食品藥物消費者知識服務網（2010），http://consumer.fda.gov.tw/Food/InfoHealthFood.aspx?nodeID=162#，檢索日期：2011年6月14日。

健康食品不能代替均衡飲食，也無法代替治病的藥品。消費者常將健康食品當做藥品，希望藉由健康食品來治療疾病，這是錯誤的觀念。因為疾病往往是因為長期錯誤的飲食或生活習慣累積所造成的，所以不應該期望服用健康食品就能一針見效。此外，市面上或是電視廣告中，常常有過度行銷或將健康食品的功效誇大的形容詞出現，消費者必須提高警覺，並且選擇經過衛生署認證的健康食品。衛生署所認證的健康食品，其保健功效皆已經過一定程度的科學證明，對於服用該健康食品的消費者而言，是較有保障的。

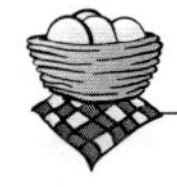

第二節　行政院衛生署審核通過的健康食品

依據健康食品管理法規定，健康食品的保健功效有：調節血脂功能、調整腸胃功能、調整免疫機能功能、骨質保健功能、牙齒保健功能、調節血糖功能、護肝功能（針對化學性肝損傷）、抗疲勞功能、延緩衰老功能、輔助調節血壓、輔助調節過敏體質、促進鐵吸收、不易形

發燒話題　健康食品　不是藥品

市面上健康食品琳瑯滿目，但是很多人卻不知道健康食品不同於藥品或食品，其具有特定保健功效的食品，可以增進健康、減少疾病危害風險，但是無法治療或矯治人類疾病。

凡經衛生署核准上市的健康食品，會有衛署健食字號、衛署健食規字號及健康食品標章，如「衛署健食字第A00000號」或「衛署健食規字第000000號」及標章。

雖然健康食品不是藥品，但是使用上也有潛在的危險性，千萬不能因為它是食品而大意。選擇健康食品時，可尋求專業諮詢，正確使用，並定期評估身體狀況；發生不良反應立即停止使用，如果停用未改善，或發生嚴重不良反應一定要就醫治療。

財團法人藥害救濟基金會為促進民眾使用健康食品及錠膠劑型之食品的安全性，建置了「全國健康食品及膠囊錠狀食品非預期反應通報系統」，並於醫院、健康食品廠商及地方衛生單位等處建置通報窗口。凡是經衛生署核准上市具衛署健食字號、衛署健食規字號的健康食品及市售錠、膠劑型之其他保健食品，如食用發生任何不適而就醫，或未達宣稱之保健功效者，皆可進行通報。

資料來源：王爾瑩（2010）。自由電子報，健康食品　不是藥品，http://www.libertytimes.com.tw/2010/new/aug/2/today-health4.htm，檢索日期：2011年4月19日。

成體脂肪等十三項。而截至民國100年5月29日為止，行政院衛生署所審核通過的健康食品共有一百九十六筆記錄。若想瞭解目前臺灣合法的健康食品完整之列表，可上行政院衛生署：http://consumer.fda.gov.tw/Food/InfoHealthFood.aspx?nodeID=162#（食品藥物消費者知識服務網）查詢。以下以各項保健功能分類，列出幾種較常見的健康食品供讀者參考（**表8-1**）。

表8-1　行政院衛生署審核通過的常見健康食品

功效種類	產品名稱	保健功效訴求
調節血脂功能	威望身寶寧、桂格大燕麥片、統一低糖高纖豆漿、茶裏王日式無糖綠茶、賜多利奶粉、金車甲殼素複方膠囊、得意的一天健康三益葵花油、愛之味番茄汁、洛神花保健膠囊、引藻片	降低血中總膽固醇、降低血中低密度脂蛋白膽固醇、降低血中三酸甘油酯、增加血中高密度脂蛋白膽固醇、延緩血中低密度脂蛋白膽固醇氧化
腸胃功能改善	統一AB優酪乳、味全優酪乳、御茶園每朝健康綠茶、林鳳營優酪乳、奧利多碳酸飲料、LGG優酪乳、如新華茂益生菌配方、光泉晶球優酪乳、威望常寶寧、優沛蕾ABC三益菌優酪乳	能通過胃酸及膽酸考驗、有助增加腸內益生菌、可降低腸道細菌感染、有助於增加排便量、有助於降低胃幽門螺旋桿菌之數量
免疫調節功能	雙鶴極品靈芝、葡萄王靈芝王、桂格活靈芝滋補液、台糖活力養生飲、天然綠藻錠、桂格守護成長奶、如新華茂超級靈芝、賜多利奶粉、田中寶養生液、優沛蕾原味龍根優酪乳	可促進免疫細胞增生能力、可調節T細胞功能、可促進自然殺手細胞活性、可促進吞噬細胞活性
骨質保健功能	威望佳美鈣、科達股立補膠囊、光泉固鈣牛乳、福樂鈣多多健康牛乳—低脂配方、福樂鈣多多低脂優酪乳	幫助鈣質的吸收，可幫助骨質保健
牙齒保健功能	波爾益牙口香糖（綠茶薄荷）、木糖醇+2無糖口香糖—蘋果薄荷、木糖醇+2無糖口香糖—清涼薄荷、保亦康口含錠、益齒達無糖口香糖—薄荷、益齒達無糖口香糖－沁甜草莓	減少口腔內的牙菌斑、減少牙菌斑內鏈球菌數量、有助於降低蛀牙發生
調節血糖功能	加特福GT&F奶粉、膳纖熟飯、桂格平安燕麥片、引藻片（小球藻）、炳翰人參粉、双健茶王、統一健康3D錠狀食品、清唐速膠囊	有助於降低空腹血糖值、對禁食血糖值偏高者，具有輔助調節作用
護肝功能	維力康膠囊、桂格養氣人蔘、白蘭氏五味子芝麻錠、雙鶴極品靈芝、白蘭氏旭沛蜆精、台糖蜆精、國鼎牛樟芝菌絲體、樟芝王菌絲體膠囊、世華台灣金線連膠囊、如新華茂超級靈芝	降低血清GOT及GPT值、增加肝臟蛋白質含量、增加血清白蛋白含量
抗疲勞功能	白蘭氏雞精、如新華茂蟲草精沛膠囊、統一四物雞精、益力蔘、桂格養氣人蔘雞精、桂格帝王飲雞精	有助於改善血液中尿素氮與乳酸代謝、可加速運動後恢復期血乳酸及血氨濃度下降，有助於增進運動後疲勞的消除

（續）表8-1　行政院衛生署審核通過的常見健康食品

功效種類	產品名稱	保健功效訴求
延緩衰老功能	雙鶴御品靈芝、天地合補頂級玫瑰四物飲	有助於增加血漿中總抗氧化能力、經易老化老鼠動物實驗結果顯示，有助於延緩老化
輔助調節血壓	可爾必思發酵乳（安益乳）	有助於延緩血壓上升
輔助調節過敏體質	賜多利菁華（粉末食品）、普羅敏膠囊、養樂多300LIGHT活菌發酵乳、統一LP33機能優酪乳、樂亦康膠囊、舒敏家百億益生菌、LS99機能優酪乳	有助於減少血清中特異性IgE 抗體之生成、有助於促進脾臟細胞IFN-γ分泌量、有助於促進體內IgA抗體生成、有助於促進自然殺手細胞活性、有助於調節T細胞功能
促進鐵吸收	李時珍四物鐵飲料	根據動物試驗結果顯示，有助於促進鐵吸收、有助於增加血紅素生成
不易形成體脂肪	益品年食用油、統一綺麗健康油、双健茶王、黑烏龍茶、茶裏王濃茶阿里山烏龍茶	較不易囤積體脂肪、有助於減低飲食脂肪的吸收、有助於減少體脂肪之形成

資料來源：行政院衛生署食品藥物消費者知識服務網（2010），http://consumer.fda.gov.tw/Food/InfoHealthFood.aspx?nodeID=162#，檢索日期：2011年6月14日。

此外，在民國96年12月，行政院衛生署為了讓更多的產品都能成為合法的健康食品，因此實施了「健食規字號」的制度。此制度是由業者對產品進行文獻考證，查驗制度比較簡便，代表此健康食品之功效認證是「由學理得知，非由實驗確認」。目前「健食規字號」主要是適用於魚油及紅麴兩類的健康食品。以下列出截至民國100年5月31日止已獲得「健食規字號」，共十一項健康食品供讀者參考（**表**8-2、**表**8-3）。

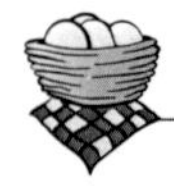

第三節　臺灣老人食用健康食品的狀況

老年人由於活動量較少，代謝率降低，因此對於熱量的需求較年輕

表8-2　行政院衛生署審核通過的常見健食規字號的健康食品

中文品名	保健功效
濟生活力深海魚油膠囊	調節血脂功能
如新華茂精選魚油	調節血脂功能
台糖青邁魚油膠囊	調節血脂功能
麥荷氏紅麴膠囊	調節血脂功能
台糖紅麴膠囊	調節血脂功能
懷特麴寶®天然紅麴膠囊	調節血脂功能
特級紅麴膠囊	調節血脂功能
三多健康魚油軟膠囊	調節血脂功能
伊仕媚健康黃金魚油	調節血脂功能
雅芳康采紅麴膠囊	調節血脂功能
濟生紅麴王	調節血脂功能

資料來源：行政院衛生署食品藥物消費者知識服務網（2010），http://consumer.fda.gov.tw/Food/InfoHealthFood.aspx?nodeID=162#，檢索日期：2011年6月14日。

表8-3　健食字號與健食規字號比較表

項目	健食字號	健食規字號
實行方式	由業者進行與該產品保健成份相關的動物或臨床人體試驗，以取得該食品的保健功效之證據或數據	由業者對產品的成分進行文獻回顧與查證，保健功效由學理得知，因此此制度比較簡便
實行時間	民國88年8月	民國96年12月
產品之保健功效評估報告	有	無
產品之安全評估報告	有	無
產品衛生檢驗規格及其檢驗報告	有	有
產品宣稱（以紅麴產品為例）	1.有助於降低血中總膽固醇。 2.有助於降低血中低密度脂蛋白膽固醇。 3.有助於減少發生腦心血管疾病的危險因子。	本產品可能有助於降低血中總膽固醇；其功效由學理得知，非由實驗確認。

資料來源：作者整理製表。

人為低，但是老年人對於蛋白質、維生素、礦物質等營養素的需求，並未隨著年齡而減少。此外，有許多老年人患有慢性疾病，在飲食上也需要補充營養或是進行營養介入的治療。因此，在目前市面上的保健食品中，其功效多以調節血脂、延緩老化及改善骨質疏鬆為主要訴求。

根據陳師瑩等人（2004）在1999至2000年所做的「臺灣地區老人營養狀況調查」之結果，目前臺灣65歲以上的國人服用膳食補充品的比率在男性為30.1%、女性為34.9%；女性服用膳食補充品的比率明顯高於男性；北部的受訪者服用膳食補充品的比率（57.8%）皆較其他地區顯著較高，但山地地區、東部與中部地區服用膳食補充品的比率較其他地區顯著較低；除了性別與都市化程度的差異，調查結果也顯示教育程度較高、個人每月收入較高、與疾病有關的營養知識成績較高者、認為每天要補充維生素或礦物質者、採行蛋奶素者、有固定吃保健藥品者、經常注意飲食營養方面的知識者、比較清楚瞭解或注意自己的健康狀況與經常運動的受訪者，在服用膳食補充品的比率上都較高。此外，退休前的行業、疾病史也與是否服用膳食補充品有關。男性選擇多種補充品或單一補充品與其教育程度、退休前行業與個人每月收入有關，女性則受到教育程度、退休前行業與地區層別的影響。65歲以上國人在維生素或礦物質之補充劑使用的狀況中，以綜合維生素與礦物質（16.8%）為主要選擇，其次依序是鈣（12.1%）、維生素E（11.3%）；在其他補充品的使用狀況中，以魚油（5.3%）與人蔘（4.9%）為主要選擇。選擇膳食補充品的商品數分布，男、女性皆有五成的人只選擇一種膳食補充品，並且隨著選擇膳食補充品的商品數增加而人數遞減。

此外，根據陳師瑩等人所進行的另一項有關於「臺灣65歲以上國人服用膳食補充品狀況及其營養素攝取量2005-2008」之研究中，顯示老年人服用膳食補充品的比例，男性為45.7%，女性為52.2%，與先前的研究相較，比例有增加之趨勢。而女性服用補充品的比例均高於男性，可能是因為女性對於個人健康狀況及營養問題比男性較為重視之因。老年人服用補充品的比例雖提高，仍低於美國的63.3%，但高於韓國的23.8%、中國的8.5%，而與日本的45.8%是相似的。此外，此研究發現臺灣東部服用營養補充品的比例從之前的5.4%上升至44.0%，此表示近年來都市化程度較低的地區，也逐漸開始重視服用補充品。

在老年人所服用的補充品種類比例方面，依序為葡萄糖胺（36%）、綜合維生素及礦物質（34.2%）、鈣片（11.3%）、魚油（11.2%）、維生素B群（9.2%）、中藥類（5.3%）、維生素E（4.2%）、維生素D加鈣（4.0%）、維生素C（3.4%）及天然物質萃取物（3.2%）。值得注意的是，女性服用葡萄糖胺、鈣片、維生素D加鈣的比例皆比男性高，顯示女性較男性注重骨骼及關節的問題，這可能與近年來預防骨骼關節保健意識抬頭以及相關廣告影響有關。此研究也發現銀杏及靈芝為老年人最常服用的中草藥類補充品。而在老年人服用補充品的目的方面，前五大目的依序為：補充營養不均衡（40.3%）、預防關節退化（32.5%）、預防骨質疏鬆（23.7%）、其他（13.5%）以及調整血脂膽固醇（9.9%）。

由以上研究可得知，目前臺灣老年人使用健康食品或補充品的比例是與日俱增的，然而，由於老年人往往並沒有選購適合自己營養補充品的專業能力，因此有時可能會因為服用了錯誤的營養補充品而導致適得其反的結果。而根據美國國家衛生研究院研究顯示，過高劑量的維生素或礦物質補充劑可能會有害健康，尤其對於老年人而言，若補充過多，可能會造成老年人肝臟或腎臟的負擔。因此，老年人是否應補充健康食品實應謹慎小心地評估，並遵從醫師或營養師的建議。在為老年人選購健康食品時，建議遵守以下原則：

1.根據自己的需求選擇保健食品：以保健食品功能分類可以看出，每種保健食品都有一定的功能，沒有一種保健食品具備了所有的功能。因此，一定要根據自己的需要選購保健食品，千萬不要隨便相信電視廣告或是購物頻道而盲目購買。

2.注意是否有政府認證的保健食品標誌：購買保健食品一定要注意是

否有衛生署核准的健康食品標誌，沒有標誌的不要買。因為根據目前政府的規定，在取得健康食品的認證前，必須先通過衛生署的毒性測試，因此購買經衛生署核准的保健食品，才是有保障的。此外，還應注意產品的有效期限，儘量不要購買快要接近保存期限的產品。

3.購買時應仔細閱讀產品標示：包括成分、含量、出品工廠等，建議儘量購買較有知名度廠家的產品，品質一般可以得到保證。此外，在購買或使用上有任何問題，應請教醫生或營養師，並聽從其建議，小心攝取健康食品。

4.注意食用保健食品後的身體狀況：食用保健食品一段時間後，應密切注意對自己身體功能調節的情況，如食用調節血糖、血脂的保健食品，應經常檢查自己的血糖、血脂，瞭解是否確有調節功能。此外，必須注意在食用完健康食品後，身體是否有不適的情形，若發生不適，應馬上停用並儘速就醫。

5.藥補不如食補：臺灣民間有一句諺語「藥補不如食補」，雖然保健食品不是藥物，但和普通飲食有一定區別，因此如果不是身體確實需要進行功能調節，建議不要隨意食用保健食品。其實要維持健康，最好的辦法應該是調整自己的生活型態，並保持良好的飲食習慣，平衡膳食，這是最重要且基本的。

發燒話題 十二種保健食品恐危害健康

最新一期美國《消費者報導》（*Consumer Reports*）指出，包括烏頭草在內共計十二種草藥製成的保健食品（dietary supplements）可能危害人體健康，消費者應避免服用。

美國權威消費雜誌《消費者報導》在最新一期9月號的調查報告指出，去年美國民眾花在購買健康食品的花費，累計高達267億美元，但消費者卻不知道販售這些健康食品的業者其實並不能證實這些產品確實安全有療效，由於缺乏具體規範，有些產品甚至含有重金屬、殺蟲劑與處方籤藥品。

這十二種保健食品包括：烏頭草（aconite）、苦橙（bitter orange）、小槲樹（chaparral）、膠體銀（colloidal silver）、款冬（coltsfoot）、紫草（comfrey，又稱康復力）、紫羅蘭（country mallow）、鍺（germanium）、白屈菜（greater celandine）、卡瓦椒（kava kava）、半邊蓮（lobelia）和育亨賓（yohimbe）。

《消費者報導》報告指出，常常被用來消炎、治療傷口與關節疼痛的烏頭草，對於人體健康的潛在威脅可能是具有毒性的，會導致噁心、嘔吐，甚至低血壓、呼吸系統麻痺、心律不整及死亡。具有減肥、治療鼻塞等效果的苦橙，副作用可能導致昏厥、心律不整、爆發心臟病、中風甚至死亡。小槲樹常被用來治療感冒，且有排毒效果，但副作用則可能損害肝臟、造成腎臟問題。膠體銀有助減輕細菌感染或食物中毒，卻可能讓人皮膚變成藍色、黏膜變色及損害腎臟。款冬可減輕咳嗽、喉嚨痛、氣喘，潛在威脅則可能留下肝臟問題或導致癌症。同樣的，可治咳嗽的紫草，不良後作用也是留下肝臟問題或導致癌症。紫羅蘭對鼻塞、支氣管炎等有舒緩效果，卻可能引發心臟病、中風、心律不整甚至死亡。常被用來減輕疼痛、消炎的鍺，不但可能損害腎臟，也可能致死。可以減輕腸胃不適的白屈菜，潛在威脅是可能帶來肝臟的損壞。被認為有降低焦慮效果的卡瓦椒，潛在威脅也是可能損壞肝臟。半邊蓮能消除咳嗽，但具有毒性，服用過量會導致心跳加速，血壓降到極低，陷入昏迷，甚至可能致死。育亨賓被認為可改善性器官勃起障礙，並可減輕胸部疼痛，雖服用一般劑量卻可能造成血壓高、心跳加速，如果服用過量則可能導致血壓嚴重降低，產生心臟問題，甚至死亡。

資料來源：顏伶如（2010）。12種保健食品恐危害健康，中央社記者顏伶如波特蘭3日專電，http://www.hantang.com/chinese/ch_Articles/food14.htm，檢索日期：2011年4月19日。

發燒話題 毒塑化劑危害全臺

民國100年5月底，臺灣爆發了含有毒塑化劑黑心食品流竄全臺的事件，使民眾人心惶惶，不僅在運動飲料、果汁飲料及茶飲料等食品中驗出了有毒塑化劑，一些知名廠商所生產的營養補充品，例如鈣片、維他命咀嚼錠、乳酸菌粉末、膠原酵素粉、洋車前子粉、天然葉黃素、益生菌口含錠等，也都被驗出含有毒塑化劑。

起雲劑是一種合法的食品添加物，可幫助食品的乳化，常添加在運動飲料、果汁及果凍等食品，但也可能用在優酪或檸檬果汁粉末等食品，通常是由阿拉伯膠、乳化劑、棕櫚油及多種食品添加物混合製成。這次會爆發此事件，是因為有不肖廠商為了節省成本，以塑化劑（DEHP）取代合法的起雲劑，加入食品原料中而被查獲。DEHP是鄰苯二甲酸2-乙基己基酯Di-(2-ethylhexyl) phthalate的簡稱，為無色、無味的液體，在一般的塑膠製品中（特別是PVC製品）通常可發現DEHP存在。雖然DEHP對動物的急性毒性很低，但因具有環境荷爾蒙的特性，在長期攝入高劑量時會提高老鼠發生肝臟腫瘤的機率。

國際癌症研究中心（IARC）根據動物實驗之研究結果，已預定將DEHP歸類為第2B級人類致癌因子，僅為可能致癌因子，亦即對動物而言，為一很可能之致癌物，但對人類為可能致癌物。臺灣環保署已於民國88年公告將DEHP列為第四類毒性化學物質予以列管。衛生署亦參照國際間對食品塑膠包裝的管理規範，於民國99年11月22日公告修正「食品器具容器包裝衛生標準」，增訂塑膠類中DEHP的溶出限量標準為1.5ppm以下，食品中不得添加DEHP。

此外根據有限的人類流行病學研究，並參考DEHP對於動物之可能影響，DEHP對人體的主要風險為生殖毒性，特別是對男胎、男性幼童的影響較大，可能產生精子減少、生殖器短小、隱睪症及青春期產生男性女乳症等；其次，DEHP與甲狀腺異常、肝毒性及致癌風險也可能有關。體重較輕的兒童風險會提高，此外由於塑化劑DEHP的傷害主要在生殖功能，提醒孕婦及兒童須更加留意。

此次事件中發現除了一般民眾常喝的果汁飲料、運動飲料及茶飲料之外，老年人服用的鈣片及維他命咀嚼錠中，也發現含有塑化劑，若長期服用可能會嚴重影響老年人的健康。根據衛生署的公告，民國100年5月31日零時起，廠商需提出安全證明方能販售「運動飲料」、「果汁飲料」、「茶飲料」、「果醬、果漿或果凍」及「膠狀粉狀之劑形」等五大類食品。因此消費者在選購時，應該依下列步驟：

1.先看看是否屬於五大類食品。
2.問問是否有安全合格證明。
3.如果沒有證明，請通知店家下架，並向衛生局舉報。
4.有證明時，則請安心選購食（飲）用。

資料來源：行政院衛生署食品藥物管理局（2011），http://www.fda.gov.tw/itemize_list.aspx?site_content_sn=2448，檢索日期：2011年6月1日；食品藥物消費者知識服務網（2011），http://consumer.fda.gov.tw/Pages/Detail.aspx?nodeID=350&pid=6060，檢索日期：2011年6月1日。

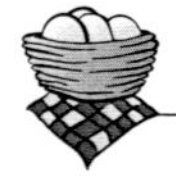

第四節　有益老年人的七種健康食品

日本營養學者越智宏倫博士認為，「為實現抗老化目標，需要掌握個人的營養狀態及老化程度，也需要將健康的心理狀態等因素，列入評斷的基準之中。而抗老化的種種產品終將陸續問世，唯真正對人類有幫助的，不會是藥品，是『食品』。先判定出個人老化的程度，再以一般食品或是輔助食品進行「食療」的抗老化時代終將來到」。這個理論點出日本人口老化速度比臺灣地區快了許多年，因此，日本地區抗老化產品比臺灣早流行了幾年，在楊惠芳所著的《日本抗老市場大未來》一書以專業的角度剖析日本抗老化保健品的流行原料，大膽預測即將席捲亞洲的七種抗老原料，包括蝦紅素、糖鎖、甲肌肽與肌肽、植物性乳酸菌、蜂王乳、MSM & II型膠原蛋白UC-II、大豆等相關產品等。以下分別將其功能分述如下：

■蝦紅素

1980年代後期，日本研究發現蝦紅素具有高抗氧化能力，其抗氧化能力是維他命E的550~1,000倍，是β-胡蘿蔔素的40倍。在日本「綜合臨床」期刊有關「蝦紅素-為保健品原料之研究現況」的內容中指出，蝦紅素具有免疫賦活作用、抗腫瘍作用、筋肉疲勞之抑制作用、糖尿病腎病變的改善、抗發炎、抗幽門螺旋桿菌、抗高血壓及神經保護作用、抗動脈硬化作用，因此對於延緩老化現象有一定的功效。在天然食物中，如鮭魚、鱒魚及蝦等，均為較富含蝦紅素之食物。

■糖鎖

「糖鎖」是近年來所發現的重要物質之一。人體所需的三大營養素是指醣類、脂質、蛋白質，當中有八種單糖類物質會構成人體細胞與細胞相連接的「鎖鏈」，醫學上將之稱為「糖鎖」。糖鎖是人體細胞間負責訊息傳導路徑的重要因素，若糖鎖功能無法維持正常，則細胞與細胞的訊息傳導就會異常，而導致許多健康問題的發生。而現代人的飲食只能確保其中的二至三種，所以從外部均衡的攝取這八種單糖營養素極為重要，如果能均衡攝取糖鎖，高齡者將會擁有更健康的身體及智慧的大腦。

糖鎖的八種糖分別為葡萄糖、半乳糖、甘露糖、果糖、木酮糖、N-乙醯基葡萄糖、N-乙醯基半乳糖、N-乙醯神經氨酸等，它們各具有不同的生理機能，例如提供能量、維持腸內細菌生態平衡、活化巨噬細胞、殺菌作用、維持免疫系統正常化、預防細菌感染、增加鈣質吸收等作用。目前研究皆發現，體內糖鎖功能的異常，可能與癌症、糖尿病、過敏等症狀的發生有關，因此各國都投入很多經費和人力去研究。

■甲肌肽與肌肽

老年人常出現的老化症狀，也包括了體力及精力的衰退。而在日本抗疲勞、恢復體力方面的原料中，目前最熱門的是甲肌肽及肌肽，其實這兩種成份就是雞精中的主要組成份。甲肌肽及肌肽因為具有抗氧化能力，同時具有螯合金屬離子的功用，因此可以減少人體內自由基的產生或累積，老年人若適量攝取甲肌肽及肌肽，可使體力較佳，日常生活的活動也較不會受到影響。

■植物性乳酸菌

東京農業大學岡田早苗教授指出，由奶類、肉類所發酵出來的乳酸菌，稱為「動物性乳酸菌」，而由蔬菜、穀類、芋類、豆類等植物性食品發酵的菌，稱為「植物性乳酸菌」。截至目前為止，一般的研究還是以動物性乳酸菌的研究居多。在一般人的認知中，乳酸菌的作用大多與維持正常的腸胃道功能有關，但有研究發現，植物性乳酸菌具有抗過敏及調節免疫的作用，因此可有助於調節老年人的生理機能，對於一般人及老年人皆有促進健康的益處。

■蜂王乳

在古代，蜂王乳原為皇家御用的滋養聖品，然而，隨著工業化的人工養殖方式，蜂王乳已成為平民百性常食用的健康保健品了。日本有五位研究蜂王乳效用的大學教授，分別指出蜂王乳除了具有活化殺手細胞、預防高血脂、預防高血壓、增殖雙歧桿菌、抗氧化功能外，對於高齡者最怕罹患的癌症、糖尿病、支氣管哮喘、肝病、失眠、胃潰瘍、骨折等症狀皆有不錯的預防及改善效果。

此外，研究也發現，適量補充蜂王乳，可以改善更年期婦女的不安及自律神經之症狀；而蜂王乳中含有的特殊神經傳導物質，對於阿茲海默症及帕金森氏症等疾病，也具有預防的功效。

■MSM和II型膠原蛋白UC-II

人體骨骼與骨骼之間，存在有結締組織，負責骨骼在活動時的緩衝及潤滑作用。而隨著年紀漸增，由於器官逐漸老化，且骨頭間的磨擦越多，造成骨頭間的過度磨擦，因此會導致結締組織慢慢萎縮及退化，進而導致退化性關節炎及嚴重的疼痛現象。目前臨床上一般是用關節炎的止痛藥，但大量服用止痛藥，往往會產生胃、肝及腎臟負擔增加的副作用。目前，在日本有MSM（Methyl Sulfonyl Methane）和II型膠原蛋白UC-II等天然食品，可改善關節炎的症狀。MSM是製造體內結締組織、軟骨或膠原蛋白的重要物質，因此老年人若適量食用MSM，可有助於關節部位的保養及組織修復。在天然食物中，我們可從肉類、家禽、蛋、乳製品等動物性食品及大蒜、洋蔥、花椰菜及高麗菜等天然植物中取得。而II型膠原蛋白是構成軟骨的主要蛋白質，也是關節強韌度的影響因子。老年人隨著年齡增長，軟骨組織會漸漸磨損，因此會引起關節疼痛及關節骨骼相關疾病；若老年人適量攝取UC-II，即有助於關節組織的保養。此外，美國及德國的研究也指出，UC-II對於促進關節健康是有效的，因此對於老人維持正常的行動力相當有幫助。

■大豆

近年來，大豆所製造的保健食品愈來愈多，有人提倡大豆及其製品可當成每天蛋白質的重要來源，來減少肉類等蛋白質的攝取量。大豆又稱黃豆，富含蛋白質和油脂，大多屬必需胺基酸及必需脂肪酸，營養價值高，另外大豆亦含有大豆卵磷脂、維生素E、異黃酮、礦物質及纖維等健康物質，含少量的飽和脂肪酸而不含膽固醇，已成為世界性的天然保健食品。大豆依種皮顏色不同可分成黃豆、青豆、黑豆等。中醫認為大豆具有改善腎臟病、皮膚病、腹瀉、便秘及貧血等疾病的功效，目前科學家發現它還有預防骨質疏鬆症、更年期障礙及降低血膽固醇、抗高血壓、抗氧化等功能，對於老人疾病的預防和治療很有幫助。大豆相關產品包括豆漿、納豆、大豆異黃酮等，其對於老人血脂質的調節、預防血栓性中風及改善更年期綜合障礙皆有幫助。尤其是大豆中所含的納豆激脢，具有清除血栓的作用，它的豐富的膳食纖維，更是幫助老年人保養腸道的好幫手，因此在日本納豆已成為保健養生的熱門食物。

「健康」是每個人追求的目標，平常保持健康，而在罹患疾病時，能早日恢復健康是大家共同的願望。如果能善用健康食品，除了在平日能保持身體的健康外，在生病時也能讓身體儘速恢復健康狀態，對於國人健康狀況的提升是有幫助的。而消費者在選購健康食品時，應選擇有政府認證的「健康食品」標示，同時對於健康食品應有正確的認知，即「健康食品」的地位是介於一般食品與藥品之間，具有「預防保健」及「輔助治療」的功效，是可以促進人體健康的補充品，不能誤用及濫用。

【問題與討論】

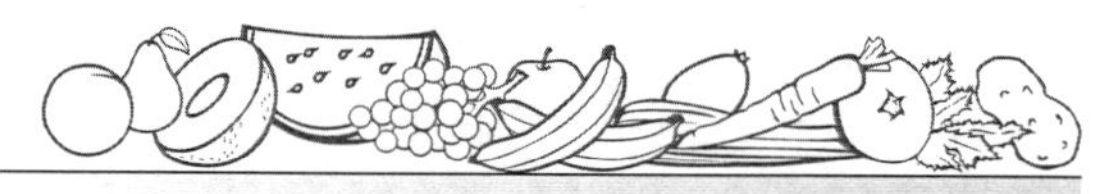

一、請說出健康食品的定義。
二、請說出健康食品的功能訴求。
三、在為老年人選購健康食品時，應注意哪些原則。
四、試列舉三種有益於老年人的健康食品及其主要保健功能。
五、試簡述臺灣老年人服用健康食品的現況。

參考書目

于守洋、崔洪彬（2003）。《保健食品全集》。臺北：九州。

行政院衛生署（2010）。健康食品管理法，http://www.doh.gov.tw/CHT2006/DM/SEARCH_RESULT.aspx，檢索日期：2011年4月19日。

行政院衛生署食品藥物消費者知識服務網（2011）。http://consumer.fda.gov.tw/Food/InfoHealthFood.aspx?nodeID=162#，檢索日期：2011年6月1日。

陳師瑩等（2004）。臺灣地區老人營養健康狀況調查1999-2000：老年人服用膳食補充品的狀況與相關因素。臺北：行政院衛生署。

陳師瑩等（2008）。臺灣65歲以上國人服用膳食補充品狀況及其營養素攝取量NAHSIT 2005-2008。臺北：行政院衛生署。

黃敏雄等（2001）。《健康食品暨保健智慧》。臺北：華香園。

楊惠芳（2007）。《日本抗老市場大未來》。臺北：健康產業流通新聞報有限公司。

劉璞（2005）。《熱門保健食品全書》。臺北：商周出版。

鄭子新（2004）。《中老年人營養保健》。北京：金盾出版社。

鄭慧文（1996）。《新世紀健康食品》。臺北：景泰文化。

賴明宏等（2010）。《普通營養學》。臺中：華格那。

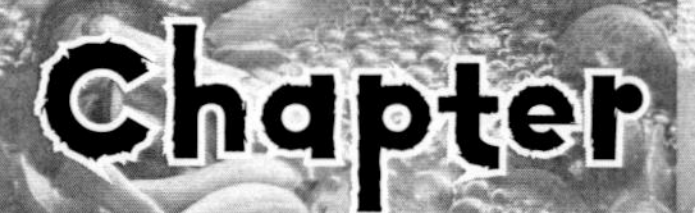

藥物與營養

閱讀完本章後，同學將會學習到：

- ■瞭解藥物的代謝與排泄作用
- ■瞭解何謂藥物的不良反應
- ■老化的生理現象對於藥物使用的影響
- ■藥物對營養的影響
- ■營養對藥物的影響
- ■老年人用藥的注意事項

導　論

不論是對於急性或是慢性疾病，藥物治療在醫療體系中，都扮演了極為重要的角色。而由於身體機能的老化，老年人常常會發生例如高血壓、糖尿病、關節方面等的慢性病，這些慢性病都需要長期地用藥。美國針對超過60歲以上的老年人進行調查，發現大約有90%的老年人有使用一種或一種以上的處方藥；這些老年人在門診平均會拿二至四種處方藥物。而65至84歲的老年人，一年內有61%的人口使用大於或等於三種的藥物，37%的人口使用大於或等於五種的藥物，而19%的人口使用大於或等於七種的藥物。這項結果顯示，藥物服用在老年人的生活中，占有相當大的比例；而由於老年人的吸收及代謝狀況皆較差，因此過量的藥物對老年人而言是很大的生理負擔。根據美國波士頓藥物監測中心的報告，65歲以上的老年人發生藥物不良反應的機率是年輕人的2至5倍，因此老年人用藥及飲食的攝取須更為謹慎。

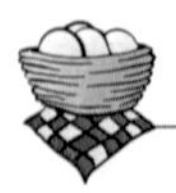

第一節　基本的藥理概念

在人類的一生中，一定會有使用到藥物的機會。有句話說：「藥能救急，也能貽患」。因此，藥物的正確使用對於人體疾病的復原及人體健康的維持有極大的影響。以下先針對基本的藥理概念做簡單的介紹。

一、藥物投予的途徑

藥物投予的途徑取決於藥物本身的性質及治療的快慢，大致上可以分為以下幾種：

1.口服：口服是目前臨床上最普遍的投藥方式。口服後的藥物主要是在十二指腸被吸收，並經由肝門脈循環而進入肝臟中，再進入到全身循環中。

2.舌下投藥：經由舌下投藥途徑的代表藥物是nitroglycerin。此種投藥方式是使藥物擴散到微血管中而直接進入全身循環系統。

3.肛門投藥：肛門投藥通常用於容易嘔吐的病人，為了減少病人發生服藥後嘔吐的現象，因此經由肛門投藥。經由肛門投藥的優點是藥效受到肝臟代謝的影響很小。

4.非經腸道的投藥方式：這種投藥方式通常用於在腸胃道中較不穩定的藥物，或是在腸胃道中吸收效果較不好的藥物。非經腸道的投藥方式一般可以分為靜脈注射、肌肉注射和皮下注射三種。

5.其他方式：除了以上所提到的投藥方式之外，還有吸入（例如氣喘用藥）、局部投予藥物（例如在皮膚上塗抹軟膏）等投予途徑。

二、藥物的排泄及代謝

藥物最主要的排泄器官是腎臟。被代謝後的藥物及其產物會先經過腎絲球的濾出作用、腎小管的主動分泌作用及腎小管的被動再吸收作用，經由腎臟排泄進入尿液中。藥物其他的排泄途徑還包括了糞便、肺、唾液、汗液等。

在藥物的代謝方面，藥物最主要的代謝器官在肝臟。在肝細胞的內質網中，存在著一個酵素系統，負責代謝人體在一般日常生活中所接觸到的化學物質，這個酵素系統稱為肝臟解毒酵素系統或是藥物解毒酵素系統。這個酵素系統的作用可分為兩大類的反應，分別稱為phase I反應及phase II反應。在phase I反應中，主要是針對藥物化學結構中的官能基，藉由氧化、還原、水解等作用，使藥物的官能基失去藥理活性。而在phase II反應中，主要是使藥物的官能基經由共價鍵的結合作用，使之與水溶性較高的物質互相結合。當藥物官能基水溶性增高之後，就較易經由尿液或糞便排出體外，完成藥物的代謝作用。藥物的代謝作用會受到某些因素的影響，列舉如下：

1.藥物的化學結構或是化學特性：如分子量、帶電性等。
2.藥物投予的途徑：如某些口服藥物，在到達其作用位置之前，會先受到肝臟的代謝作用，因此其藥理作用及藥效可能會有影響。
3.飲食：在極度飢餓或營養不良的狀況下，會影響體內的生化代謝，因此可能會影響肝臟解毒酵素系統的各種反應。
4.疾病或其他慢性肝腎疾病：若患有肝臟或腎臟疾病，會影響肝及腎臟的正常功能，進而會影響藥物的排泄或代謝。
5.年齡：嬰幼兒、兒童的肝臟解毒功能並沒有健康成年人那麼成熟，因此對於藥物的代謝能力較差，而老年人由於體內各種器官功能的衰退，因此無法代謝太大量的藥物。所以嬰幼兒、兒童及老年人的用藥劑量都要經過審慎的評估。
6.遺傳：某些藥物，如isoniazid、succinylcholine在體內的某些水解反應，其速度的快慢可能與遺傳因子有關。

三、藥物的不良反應

在使用藥物治療疾病時，有時候會發生一些有害或非預期的反應，此即稱為藥物的不良反應。主要可以分為以下幾種：

1.藥物副作用：藥物副作用是指藥物除了出現治療作用外，還出現與藥效無關的其他反應。藥物副作用通常難以避免，會對病患造成不舒服，但通常較輕微。目前臨床上及常見的藥物副作用包括嗜睡、便秘、腹瀉、頭痛、口乾舌燥等。
2.藥物毒性反應：藥物的毒性反應通常發生在極大量攝取藥物的時候。當長期攝取極大量藥物，而藥物蓄積在體內時，就會對組織或器官的功能造成傷害，此即稱為藥物的慢性中毒；而當攝取極大量藥物後，馬上發生毒性反應，此即稱為藥物的急性中毒。

3.藥物的後遺作用：藥物的後遺作用是指經過一段時間的服藥，在停藥之後，因為血液中藥物濃度不足而引起的不良反應。例如，在長期服用腎上腺皮質激素之後，會引起腎上腺皮質的萎縮。而此時若停止用藥，會導致腎上腺皮質功能低下的不良反應，造成低血壓、心搏過緩、昏睡、精神不佳、食慾不振、體重的喪失、體溫降低、脫水、心搏過緩、虛弱休克、身體肌肉顫抖、多尿、吐血、腹痛等症狀。

4.其他特殊反應：有些具有過敏體質的病患，在服用某些藥物之後，會發生一些藥物的過敏反應。例如青黴素所引起的過敏性休克、氯黴素所引起的再生障礙性貧血等。要預防藥物所引起的過敏現象，在服藥前須先詳讀藥物服用的注意事項，必要時須告知開藥的醫師，病患對藥物產生過敏的歷史，讓醫師在開藥時能避開會引起過敏的藥物，降低藥物不良反應的發生率。

發燒話題　藥找出真兇　避免愈用愈多

臺灣目前已邁入高齡化社會，而老年人常因患有多種慢性疾病而使用多種藥物，可能因藥物副作用或藥品間的交互作用，引發不同的身體反應，造成身體某些不舒服症狀。當老人再次看醫生時，基於要「對症下藥」，又會增加其他藥物的服用；因此，為避免藥物愈用愈多，我們「藥」找出真兇，以達到藥物真正的治療效果，並維護用藥安全。

衛生署豐原醫院藥劑科廖慧伶主任表示，藥物與藥物之間或是藥物與食品之間的交互作用，都可能引發不同的身體反應，甚至影響藥物的效果。藥品的選擇會因個人體質、潛在疾病與對藥品不良反應的耐受力而有不同；無論是到醫院或診所看病、或在社區藥局買藥，皆應告訴醫師或藥師自己的用藥相關資訊，例如藥品過敏史、特殊飲食限制、患有其他疾病、服用其他藥品、懷孕或哺乳等，讓醫師及藥師可以依身體狀況評估後，給予最適切的藥物治療。

豐原醫院曾有一位77歲的老阿嬤，因高血壓、心臟病等慢性病須長期用藥，加上有常年暈眩的老毛病，是個醫院裡的老病號，近來因嚴重暈眩而被送進醫院，經醫師、藥師仔細評估發現，可能因併用了多種藥物而加重暈眩症狀，經適度調整用藥後，不僅用藥品項減少，暈眩症狀也緩解了。

廖慧伶主任表示，其實這種現象是可以避免的，例如有些高血壓、心臟病常用的藥物，如「鈣離子阻斷劑」、「ACE阻斷劑」、「甲型、乙型交感神經阻斷劑（α/β-blockers）」、「血管張力素拮抗劑」、硝酸鹽類藥物、抗心律不整藥物或末梢血管擴張劑等，可能發生暈眩的副作用，或讓原有的暈眩症狀加重，這對老年人而言是一大困擾，民眾往往不知情而一再就醫、一再增加用藥，也就讓暈眩症狀不斷加重了。

廖慧伶主任提醒，用藥期間千萬不要因為有某些不舒服的症狀就要求醫師增加用藥或自行使用藥物，其實只要找出造成身體不適的藥物真兇，就可減少用藥品項，更可避免個人用藥風險如滾雪球般愈來愈大。

資料來源：整理自周志祥（2010）。台灣新生報｜醫藥養生，藥找出真兇 避免愈用愈多，http://61.222.185.194/?FID=12&CID=108292，檢索日期：2011年4月19日。

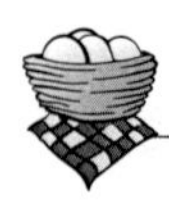

第二節　老化對於藥物使用的影響

根據許多調查結果指出，老年人用藥後發生不良反應的機率為年輕人的2倍。統計數據顯示大於60歲的老年人，發生率為4.8%至15%；大於70歲的老年人，發生率為8.7%至21.9%；大於80歲的老年人則達到24%。由上可見，老年人的老化生理狀態對於藥物的吸收、代謝及排泄等，都會造成影響。以下介紹老化對於藥物使用的影響。

一、藥物的吸收

老年人在生理上的衰退、胃腸道組織及功能上的變化，會影響其對口服藥物吸收的速度及程度。老年人腸胃道血流量減少約40%，且小腸絨毛變少，黏膜的吸收面積約減少30%左右，因此會降低老年人對於藥物的吸收。此外，腸胃道蠕動速度變慢、胃排空時間的增加及胃部酸鹼值的改變（例如70歲老年人的胃酸分泌量減少了20%至25%）等，會改變藥物停留在腸胃道的時間，進而干擾了藥物的吸收。

此外，刺激胃酸分泌會增加鹼性藥物的溶離，進而增加鹼性藥物吸收，刺激膽液分泌會增加非水溶性藥物的溶離使其吸收增加；而由於老年人胃酸、膽消化液及其他消化液分泌量的減少，因此對於鹼性藥物（例如普拿疼）及非水溶性藥物（例如metronidazole這類的抗生素）的吸收率也會隨之降低。

二、藥物的代謝

藥物主要代謝的器官是肝臟，而老年人因為肝臟功能的退化、肝臟酵素活性的降低、肝臟本身血流量的減少，導致肝臟代謝功能衰退，而抑制了藥物的代謝作用。此時一旦老年人服用的藥物量過大，過量的藥物便容易在體內蓄積而引發副作用。

此外，由於老年人身體機能的退化，往往導致老年人發生糖尿病、高血壓或高血脂等慢性疾病，而使許多老年人必須長期服用藥物。然而，無論何種藥物，只要大劑量或長期服用，都容易使老年人體內產生藥物代謝飽和的現象，使藥物在體內蓄積、不容易代謝及排除，甚至可能會使老年人血液中的藥物濃度過高而導致藥物毒性。

綜合上述，一般皆建議老年人在服用藥物時，應減少劑量，約為年輕人的二分之一至三分之一左右，且給藥的時間間隔也應延長。

三、藥物的排泄

人體在進入老年期後，腎血流量僅為年輕人的50%，腎小球及腎小管的功能減退，因而會使腎絲球過濾率及肌酸酐清除率下降。這些變化會導致藥物的腎清除率降低，使藥物在老年人身上無法迅速排出，因此容易蓄積在體內，而造成中毒劑量。因此，建議老年人在使用藥物時，尤其是某些會造成腎臟毒性的藥物，如服用某些抗生素時，應特別注意給藥劑量及給藥的時間間隔，以免造成危險。

此外，由於老年人神經系統的老化、視聽觸嗅味覺退化、平衡感也變差，導致認知功能退化，難以正確用藥，藥物產生的副作用隨之增加，因此藥物的正確使用對於老年人而言就更形重要了。

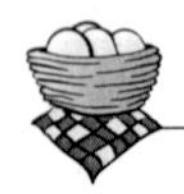

第三節　常見的藥物與食品交互作用

藥物與食物在人體內，常常會產生許多的交互作用。這些交互作用都會影響藥效，或是影響營養素的吸收。以下說明交互作用之機制。

一、藥物會改變營養素的吸收

藥物的服用會改變營養素的吸收狀況，例如降血脂藥會藉由抑制膽鹽的再吸收，而減少脂溶性維生素的吸收。藥物改變營養素吸收的原因有：

1.藥物會抑制膽鹽的分泌或再吸收。
2.藥物會改變腸胃道蠕動速度的快慢。
3.藥物會破壞小腸黏膜，且會使消化酵素系統不活化。
4.藥物的螯合作用，如青黴胺會與金屬離子結合而導致其缺乏。
5.藥物會干擾營養素與受體的結合，使營養素無法進入細胞內。
6.藥物會與營養素競爭酵素系統，如鎮靜劑會與葉酸競爭酵素，而影響到葉酸的吸收。
7.藥物會與營養素結合在一起，而影響其吸收。

二、藥物會改變營養素的排泄

有些藥物可以藉由加速代謝營養素，而導致這些營養素吸收率的下降。這些藥物由於結構與維生素很相似，因此會與維生素互相競爭酵素的吸收位置，使維生素無法被吸收。如癌症用藥甲氨喋呤因與葉酸的結構非常相似，因此會影響到葉酸的吸收，而導致葉酸缺乏症；又如服用利尿劑，會增加鈉及鉀之排泄，導致電解質失去平衡等。

三、藥物會改變食物的攝取與食慾

會影響食慾的藥物包括安非他命及astemizole、鎮定劑等。安非他命會抑制食慾並改變味覺的感受，若常使用會使食慾下降而影響了食物的攝取；還有一些藥物會干擾味覺及嗅覺、引發嘔吐或噁心、造成嘴巴疼痛、刺激腸胃道導致腹瀉、厭食等副作用，這些副作用也會影響服用藥物者的飲食攝取狀況，進而影響到營養素的攝取與吸收。

四、食物會改變藥物的排泄與代謝

食物中含有一些物質，可能會加速或是抑制藥物的代謝作用。例如大量或長期的飲酒會抑制藥物的代謝作用，因此會影響藥效發揮的時間；而食物中的蛋白質及黃酮素等，則會加速藥物的代謝作用。另外，茶葉中含有的單寧酸及茶鹼會與許多種藥物結合而發生沉澱現象，影響藥物的代謝；而牛奶因具輕微鹼性，可能會使腸衣錠提前溶解，導致藥物失效，或不幸灼傷食道。在服用藥物時切勿搭配茶、牛奶、可樂等服用，應遵從醫師的叮囑正確服藥。

發燒話題　藥可以和維他命一起吃嗎？

現在的民眾為了養生，常會吃一些健康食品或者是維他命來保養身體，但這些東西還是無法保證不生病，一旦要吃其他藥物時，就會碰上是不是可以一起吃的問題。

其實若不怕麻煩的話，通常隔開兩個小時吃就可以。只是民眾常常會因為吃的東西實在太多，已經無法抽出時間，所以非得要問個清楚。民眾通常對西藥和其他維他命比較會稍微間隔開來，卻習慣和中藥一起服用，直覺上認為中藥非常溫和，其實這樣反而容易發生危險。中藥和西藥的有效成分都是化學物質，適量是藥，過量即是毒。

我們舉幾個最普遍的例子，現在民眾常會吃阿斯匹靈來預防中風，如果不巧服用中藥裡的當歸、丹參，或健康食品裡的銀杏，就容易引起出血時間延長的現象。慢性病藥中也常有高血壓的藥物，民眾如果服用降壓劑時，又不小心吃到含有麻黃的中藥，就可能因為麻黃的升壓作用，抵消原來降壓藥的效果，可能會導致危險。

也許讀者以為這是特例，其實不然，現在憂鬱症的人很多，如果健康食品的聖約翰草和西藥的血清胺一起服用，就有可能會讓身體裡的血清氨濃度過高，而產生發抖、腹瀉、低血壓的副作用，可見健康食品和西藥也不能亂吃。

我們可能都知道有些抗生素不能跟牛奶一起服用，因為牛奶裡含有鈣離子，會和某些抗生素產生作用，影響這些抗生素的作用。中藥裡常有一些類似作用的藥材，例如石膏、牡蠣。許多人每天都會服用的保健綜合維他命裡，也都有這些金屬礦物質。

有人說不會輸錢的方式就是不要賭，我建議民眾最好能將用藥單純化，將健康食品也當成藥，最好儘量隔開服用。如果真的不知道，最好能請教專業的藥師。

高藥師認為，民眾不妨養成在同一家社區藥局領藥、購買健康食品的習慣，與你所熟悉的藥師有好的互動，藥師才能清楚知道你吃的所有成分，確實做到把關的動作。

資料來源：高啟峯（2010）。大紀元新聞網｜醫療保健，藥可以和維他命一起吃嗎？，http://www.epochtimes.com/b5/10/7/11/n2963313.htm，檢索日期：2011年4月19日。

五、食物會改變藥物的吸收

食物成分會對藥物產生促進或降低吸收的作用。如脂溶性藥物會溶解於食物的脂肪中，加速其吸收速度；飲食中若攝取太大量的果膠，則會降低降膽固醇藥物的吸收率。有某些食物中的成分會吸附藥物，形成大分子複合物，使藥物不易穿透腸道黏膜而造成藥物吸收減少：如食物中的重金屬離子與四環黴素會形成螯合物使溶解度降低造成吸收減少；咖啡、茶等含黃嘌呤類生物鹼，會使抗精神病藥（fluphenazine、haloperidol）形成不溶性沉澱物。有些食物會阻礙藥物與腸黏膜接觸，因此造成藥物吸收率的下降；例如穀類由於含有大量的膳食纖維，因此會減少心臟疾病用藥digoxin在腸胃道中的吸收。此外，含有較高脂肪量的食物，由於會延緩胃排空的時間，因此會造成抗菌藥物黃黴素（griseofulvin）的溶解度增加，進而增加其吸收量。

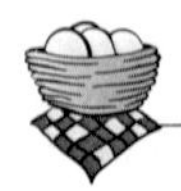

第四節　藥物對營養的影響

在第三節中提到，服用藥物可能會干擾營養素的消化、吸收、利用和代謝。原因是因為藥物會與食物競爭腸黏膜上的結合部位，因此降低了營養素的吸收。此外，有些藥物會干擾某些維生素轉化為活化型，或是會與營養素結合成複合物而阻礙其吸收，這些因素都是造成藥物干擾營養素吸收或代謝的原因。以下即列出老人常使用的藥物及其對營養的影響。

1.抗痙攣藥：長期服用抗痙攣藥，可能會造成葉酸缺乏，使血液中葉酸的濃度降低；也有可能會阻礙維生素D轉變為活化型，影響了維生素D的吸收與利用。

2.抗憂鬱藥：大劑量或長期使用抗憂鬱藥，會導致維生素B_2缺乏，造成便秘等副作用。

3.抗高血壓藥：由於高血壓藥是作用在中樞神經上，因此若長期服用，可能會導致老年人味覺的異常或厭食，並會造成維生素B_6的缺乏。

4.心臟興奮劑：會導致血液中鉀離子的濃度降低，進而引起厭食、噁心及體重減輕的副作用。

5.利尿劑：利尿劑的作用是在增加水分經由尿液的流失，因此也會順帶造成鈉、鉀、鎂及鈣從尿液中流失。

6.降血脂藥：大劑量的降血脂藥可能會造成脂溶性維生素A、D、E、K吸收不佳，也可能會造成水溶性維生素B_{12}及葉酸的缺乏。此外還可能會導致鐵質的耗損，進而使老年人發生貧血的現象。

7.鎮定劑：可能會造成維生素B_2的缺乏，並發生便秘及唾液減少的副作用，進而影響老年人的進食慾望。

8.止痛劑：可能會增加胃及十二指腸潰瘍的發生，導致胃不適，進而影響鐵質及維生素B_{12}的吸收。此外，血液中葉酸跟抗壞血酸的濃度也可能會降低，伴隨鈉離子的滯留。

9.制酸劑：制酸劑對營養素的影響包括抑制維生素A的吸收、抑制維生素B_1的活化、導致磷離子的耗損等。而若長期服用含鎂劑型的制酸劑，又同時有腎功能不良的現象，則可能會增加鎂中毒的危險。

10.止瀉藥：會導致噁心、嘔吐、腹部不適和便秘等副作用，進而會影響老年人的食慾及營養素的攝取狀況。

11.瀉藥：濫用瀉藥會造成鉀離子及鈉的耗損，甚至發生脫水。經常使用甚至會發生瀉藥的依賴性。

12.痛風藥物——秋水仙素：秋水仙素會抑制消化酵素的活性，因此可能會影響到蔗糖、麥芽糖與乳糖的消化與吸收。因此秋水仙素不宜與牛奶，或是含有蔗糖、麥芽糖的甜食一起服用，且至少須間隔一至兩小時分開食用。

13.癌症用藥methotrexate：Methotrexate因為與葉酸的結構相似，在腸胃道中會與葉酸互相競爭吸收，因此容易導致葉酸缺乏症，造成巨球性貧血。

除了以上會直接影響營養素吸收或代謝的藥物之外，還有一些藥物由於會造成老年人腸胃道及口腔方面的副作用，因此也會間接影響老年人的食慾，以及老年人對於食物的攝取情形。**表9-1**列出會影響營養狀況的藥物副作用；**表9-2**則列出會引起小腸吸收不良的藥物成份。

表9-1　影響營養狀況的藥物副作用

藥物	可能之副作用
感冒藥或安眠藥、digoxín（心臟疾病用藥）、theophylline（氣喘用支氣管擴張劑）	厭食
抗副交感神經藥物、麻醉藥、硫化鐵、影響精神之藥物、含鋁和鈣制酸劑、三環抗憂鬱製劑	便秘
緩瀉劑、抗生素、止痛藥、硫化鐵、心臟血管藥、含氫氧化鎂制酸劑、cimetidine（抗胃潰瘍藥）	腹瀉
利尿劑、安眠藥、抗精神藥、抗憂鬱藥、抗組織胺藥、止血消腫藥、抗副交感神經藥、抗腎上腺素製劑、	口乾
Ibuprofen（治療關節炎的止痛退燒藥）、phenylbutazone（關節炎或風濕炎之止痛藥）、indomethacin（消炎藥）、aspirin（解熱、止痛、消炎、抗風濕）、phenolbarbital（鎮靜安眠藥）、corticosteroids（抗發炎藥物）	增加胃的刺激
抗副交感神經藥物、furosemide（利尿劑）及其他鉀消耗藥物	麻痺性腸閉塞
飯前服用大劑量藥物	過早產生飽足感，導致食物攝取不足
利尿劑、血管擴張劑、降血糖製劑、精神亢奮藥、制菌劑、降血脂藥、降高血壓藥、抗組織胺藥	干擾嗅覺及味覺

資料來源：摘自方雅莉、許靖蘭、周麗婷譯（2003），馬鳳歧總校閱，Carol A. Miller著。《老人護理理論與實務》。臺北：五南。

表9-2　引起小腸吸收不良的藥物成分

藥物成分	用途	因小腸吸收不良而受影響的營養素
礦物油	緩瀉劑	胡蘿蔔素、維生素A、D、K
酚酞	緩瀉劑	維生素D、鈣質
新黴素	抗生素	脂肪、礦物質、乳糖、蔗糖、維生素B_{12}
消膽胺	螯合膽酸	脂肪、維生素A、K、B_{12}、D、鐵質
氯化鉀	補充鉀	維生素B_{12}
秋水仙鹼	抗痛風	脂肪、胡蘿蔔素、鈉、鉀、維生素B_{12}、乳糖
二甲雙胍	降血糖	維生素B_{12}
對氨水楊酸	抗肺結核	脂肪、葉酸、維生素B_{12}
水楊酸礦胺吡啶	抗發炎	葉酸

資料來源：摘自徐學儒（1993）。《正確的服藥常識》。臺北：渡假。

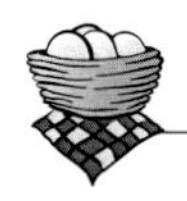

第五節　營養對藥物的影響

藥物不只會影響身體使用營養素的方式，也會改變其他藥物的活性。另外，當某些食物或營養素與藥物一起服用時，也可能會增進或是干擾藥物的作用：

1.酒精：當酒精與止痛藥及ibuprofen一起服用時，可能會增加藥物對於肝臟的毒性，或是增加胃出血的發生率。此外，酒精跟抗組織胺藥物及diphenhydramine、chlorophreniramine一起服用時，有可能會增加睡意，使老年人嗜睡。若需開車或需外出的老年人，須謹慎小心。

2.牛奶：乳製品與抗生素或是四環黴素一起服用時，可能會降低人體對藥物的吸收率，影響藥物的效用，因此建議最好不要用牛奶來輔助藥物的吞食。此外，牛奶與naproxen也會產生交互作用；有研究指出，牛奶可能可以減少naproxen對於腸胃道的刺激作用，然而老年人在服用此類藥物時，還是必須謹慎，並遵從醫師的建議。

3.富含維生素K的食物：富含維生素K的食物，例如動物肝臟、綠花椰菜、菠菜、甘藍菜等；這些富含維生素K的食物若與抗凝劑，如anticoagulant、warfarin等一起服用，有可能會降低藥物的效用。

4.高脂飲食：在攝取脂肪含量較高的食物之後，立刻服用抗黴劑，有可能會增加藥物的吸收。然而，增加藥物的吸收並非都是正面影響，還是必須要看老年人的生理狀況及所服用藥物的種類而定。

5.葡萄柚汁：葡萄柚汁含有大量的類黃酮素，會抑制肝臟解毒酵素的作用，因此當葡萄柚汁與降高血壓藥或抗發炎藥一起服用時，由於代謝藥物的酵素作用被抑制，因此會延緩這些藥物的代謝，使藥效大幅提升，但藥效提高得太多，反而會讓藥物的副作用發生機率提高，並使血液中藥物濃度太高，造成毒性。

6.富含乾酪酸的食物：在服用單胺氧化脢（簡稱MAO）抑制劑藥物時，不可食用富含乾酪酸、多巴胺及組織胺的食物，這些食物有起司、醃鯡魚、啤酒酵母、蠶豆等。因為這種藥物會使身體無法代謝這些胺類，使胺類與腎上腺素皮質素結合，造成頭痛、高血壓、心跳節律障礙等的危險性發生。

7.維生素B_6：在服用抗帕金森氏症藥物時，應避免服用含大量維生素B_6的維生素補充劑。因為維生素B_6會增強大腦神經末梢的L-多巴（L-Dopa）轉化為多巴胺（dopamine），進而降低了藥物的藥效。

8.咖啡因：富含咖啡因的飲料因具有中樞神經興奮的作用，因此服用具中樞神經興奮作用的藥物時，應儘量避免與含咖啡因之飲料一起吞服，否則藥效可能會被干擾。另外，服藥期間也儘量不要抽菸，因為香菸中的尼古丁會增加某些藥物的代謝速率，使作用時效變短，影響到藥效的發揮。

9.碳烤食物：一般藥物皆不宜與碳烤食物一起食用。因為碳烤食物會增加肝臟酵素系統的活性，而加速藥物代謝速率，進而影響藥效。

發燒話題　維他命服用需知

不少人都會服用綜合維它命藥丸來補充營養，但關於這類營養品的訊息您知道多少呢，以下是醫學專家告訴人們的一些訊息，提供各位讀者參考：

1.營養吸收：維生素B_{12}可以幫助代謝葉酸，保護神經系統，富含於肉類食品中，而部分存在於植物中的B_{12}無法被人體所利用，建議素食者可以吃一些含B_{12}的營養品。另外，美國飲食協會建議，服用脂溶性維生素（維他命A、D、E、K）時，最好和含一點油的食物一起吃，效果會最好。

2.避免過量：雖然維生素有益身體健康，但不代表越多越好，例如大量的維他命C或鎂會導致腹瀉，過多的維他命A及菸鹼酸會損害肝臟和其他組織。維生素的攝取以適量為佳。如果你服用的綜合維他命含有鐵質的話，千萬注意不要超過建議劑量，因為除了懷孕婦女、患有貧血及飲食不良的人以外，普通人不需要再額外補充鐵。攝取過多的鐵，會讓身體超過負擔，特別是男性，肝臟、心臟和胰臟都會受到傷害。

3.藥物影響：若有經常服用阿斯匹林，就要當心維他命C的流失；此外，避孕藥內含的雌激素也會使體內的維他命C減少，建議有在使用這兩種藥物的人，可多補充維他命C。此外，一些藥物會影響補給品的吸收，甚至是消耗身體裡儲存的維他命，所以有在用藥的話，可以問問你的醫生或藥劑師，看看你的用藥會影響哪種維他命的吸收。

4.正常飲食：有很多人覺得自己有在另外補充維他命，因而不注重自己的飲食，但維他命只能幫助維持身體健康，沒辦法代替所有食物所內含的營養及礦物質。想要有健康的身體，還是需要有良好的飲食才可以。

5.營養品的保存：注意保存的地方和時間。冷藏的營養品含有動物油及益生菌，氧氣、光和熱會使油脂變質、殺死益生菌。如果放得太久便會失去效用。另外，維他命不是藥物，標籤上的標示並非百分百正確，有需要的話可以到ConsumerLab.com看看你在吃的維生素是否適用。

資料來源：林哲華編譯（2010）。大紀元新聞網｜醫療保健，維他命服用需知，http://epochtimes.com/b5/10/7/15/n2967203.htm，檢索日期：2011年4月19日。

另外，在老年人接受藥物治療的過程中，若老年人出現以下情形，代表可能是發生藥物與營養素交互作用的高危險群，此時須告知醫生，請醫生調整藥物或是調整飲食：

1.最近有體重改變過多的情形。

2.常喝酒。

3.目前正在接受飲食介入治療，攝取蛋白質含量顯著改變的飲食。

4.藥物與餐點同時服用。

5.疾病的症狀持續惡化。

6.抽血檢驗的結果發現有營養素耗損的情形。

此外，老年人常因同時罹患多種疾病，而需要服用多種藥物，在用藥的種類、劑量及時間上，也較年輕人複雜。以下列出老年人服用藥物的注意事項（**圖9-1**）：

1.老年人的視力、聽力或記憶力退化時，可使用市售的藥盒將所需服用的藥物依照時間分類先分裝好，並標示清楚，讓老年人能夠自行取用。

2.在看醫生時，應將老年人目前正在服用的藥物、健康食品、中藥等，詳細告知醫生，讓醫生能開立最適合的藥物。

3.注意藥品的保存期限，若有過期的藥品應立即丟棄，以免老年人誤食而發生危險。

4.藥品的存放應以乾燥的地方為主，注意不要直射到陽光。

5.必須按照醫生的指示服用藥物，千萬不要自己隨意增減藥物的劑量，或更改服藥的時間，這樣可能會影響到藥效。

6.不同種類的藥品，最好不要放在同一個紙袋或瓶罐中，以免老年人因視力不清而拿錯藥。

7.老年人或其照護者可以準備一本藥物紀錄本，記錄藥物的名稱、購買日期、使用方法等，可隨時供查閱。

8.若所服用的藥物種類過於繁多時，可將同一餐要服用的藥物分裝在同一個袋子裡，以防老年人忘記服用某幾種藥物。

家人須負責確認老年人是否按時服用藥物及避免老人誤服藥物，最好由家人進行藥物管理作業，以下是老年人服用藥物的注意事項：

一、什麼藥物

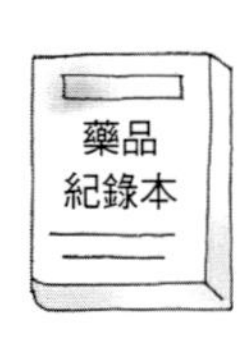

載明所服藥物名稱、處方、購買日期、藥物使用期限、使用目的及方法

二、誰的藥物

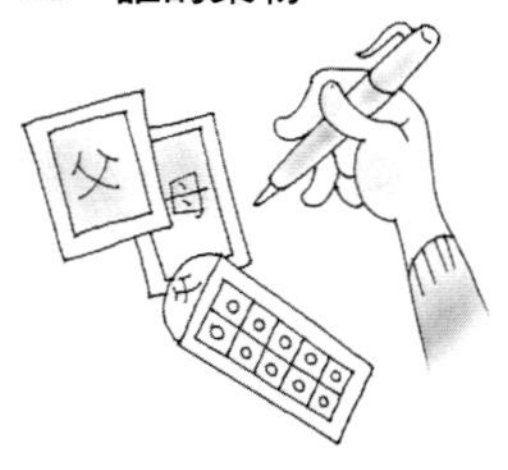

多數藥物看起來都大同小異，故須明白標示清楚是誰的服用藥品，以免誤服藥物

三、什麼時候該吃藥

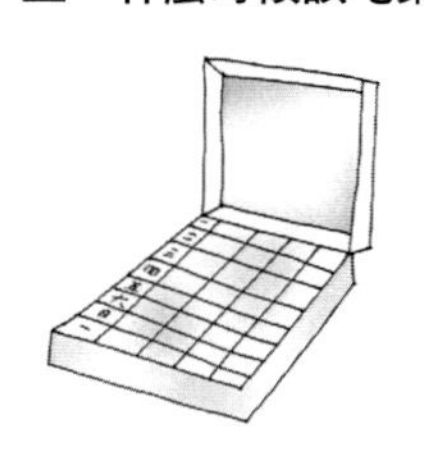

可於一般藥妝店選用適宜的分次、分日的藥盒或藥裝袋

四、是否確實服用藥物

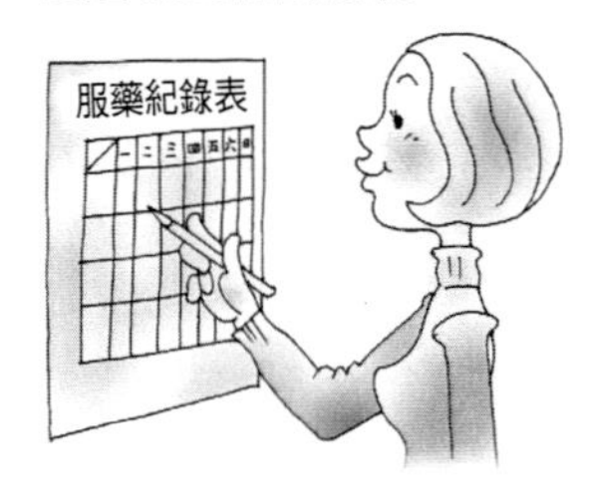

可製表記錄下來是否確實服藥，這對忙碌的現代人而言相當重要

五、將藥品放置在適當的地方

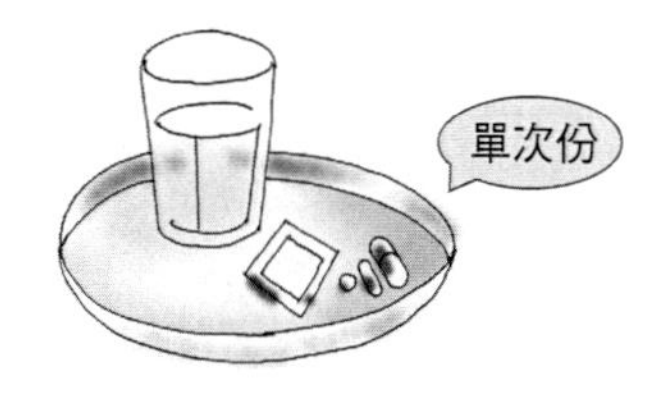

藥品的放置有下列注意事項：

1.勿隨意放置於老年人身旁
2.藥物應放置在陰涼的地方，避免陽光直射，且應遠離熱源及濕氣
3.若要放在冰箱內應該和食品分開貯存
4.宜放置於兒童不易拿取的地方
5.宜使用有安全瓶蓋者，取出時宜只取出當天或單次份的藥量
6.內服藥與外用藥最好分別放置

圖9-1　老年人服用藥物時的注意事項

資料來源：整理修改自瑞昇文化《圖解老人照護安心百科》。揚智文化繪製。

總之，多數老年人因為長期用藥，且藥物劑量過大，這些往往是造成藥物副作用的主要原因，老年人的用藥劑量又因為不同的生理狀況，所以要比年輕人更難掌控。因此，老年人的照護者必須多與醫生溝通，徹底瞭解老年人的用藥史及身體健康狀況，才能確保老年人的用藥安全，讓老年人在用藥的同時也能吸收到適當的營養，以維護身體機能的正常運作。

【問題與討論】

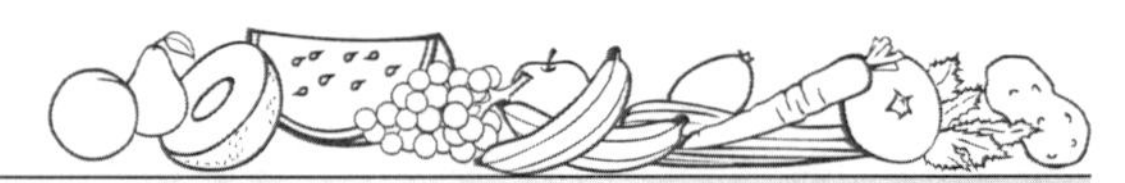

一、試說明藥物如何改變營養素的排泄。

二、如何評估老年人是否為藥物與營養素交互作用的高危險群。

三、試列舉三例說明營養素對藥物的影響。

四、試說明在服藥時以葡萄柚汁幫忙吞服，會造成何種影響。

五、請列出老年人服藥時的注意事項。

六、試說明肝臟如何代謝藥物。

參考書目

方雅莉、許靖蘭、周麗婷譯（2003），馬鳳歧總校閱，Carol A. Miller著。《老人護理理論與實務》。臺北：五南。

王世俊等（2008）。《老年護理學》。臺北：華杏。

王宗道、趙國芳（2000）。《簡明藥理學》。臺北：合記。

王果行等編譯（2007），Paul Insel等著。《營養學》。臺北：藝軒。

王純婷、張明敏編譯（2004），Carroll A. Lutz與Karen Rutherford Przytulski著。《營養學和膳食療養》。臺北：合記。

李法琦（2002），司良毅主編。《老年醫學》。北京：科學。

李義川（2009）。《老人營養與膳食製備》。臺北：威仕曼。

林麗紅譯（2009），主婦と生活社編著。《圖解老人照護安心百科》。臺北：瑞昇文化。

徐學儒（1993）。《正確的服藥常識》。臺北：渡假。

健康工作室（2004）。《家庭用藥全書》。臺北：商周。

許桂森等譯（2002），Richard A Harvey與Pamela C Champe著。《簡明圖解藥理學》。臺北：藝軒。

陳淑娟譯（2004），Bonnies S. Worthington-Roberts著。《生命期營養》。臺北：合記。

章樂綺等（2004）。《實用膳食療養學》。臺北：偉華。

潘天鵬、石津生（1998）。《現代系統老年醫學》。北京：科學。

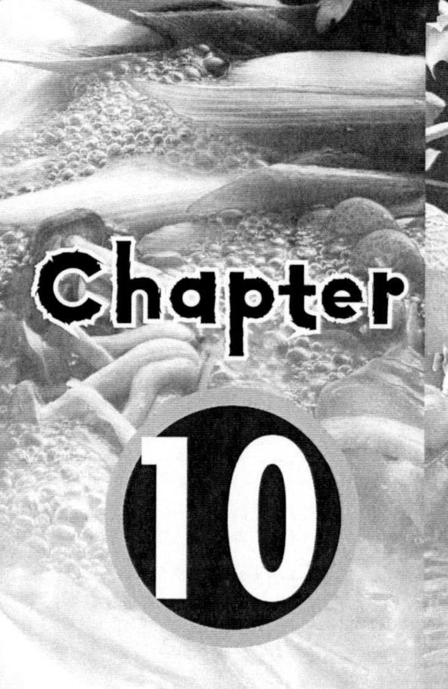

長期照護介紹及長期照護進食之照護方法

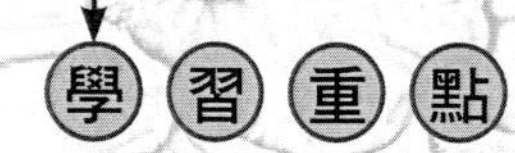

讀完本章後，同學應能學習到：

■長期照護的定義及其目的

■臺灣老年人長期照護的現況及發展史

■臺灣長期照護的體系及類型

■長期照護有關進食部分的照護方法及其應遵守的原則

導　論

隨著臺灣步入高齡化的社會、老年人口的增加，「長期照護」對於老年人而言，其重要性已不言而喻。居家老人不論能自由行動或是臥床，需要長期照護的人數逐年增加；而影響老年人照護結果及生活品質的因素有很多，其中健康狀況是老人生活滿意程度的決定因素之一，在影響健康的許多因素中，個人的「營養狀況」又是重要的一環。適當的營養攝取可以減緩或預防老化和疾病的產生，也可促進疾病的復原，讓老年人能維持良好的身心狀況與生活品質；而不當的營養狀況，則可能增加疾病的罹患率，降低生活品質，甚至導致死亡。因此，長期照護的營養照護是非常重要的。

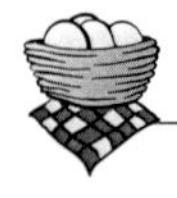

第一節　長期照護的定義與目的

「長期照護」在本質上是指對於人群之健康、生活、安全長期性照護等相關之事務；在個人照護實務方面，則是指於一段長時間內在居家、社區或機構體系之中，針對身心功能不良者（損傷障礙不全、失能或殘障），或身心健康功能受限制，而須依賴他人之幫助以行常態生活者，提供一套包含長期性醫療、保健、護理、生活、個人與社會支持的照護服務，目的在維持或增進高齡者及身心障礙者的身心功能，使其具備自我照顧及獨立自主的生活能力，減少依賴程度，減輕他人或社會之負擔，並增進個人之尊嚴，最後以能具體恢復其「日常生活」為目的。長期照護的定義有很多種說法，**表10-1**列出較常被引用的定義。

長期照護主要的照顧對象是功能失能者。功能失能通常泛指身體功能的失能及心理功能的失能。在身體功能方面，是指老年人出現日常生活

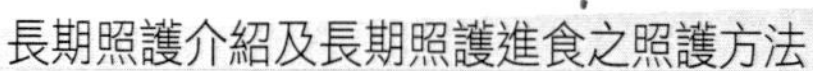

表10-1 長期照護的定義

Pepper Commission的定義	Brody的定義	美國聯邦政府的定義
長期照護是一系列的服務組合，以滿足因慢性病或慢性狀況而失去獨立功能之個體的需求。這一系列服務包含對基本活動及日常生活之需求的支持與照護，如洗澡、預備飲食、居家清潔工作、個人衛生等等	當個案因慢性或心理疾病所形成的身心障礙而進入各類長期照護機構時，針對這些個案的需求而設計照護內容，以提供診斷、預防、治療、復健與支持性及維護性的一系列服務，此即為長期照護	長期照護包含診斷、預防、治療、復健、支持性與維護性的服務，提供給罹患慢性病和精神病的個人；而這些服務可由不同機構和非機構的設施提供，如慢性病療養院、傷殘復健中心、安養院、護理所及家庭等，以提高個案的身體、社會、心理等功能為目標

資料來源：摘自屆蓮（2001）。《長期照護新論》。臺北：大揚。

活動的障礙，如無法自行梳洗、上廁所、採買日常生活用品等；而心理功能則是指失智、憂鬱、情緒不穩等情形。由於每位老年人的狀況都不同，因此照顧者在提供長期照護的服務時，必須對該位老年人進行完整的評估，藉以瞭解每位老年人所需要的照顧需求及類型。

根據行政院經濟建設委員會的統計，臺灣65歲以上的老年人人口比率，將從民國95年的9.9%，上升至民國120年的24.3%，其中有障礙的老年人，也預估會從民國95年的35萬人上升至民國120年的94萬人；此外，根據鄭文輝、鄭青霞（2005）的統計結果，發現臺灣需要長期照顧的人數，將從民國95年的70萬人，上升至民國135年的170萬人；而臺灣老年長期養護機構，也從民國75年的萌芽階段，至民國96年已有將近一千所。這些數據都顯示臺灣的高齡人口已慢慢增加，而長期照護機構的需求也日趨增加。

目前臺灣對於老年人的長期照護已愈來愈受重視，未來則希望長期照護在臺灣能讓所有失能老年都能享有正常的生活品質，如學者所言（陳惠姿，2003），以合理的價錢、合適的場所、適當的服務者，在適當的時段，提供恰如所需的服務。

第二節　臺灣長期照護的現況

一、臺灣長期照護發展史

根據陳惠姿（2004）的研究指出，臺灣的長期照護發展史共分為五個階段，分別為混沌期、萌芽期、建立制度期、資源快速發展期及產業化時期。以下分別加以簡述之。

(一)混沌期

在1985年以前，臺灣還沒有明確的長期照護觀念或是政策等，只有一些教會醫院，提供出院病患訪視或後續的醫療追蹤服務。1980年，老人福利法正式公布實施，其中第四條明確訂定了四種老年人福利機構，包括扶養機構、療養機構、休養機構及服務機構。在1983年，行政院衛生署設立基層保健服務中心，由社區護士針對慢性病老年人提供慢性病防治、用藥等的指導。

(二)萌芽期

1986至1990年，稱為臺灣長期照護萌芽期。1986年，行政院衛生署推動醫療保健計畫——籌建醫療網計畫，在這個計畫中建立了中老年疾病防治工作體系，並將居家照護列為重點工作。在1988年，臺灣省政府訂定「臺灣省安老計畫——關懷資深國民福利措施」，其目標包括老人健康、康樂、服務與安養。

(三)建立制度期

1991至1996年，為臺灣長期照護建立制度期。在1993年，「老人醫療服務」列入第十四次行政院科學顧問會議的重要討論議題之一；行政院衛生署並推動「國民保健計畫」，將中老年病防治及長期照護服務列入計

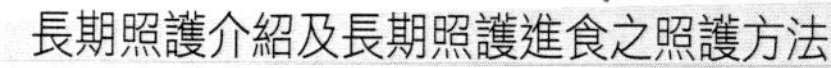

畫重點，並鼓勵機構的設置。此外在1995年，全民健保開辦時，也將居家護理列入保險給付中。

(四)資源快速發展期

長期照護的資源快速發展期是指1997至2001年。「老人福利法」在1997年修正公布，修正的內容包括將老年人的年齡由70歲降為65歲；將老人福利機構修正為長期照護機構、養護機構、安養機構、文康機構及服務機構等五類。此外，行政院衛生署也在此時發表「衛生白皮書——跨世紀衛生建設」，提出長期照護發展重點，以居家及社區式照護服務為主，以機構式照護服務為輔。1998年，行政院衛生署實施「老年人長期照護三年計畫」，內政部社會司提出老人社會福利社區化照護政策，並針對低收入獨居老人提供「緊急救援連線」服務。1999年，行政院成立老人福利推動委員會，訂定「建構臺灣長期照護體系十年計畫」，並由行政院社會福利推動小組進行三年「建構臺灣長期照護體系先導計畫」，主旨在追求「在地老化」的社區式照顧。

(五)產業化時期

在2002年之後，臺灣即邁入長期照護的產業化時期。此時期主要是由政府制定政策，並結合民間團體、相關的學者、專家等，以政策與實務互相結合。在2005年，行政院衛生署成立「長期照護諮詢委員會」，並公告「照顧服務員訓練實施計畫」，統一「居家服務員」及「病患服務員」的訓練課程。此外，衛生署也規劃了「特殊照護模式暨失智老人居家照護模式試辦計畫」。2007年老人福利法修正公布，增訂老年人照護服務是以全人照顧、在地老化、多元連續服務為規劃辦理原則，老人福利機構若有虐待老年人、提供不安全設施環境或經政府評鑑丙、丁等者，處以罰則，以及簡化老人福利機構分類。

二、臺灣長期照護面臨的困境

臺灣的老年人照護機構，截至2006年2月28日止，護理之家共有二百六十七家；榮院護理之家有七家；安養或養護機構有八百八十八家；長期照護機構有三十一家；榮家安／養護院有十八家；日間照護機構有十六家；居家護理機構有四百七十七家；居家服務機構有一百二十八家；日間托老機構有六十三家；長照管理中心有三十家；失智照護機構則有十二家，總床數約七萬六千床。以內政部評鑑的結果，整體上服務之數量是足夠的，但服務的品質仍舊有很大的改進空間。以下舉例說明臺灣目前長期照護所面臨的困境。

(一)長期照護人力不足，素質有待提升

長期照護所需的人力包括醫師、護理師、營養師、社工、藥劑師，以及語言治療、物理治療人員及所謂的「照顧服務員」等，而這些專業人員都必須經過訓練。然而在臺灣，照顧服務員只需接受近百小時的訓練，但卻要承擔大部分的照護工作，這樣的素質是否足夠實在是一大問題。

此外，依據行政院所推估的長期照顧需求人口數、補助規定，以及各專業目前從事長期照顧服務的情形，特別是先前以「建構長期照護體系先導計畫」實驗社區的經驗來估算各類人力的需求量，此一推估結果顯示，2010年需求的長期照護人力有一萬五千零四十七至六萬七千零四十九人，其中照顧服務員的人力需求為九千六百至五萬二千一百一十七人；又以目前從業人員的現況來看，照顧服務員的缺額最為嚴重，故針對人力不足之課題，政府應提出未來培訓及教育方向之建議。

(二)長期照護資源與窗口不一致

長期照護是一項長期且整體性的照顧工作，然而臺灣的長期照護系

統，隸屬太多不同的政府機關，如內政部、衛生署，甚至退輔會也跟老年人的長期照護有關；另外，就連與長期照護有關的法規也非常的多，包含在各個不同的部會裡。

臺灣雖然有法規，但各縣市的資源不一，運作的窗口也不一；因此，政府實應整合所有的資源，並建立長期照護管理工作的單一運作窗口，這樣才能對老年失能者提供較整體的照顧及服務。

(三)長期照護財政來源問題

由於政府有感於高齡人口照顧問題日趨嚴重，因此宣布將設立長期照護保險制度，並提出「長期照護保險法」草案，民國99年籌備，100年開辦，目前較傾向於以社會保險方式辦理，並採全面強制性納保。德國及日本已有實施長期照護保險的經驗，但臺灣才剛開始，這樣的保險制度是否有缺失？是否真正能籌措到足夠能因應全國老年人長期照護的財源？這些在往後的歲月中，都是一項艱鉅且不得不面臨的挑戰。

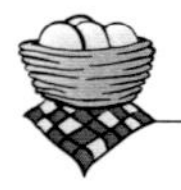

第三節　長期照護的服務模式

長期照護的服務模式，一般來說可以分為機構式照護、社區式照護及居家式照護三種方式。要決定老年人長期照護需求量及服務種類，必須根據日常生活活動能力（Activity of Daily Living, ADL）、工具性日常生活活動能力（Instrumental Activity of Daily Living, IADL）及認知能力來決定。

在ADL方面，「巴氏量表」是經常被採用的ADL評估工具，主要是用來進行身體功能的評估。巴氏量表是一種日常生活功能評估量表，是美國巴爾的摩（Baltimore）市州立醫院的物理治療師巴希爾（Barthel）於1955年開始使用在測量住院復健病患的進展狀況，自從在1965年巴氏量表發表之後，就開始被廣泛地使用在評估復健病患，及老年病患的治療效果與退化情形上。另外，全民健保居家護理申請作業上的收案標準，以及外籍看護工申請的標準，也是依據巴氏量表來評估個案的日常生活功能狀況，能否符合申請條件。在巴氏量表的分數方面：0至20分為完全依賴；21至60分為嚴重依賴；61至90分為中度依賴；91至99分為輕度依賴；100分為完成獨立。讀者可根據巴氏量表（如**表**10-2）的評估結果，瞭解老年人目前對於日常生活自理的情形，以幫助老年人選擇最適當的長期照護服務模式。

在工具性日常生活活動能力（IADL）的測量方面，最常用的是使用勞頓功能性日常生活評分量表（Lawton scale），分成購物、家務、理財、食物製備、交通、使用電話、洗衣及服藥等八項。可以執行者為1分，不能執行者為零分。**表**10-3即為勞頓功能性日常生活評分量表。

在認知能力方面，李眉等學者綜合日本常用的Hasegawa’s Dementia Scale（HDS）與美國常用的簡短智能評估表，加以修訂成為認知能力篩選工具之量表。此量表有二十五題，滿分100，可測得九個認知領域，包括長期記憶10分、短期記憶12分、注意力與訊息登錄8分、專注力與心智操作10分、定向感18分、繪圖能力10分、抽象思考與判斷力12分、語言流利度10分與語言能力10分。

做過以上關於老年人生活能力及認知能力的評估後，即可為老年人選擇適當的長期照護服務類型。以下即介紹機構式照護、社區式照護及居家式照護三種長期照護的方式。

一、機構式照護

機構式照護是指將需照護的老年人集中居住在機構中，由經過訓練的專人在機構中進行照顧及協助進行正常的日常生活，國內的機構照護包

表10-2 巴氏量表

項目	分數	內容
1.進食	10	在合理的時間內可用筷子取食自己眼前的食物，亦可自行穿脫輔具
	5	需別人幫忙穿脫輔具，或只會用湯匙進食
	0	無法自行取食，或取食所耗費的時間過長
2.輪椅與床位間的移動	15	可獨立完成，包括輪椅的煞車及可移開腳踏板
	10	需要稍微的協助，如予以輕扶以保持平衡或需要口頭指導
	5	可自行從床上坐起
	0	需要別人的幫忙方可坐起來，或需別人幫忙方可移位
3.個人衛生	5	可獨立完成洗臉、洗手、刷牙及梳頭髮
	0	需要別人的幫忙
4.上廁所	10	可自行進出廁所不會弄髒衣物，並能穿好衣服使用便盆，亦可自行清理便盆
	5	需幫忙保持姿勢的平衡、整理衣物或使用衛生紙，使用便盆者可自行取放便盆，但須仰賴他人幫忙清理
	0	需別人幫忙
5.洗澡	5	可獨立完成，不論是盆浴或沐浴
	0	需別人幫忙
6.行走於平地上	15	使用或不使用輔具皆可獨立行走50公尺以上
	10	需要稍微的扶持，或需要口頭指導方可行走50公尺以上
	5	雖無法行走，但可獨立操縱輪椅，包括轉彎、進門，及接近桌子、床沿，並可推行輪椅50公尺以上
	0	需別人幫忙
7.上下樓梯	10	可自行上下樓梯（允許抓扶手、用拐杖）
	5	需要稍微幫忙或口頭指導
	0	無法上下樓梯
8.穿脫衣服	10	可自行穿脫衣服、鞋子及輔具
	5	在別人幫忙下可自行完成一半以上的動作
	0	需要別人的幫忙
9.大便控制	10	不會失禁，並可自行使用塞劑
	5	偶爾失禁（每週不超過一次）或使用塞劑時需人幫助
	0	需別人處理（挖大便）
10.小便控制	10	日夜皆不會尿失禁，並可自行使用塞劑
	5	偶爾會尿失禁（每週不超過一次）或尿急（無法等術便盆或無法即時趕到廁所）或需別人幫忙
	0	需要別人處理

資料來源：(1)Mahoney F. I. & Barthel D. W. (1965). Function evaluation: the Barthel Index. *Maryland State Medical Journal*, 14, 61-65.；(2)陳月枝等（1995）。《長期照護服務對象功能評估量表彙編》。臺北：行政院衛生署。

表10-3　勞頓功能性日常生活評分量表

項目	評分內容
購物	1.獨力完成所有購物需求 2.獨立購買日常生活用品 3.每一次上街購物都要有人陪伴 4.完全不會上街購物
家務	1.能做較繁重的家事或需偶爾做的家事，如搬動沙發、擦地板、洗窗戶 2.能做較簡單的家事，如洗碗、鋪床、疊被 3.能做家事，但不能達到可被接受的整潔程度 4.完全不會做家事
理財	1.可獨立處理財務 2.可以處理日常的購買，但需要別人的協助與銀行的往來或大宗買賣 3.不能處理錢財
食物製備	1.能獨立計畫、烹調和準備一頓適當的飯菜 2.如果準備好一切佐料，會做一頓適當的飯菜 3.會將已做好的飯菜加熱 4.需要別人把飯菜煮好及擺好
交通	1.能夠自己搭乘大眾交通運輸工具或自己開車、騎車 2.可搭計程車或大眾運輸工具 3.能夠自己搭乘計程車，但不會搭乘大眾運輸工具 4.當有人陪同時可搭計程車或大眾運輸工具 5.完全不能出門
使用電話	1.獨立使用電話，含查電話簿、撥號等 2.僅可撥熟悉的電話號碼 3.僅會接電話，不會撥電話 4.完全不會使用電話或不適用
洗衣	1.可自己清洗所有衣物 2.只能清洗小件衣物 3.需完全依賴他人清洗衣物
服藥	1.能自己負責在正確的時間用正確的藥物 2.如果事先準備好服用的藥物份量，可自行服用 3.無法自己服用藥物

資料來源：臺灣老年學暨老年醫學會（2007）。《周全性老年醫學評估的原則與技巧》。臺北：合記。

括衛政體系的護理之家、社政體系的長期照護機構、養護機構、安養機構及退輔會的榮民之家、老人安養院等。服務項目包括護理、復健、交通接送、個人照顧等。**表**10-4為臺灣現行機構式服務個案補助資格之規定。

表10-4　我國現行機構式服務個案補助資格規定

<table>
<tr><th rowspan="2">服務項目</th><th rowspan="2">服務內涵</th><th colspan="3">資格規定</th><th rowspan="2">個案補助資源</th><th rowspan="2">財源</th></tr>
<tr><th>資產調查</th><th>需求評估</th><th>核定單位</th></tr>
<tr><td>1.養護機構</td><td>生活照顧</td><td colspan="3" rowspan="2">家庭總收入平均分配每人每月未達最低生活費標準且年滿65歲，生活自理能力缺損者，罹患慢性病且需要長期照護服務者</td><td>全額補助</td><td>地方政府</td></tr>
<tr><td>2.長期照護機構</td><td>生活照顧及護理服務</td><td>全額補助</td><td>地方政府</td></tr>
<tr><td>3.護理之家</td><td>提供罹患慢性病需長期護理的病人，及出院後需繼續護理的病人所需護理服務及生活照顧</td><td colspan="3">收案的服務對象，應由醫師予以診察；並應依病情需要，至少每個月由醫師再予診察一次</td><td>無</td><td>民眾自付</td></tr>
</table>

資料來源：行政院社會福利推動委員會（2007）。「我國長期照顧十年計畫——大溫暖社會福利套案之旗艦計畫」。

二、社區式照護

根據內政部的定義，所謂社區式的照護是指動員並整合社區內的人力、物力及財力等資源，針對社區中不同對象的不同需求提供各項福利服務，使其能在熟悉的環境中就近取得資源，獲得協助以滿足其需求。臺灣目前的社區式照護包括日間托老、日間照護、喘息服務等。

日間托老或日間照護是指在後輩皆必須上班或上學的日間，將家中老年人送至托老場所接受照顧，至後輩下班或放學後的夜間再把老年人接回家中。喘息服務主要目的是用來暫時取代照顧者的工作及責任，讓照顧者能獲得片刻的休息時間，以提高照顧者及被照顧者的生活品質。以臺北市為例，衛生局喘息服務的服務對象為：(1)設籍臺北市且實際居住者；

(2)日常生活活動能力無法自理，且需長期由家人照顧已達一年以上者；(3)無傳染性疾病、精神病或攻擊行為者；(4)失智者以重度失能者為限。**表10-5**、**表10-6**為臺灣目前日間照顧及喘息服務個案補助資格之規定。

表10-5　我國現行日間照顧服務個案補助資格規定

服務項目	服務內涵	資格規定			個案補助資源	財源
		資產調查	需求評估	核定單位		
日間照顧	符合服務資格者，日間自行或由家人接送至日間照顧機構，晚間則返回家中，其目的不僅在於依機構所屬性質之不同，提供服務使用者不同目的之服務，同時也在於可提供家屬休息與喘息的機會	1.低收入戶、中低收入老人 2.縣市政府社會局			1.低收入戶老人每人每月5,000元 2.中低收入老人每人每月3,000元 3.交通費每人每月最高補助1,500元	內政部補助

資料來源：行政院社會福利推動委員會（2007）。「我國長期照顧十年計畫——大溫暖社會福利套案之旗艦計畫」。

表10-6　我國現行喘息照顧服務個案補助資格規定

服務項目	服務內涵	資格規定			個案補助資源	財源
		資產調查	需求評估	核定單位		
喘息服務	喘息服務係指提供照顧者一段期間的休息機會，以減輕照顧者壓力為目的。依提供形式及場所大致可分為：居家、機構及日間等三種類型	由縣市政府自行訂定適用對象、標準、個案評估工具			1.每案每年使用暫托照護費用至多7天，每日1,000元，最高總額為7,000元，及個案至機構暫托的交通每次往返費用600元 2.補助個案至長期照護機構接受暫代照顧服務	行政院衛生署

資料來源：行政院社會福利推動委員會（2007）。「我國長期照顧十年計畫——大溫暖社會福利套案之旗艦計畫」。

三、居家式照護

居家式照護包含家庭照顧、居家護理、居家復健、居家環境改善等服務項目。家庭照顧是目前最普遍的方式，主要就是以家庭成員自行照顧家中老年人。雖然可以讓老年人享受到天倫之樂，但照顧人員專業不夠、人力不足，且長期的照顧工作可能會導致照顧人員身心壓力過大，會導致家庭成員之間的爭吵，或是影響到整個家庭的生活品質，這是家庭照顧的缺點。

而除了以上所提到的服務項目之外，老人營養餐飲服務也算是居家式照護的服務項目之一。在民國89年老人福利法修正過後，老人餐飲及送餐服務就有了初步的法源依據。根據經建會人力規劃處的新聞稿指出，現今65歲以上高齡者獨居或僅與配偶同住比率達三成五，老人照顧老人，或僱請外勞照顧的情形普遍存在，50至64歲的受訪者中有62.04%認為老人營養餐飲服務很重要。而經建會也委託弘道老人福利基金會辦理「獨居老人送餐服務——整合專業餐飲、社福機構與婦女創業」之研究，已研發出推廣老人餐食外送的新型經濟服務模式，讓老年人能夠在自己家中享用家常料理及飲食，產品定名為「幸福熟年飯包」。因為飯包設計以養生、健康為導向，熱量又控制在700卡以下，所以頗受歡迎。

表10-7列出臺灣目前居家式照護的服務項目及個案補助資格之規定。

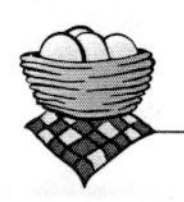

第四節　長期照護的進食照護方法

長期照護內容需求面通常包含：(1)個人照顧：即人身基本照顧，如飲食、排泄、服裝、儀容、沐浴、清潔等；(2)活動照顧：包括行動輔助、無障礙公共空間及載具、個人輔具、預防跌倒等；及(3)生活照顧與居家服務：生活照顧包括人身基本照顧外之家庭生活及社會參與部分，如

表10-7　我國現行居家式服務個案補助資格規定

服務項目	服務內涵	資格規定			個案補助資源	財源
		資產調查	需求評估／失能評估	核定單位		
居家服務	家務及日常生活照顧服務、身體照顧服務	1.低收入戶及中低收入老人 2.(1)一般戶老人身心障礙者 (2)照顧需求評估（照管中心、個案評估）			依經濟狀況及失能程度訂定補助標準	1.內政部補助 2.縣市政府編列預算
居家護理	一般傷口護理、各種注射、符合個別需求的護理措施、一般身體檢查、代採檢體回院送檢、各種依個案需求的護理指導、營養及基礎復健運動指導、醫師訪診、適當社會或醫療資源諮詢	1.醫師處方箋 2.全民健保給付每個月二次			全民健保給付每個月二次	健保給付
居家（社區）復健	1.日常生活功能評估與訓練 2.社交功能評估與訓練	1.各縣市地方不同 2.以事前申請並經居家訪視評估日常生活自理能力缺損的老人、身心障礙者為原則，並符合個案失能且無法自行外出活動條件，同時個案不屬於昏迷意識狀態，倘若已接受門診復健或申請全民健保給付者，則不得重複申請給付 3.醫師評估			1.補助金額及次數各縣市不同，三至二十次 2.醫師評估費用補助931元至1,039元不等；復健治療師評估費用補助則以970元至550元不等	1.行政院衛生署補助 2.縣市政府編列預算
居家環境改善[i]	給水、排水、防水、臥室、廚房、衛浴等設施設備及住宅輔助器具	1.低收入戶、中低收入老人 2.社會局核定			每戶最高10萬元	縣市政府編列預算
緊急救援系統[ii]	在家發生突發事件時可發出訊號以獲得緊急救援服務	1.獨居之中低收入失能老人 2.社會局提供			每人每月1,500元	地方政府編列算

註：i.即中低收入老人住宅設施設備補助改善方案。

ii.即身心障礙中低收入之獨居老人緊急救援體系。

資料來源：行政院社會福利推動委員會（2007）。「我國長期照顧十年計畫——大溫暖社會福利套案之旗艦計畫」。

人身安全、居住安排、家庭支持、經濟能力、財務管理、購物協助、環境整理、社會參與、法律協助、政治參與、人際關係等。其中，長期照護的進食照護方法應具備以下原則：

一、儘量以口進食

以口進食的好處有：

1.以口進食可以使意識清醒：一般早晨醒來時，頭腦還不算清醒，必須經過刷牙洗臉吃早餐等活動刺激口腔內部，才能使我們的意識完全清醒。主要是因為我們意識控制中心位於腦部的「網狀活化系統」中（**圖**10-1），當眼睛看到食物，接受視覺刺激後，加上吞嚥

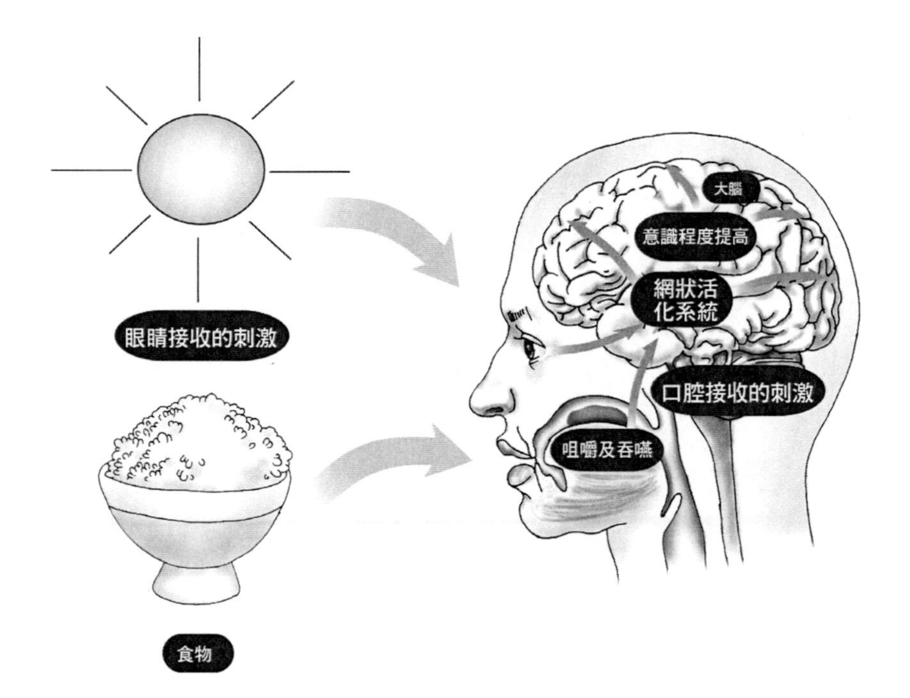

圖10-1　腦部的「網狀活化系統」

資料來源：整理修改自日月文化《圖解長期照護新百科》，揚智文化繪製。

食物產生的口腔刺激，借由神經系統將這些刺激送到腦部的「網狀活化系統」後，才會使意識清楚。如果利用打點滴或管灌飲食，雖得到營養，但卻無法使腦部的「網狀活化系統」活化，因此意識無法清楚。

2.以口進食可使內臟反射動作產生：食物的色香味及烹飪過程產生的聲音，皆會刺激唾液的分泌（**圖**10-2a），加上口腔咀嚼食物，會使唾液分泌更多，進而引發胃液（**圖**10-2b）、胰液（**圖**10-2c）、腸液及膽汁（**圖**10-2d）的分泌，使體內的消化系統啟動，準備消

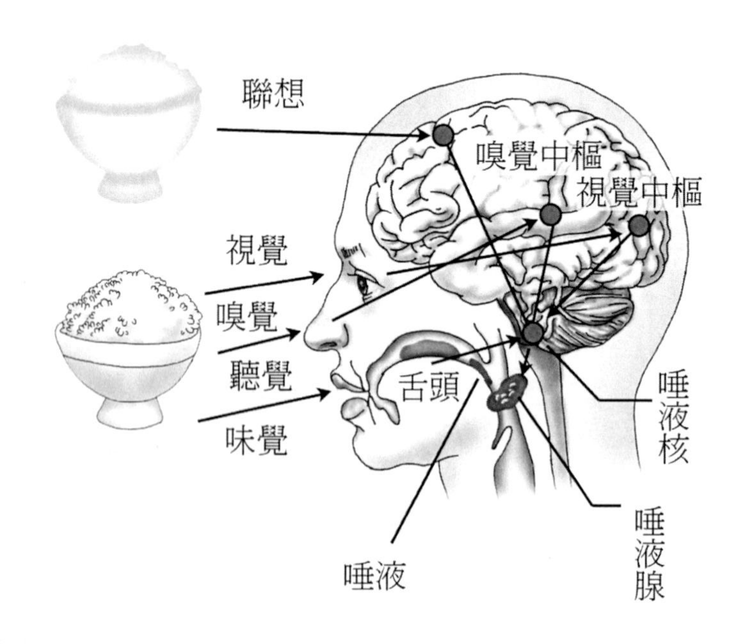

圖10-2a　**唾液的分泌機制**

資料來源：整理修改自日月文化《圖解長期照護新百科》，揚智文化繪製。

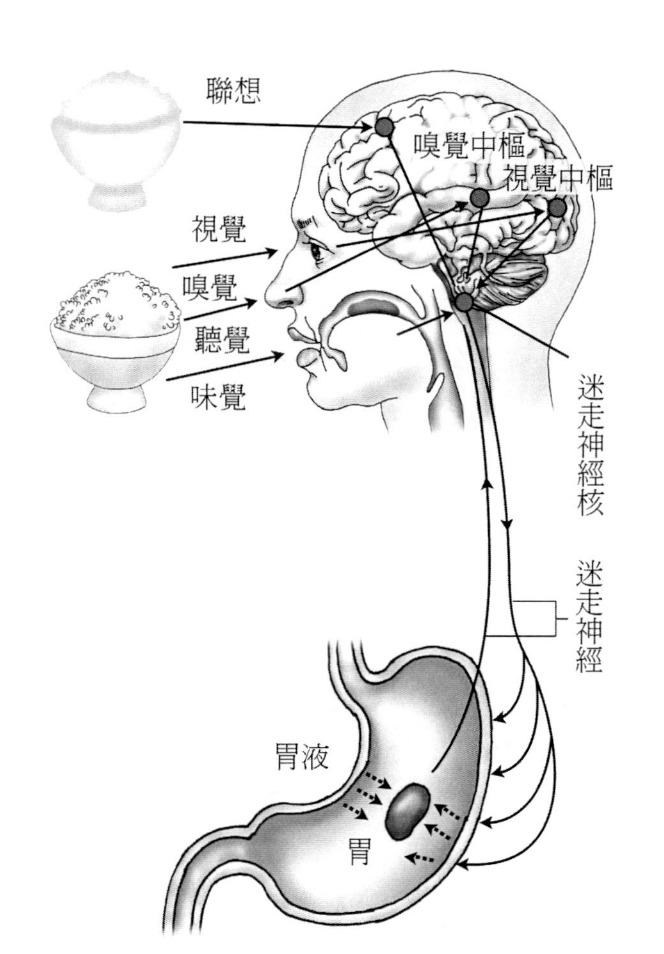

圖10-2b　胃液的分泌機制

資料來源：整理修改自日月文化《圖解長期照護新百科》，揚智文化繪製。

化食物，並使消化的相關器官包括肝臟、膽囊及胰臟等器官活化，如此對於高齡者身心的健康是有幫助的。

3.以口進食可以活化腦部：美食當前，會產生味覺、嗅覺及視覺等刺激，而這些所產生的刺激會傳到味覺、嗅覺及視覺等中樞系統的感覺區，產生好吃的感覺，進而有伸手、動口及吞嚥等大腦的運動反

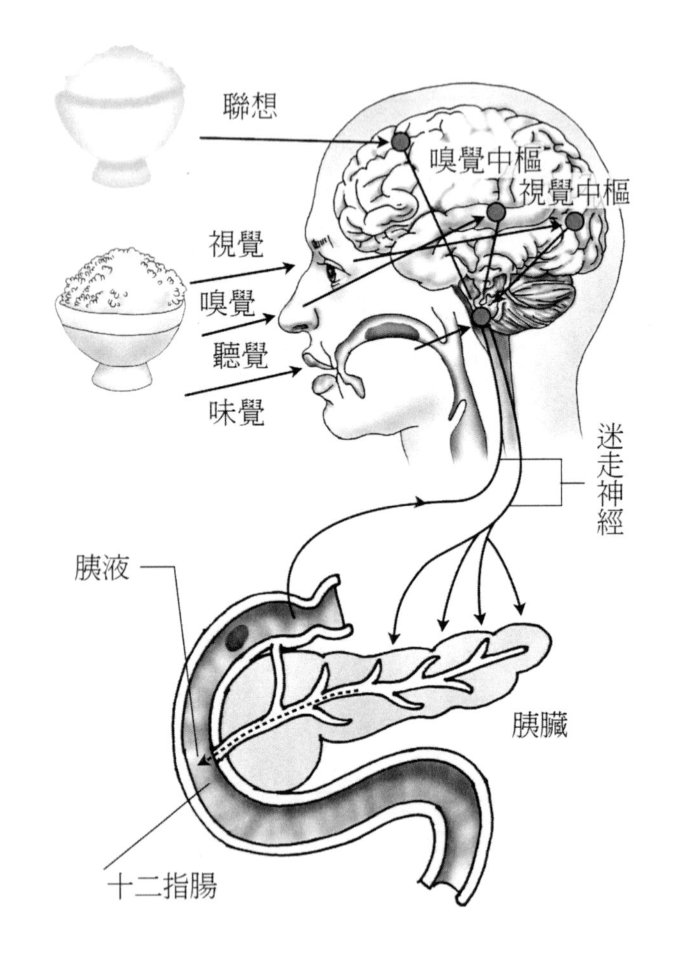

圖10-2c　胰液的分泌機制

資料來源：整理修改自日月文化《圖解長期照護新百科》，揚智文化繪製。

應產生。（**圖**10-3）如果老人每天有三次以口進食的行為，一個月就有九十次的大腦刺激，對於高齡者的腦部都有活化的作用。相較於由鼻子插入鼻胃管的灌食方式，直接將食物灌注到胃部，雖能得到營養，但對腦部的刺激相對減少。

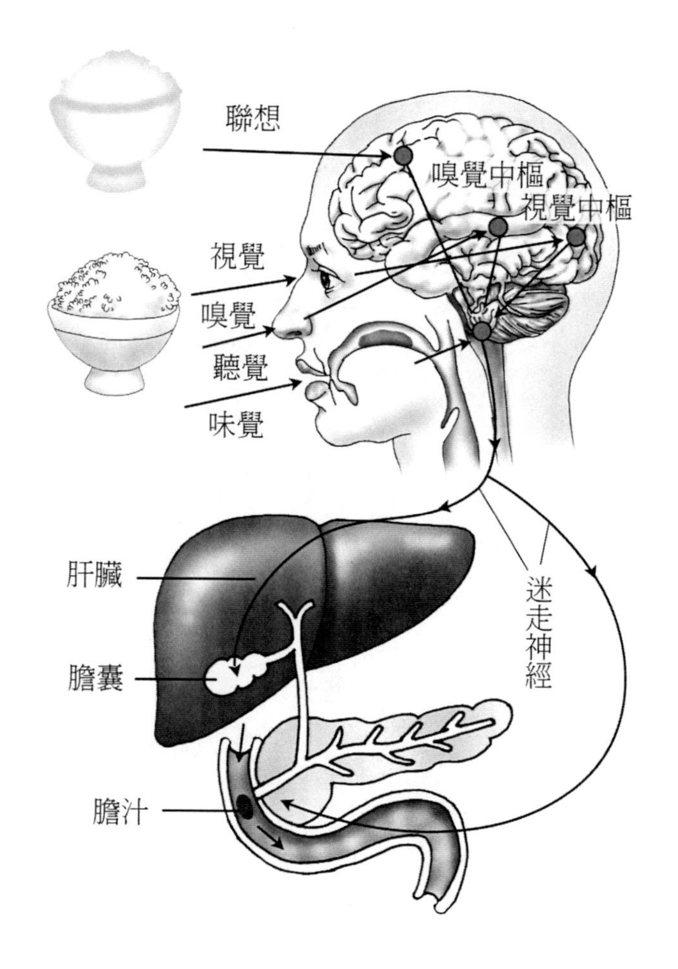

圖10-2d　膽汁的分泌機制

資料來源：整理修改自日月文化《圖解長期照護新百科》，揚智文化繪製。

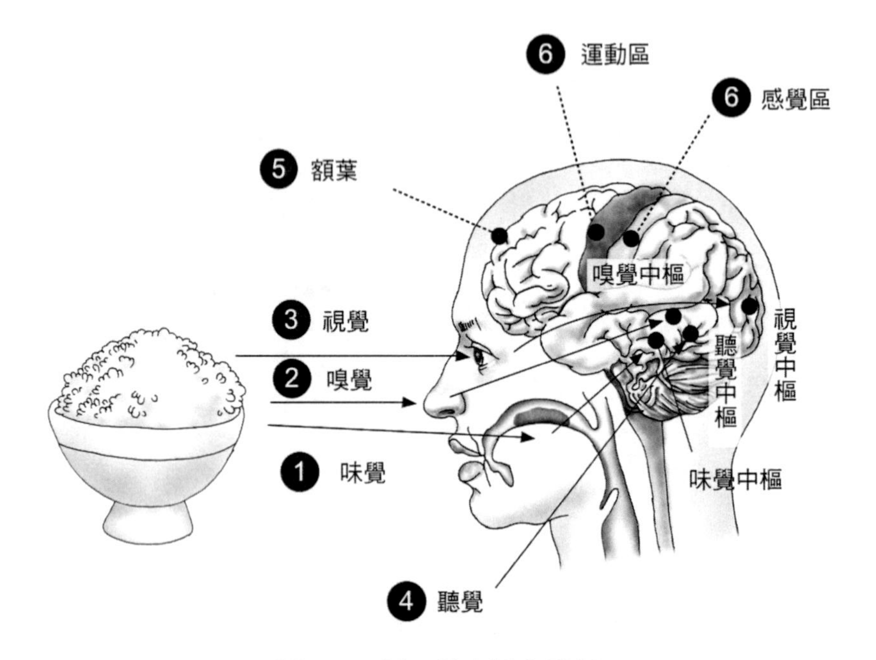

圖10-3　以口進食活化腦部

資料來源：整理修改自日月文化《圖解長期照護新百科》，揚智文化繪製。

二、儘量維持往前微傾的坐姿進食

進食時保持往前微傾的坐姿，是最容易吞嚥的進食姿勢。（**圖10-4**）即使是臥床不起的高齡者，只要將他們雙腳垂放，能維持坐姿者，就應儘量讓其以坐姿的方式進食，除非不得已才考慮在床邊或床上進食。

理想的進食姿勢要注意兩點：

1.上半身微往前傾：頭部往前傾，可使口部的位置低於咽喉，避免食物誤入氣管。

2.腳跟確實著地：選擇適合被照顧者身高的桌子及椅子，讓被照顧者能腳跟著地，如此能使被照顧者維持穩定的坐姿。此外，桌椅的選擇要注意桌子不能太高，當坐在椅子上時，桌面正好在肚皮附近最

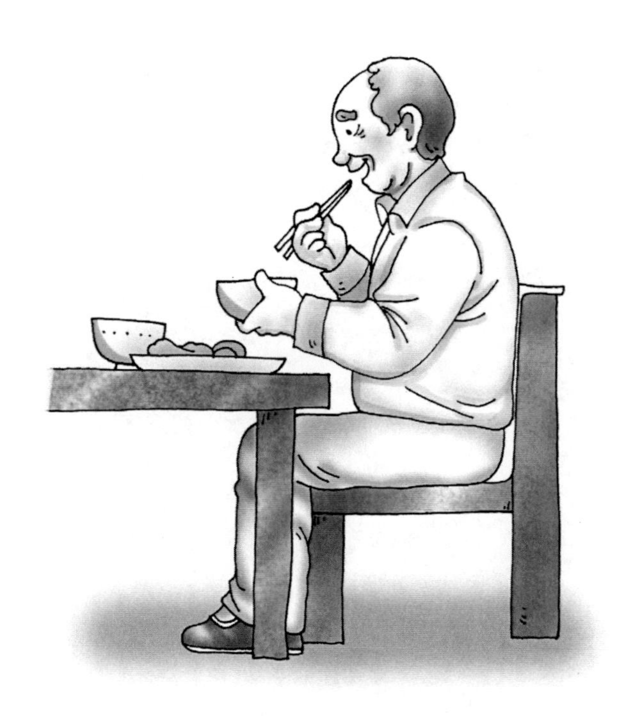

圖10-4　老人理想的進食姿勢

資料來源：整理修改自日月文化《圖解長期照護新百科》，揚智文化繪製。

為理想；而椅子要有椅背可靠，坐起來比較有安全感。如果被照顧者單側偏癱而無法動作，最好選用有扶手的椅子。

另外，也有專門為高齡者設計的凹入型桌面（如圖10-5），符合人體工學設計，可提供行動不便的老人使用，也可節省餐食餵食服務人員的人力。

三、選用方便的輔具，輕鬆進食

飲食輔具的目的在協助高齡者儘量能獨立完成進食活動，使其能在輕鬆愉快的氣氛中享受食物。以下僅就高齡者常用的食具及容器做介

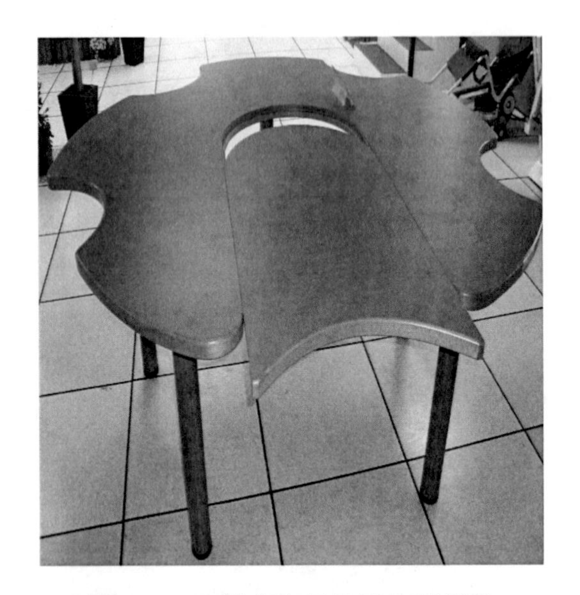

圖10-5　高齡者專用的凹入型餐桌

資料來源：耕莘健康管理專科學校／高齡者照護示範教室，劉清華老師提供。

紹，高齡者可依照自身狀況及需求選擇使用。

1.食具：日常生活中我們常用的食具有筷子、湯匙及刀叉，它們都需要靈活的手指及適當的肌肉來操作，但老人家手部肌力不足或靈活度下降時，就可選擇容易操作的輔具來協助進食。

(1)功能性輔助筷子：適用於手指持握力不良患者。也可將筷子改為夾式，減少手部動作控制的要求。（**圖**10-6）

(2)左、右手專用湯匙：手部機能不全輔助使用，若高齡者握力較小，可在柄外加上海棉，方便握住。（**圖**10-7）

(3)膠柄旋迴食具：橢圓形握柄可改善持握方式，旋迴方式可保持食物於水平位置進食。適用於關節炎或中風導致上肢前臂執行翻轉動作不足及手腕無法靈活彎曲時使用。（**圖**10-8）

(4)餐具輔助組：黑色塑膠加粗把手，可增強手部穩定度，為手部

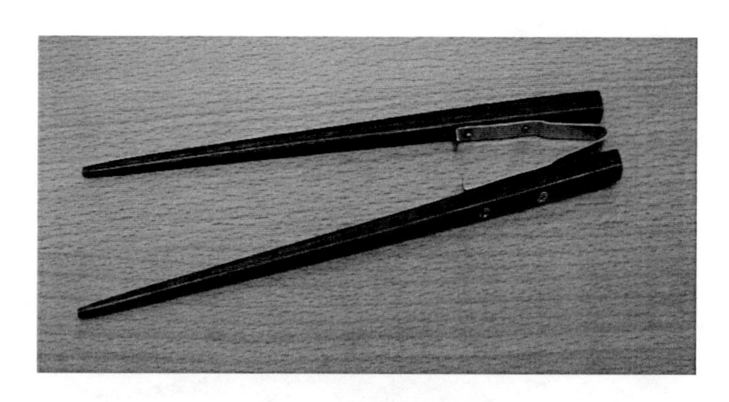

圖10-6　功能性輔助筷子

資料來源：耕莘健康管理專科學校／高齡者照護示範教室，劉清華老師提供。

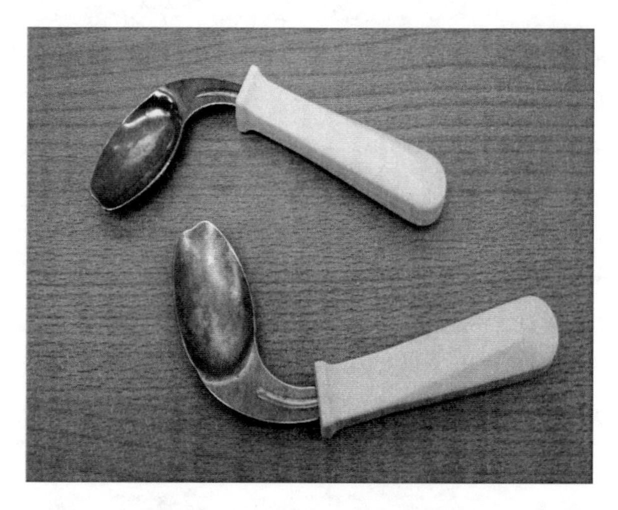

圖10-7　左、右手專用握匙

資料來源：耕莘健康管理專科學校／高齡者照護示範教室，劉清華老師提供。

機能退化的輔助餐具。適用於手部有輕微顫抖現象，穩定性較差者。（**圖10-9**）

(5)湯匙輔助固定帶：手部機能不全者輔助用，適用於手部無法持握者。（**圖10-10**）

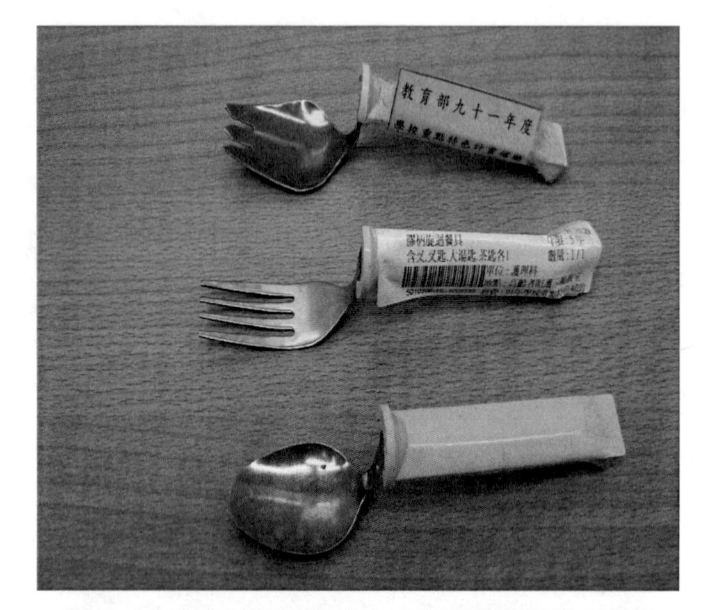

圖10-8　手腕無法靈活彎曲時使用的膠柄旋迴食具

資料來源：耕莘健康管理專科學校／高齡者照護示範教室，劉清華老師提供。

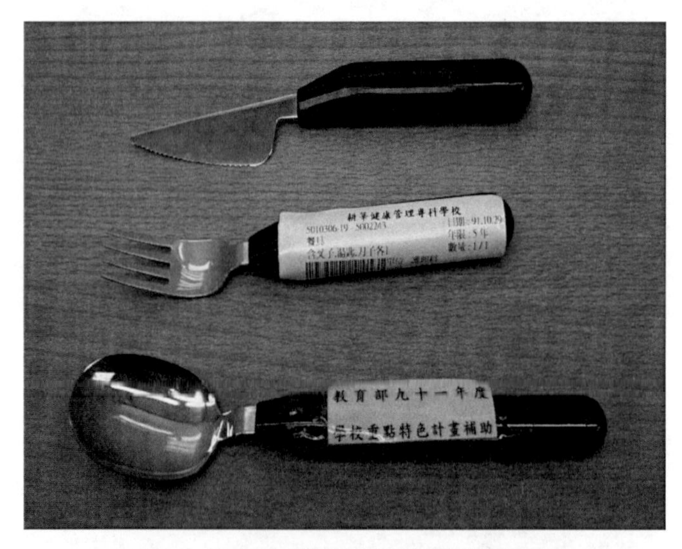

圖10-9　手部機能退化的輔助餐具組

資料來源：　耕莘健康管理專科學校／高齡者照護示範教室，劉清華老師提供。

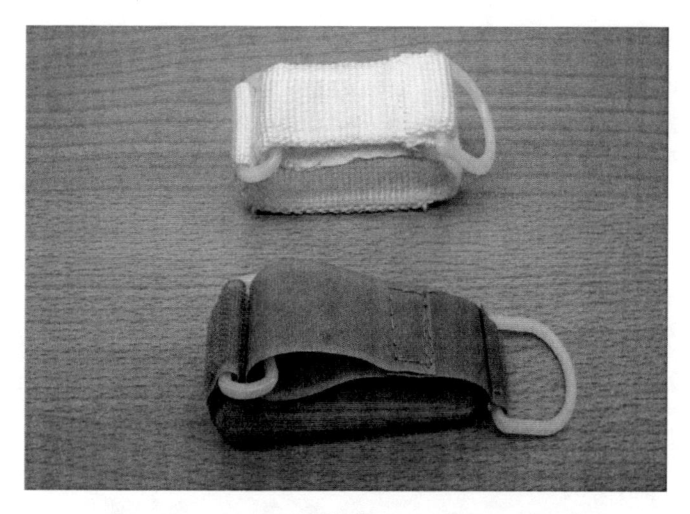

圖10-10　手部無法持握者餐具輔助固定帶

資料來源：耕莘健康管理專科學校／高齡者照護示範教室，劉清華老師提供。

(6)多功能湯匙：可當湯匙、筷子、叉子使用，適用於手部持握能力較差的患者。（**圖10-11**）

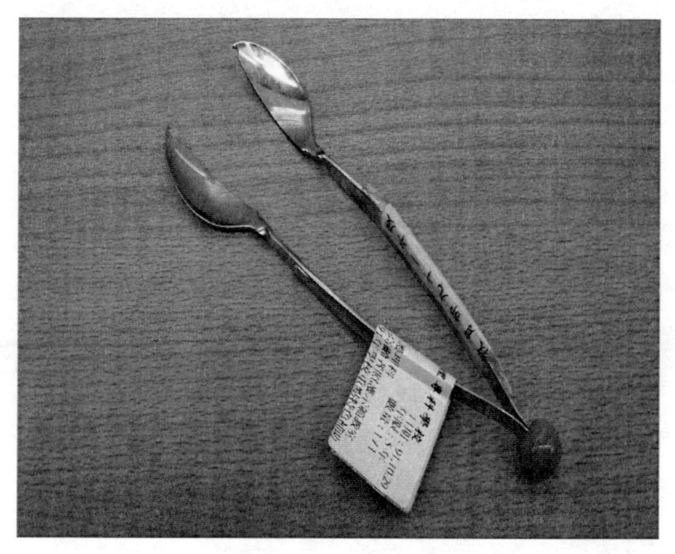

圖10-11　多功能湯匙

資料來源：耕莘健康管理專科學校／高齡者照護示範教室，劉清華老師提供。

2.容器：主要包含盛裝流質食物的容器、餐盤及杯子等。一般底部會有防滑設計，或有特別把手、加寬底座或增加重量，以防打翻並方便使用。

(1)流質食物餵食器：盛裝流質食物的容器，前有餵食軟管，清流質食物餵食用。（**圖**10-12）

(2)流質食物加壓餵食器：盛裝流質食物的容器，前有餵食軟管，全流質、半流質食物餵食用。（**圖**10-13）

(3)切口杯：杯子一方有切口，讓杯口斜角變大，方便頸部受傷或無法仰頭者喝水時使用；此外，切口杯緣並不會卡到鼻子。（**圖**10-14）

(4)高低盤：利用垂直高起的盤緣，在舀取食物時可避免食物滑出盤外，適用於手部抬起不易離開碗盤的高齡者使用。（**圖**10-15）

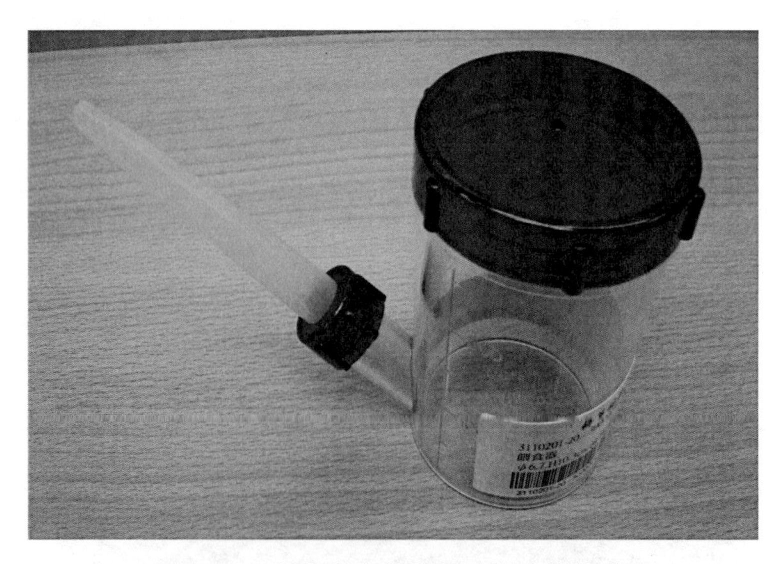

圖10-12　前有餵食軟管的流質食物餵食器

資料來源：耕莘健康管理專科學校／高齡者照護示範教室，劉清華老師提供。

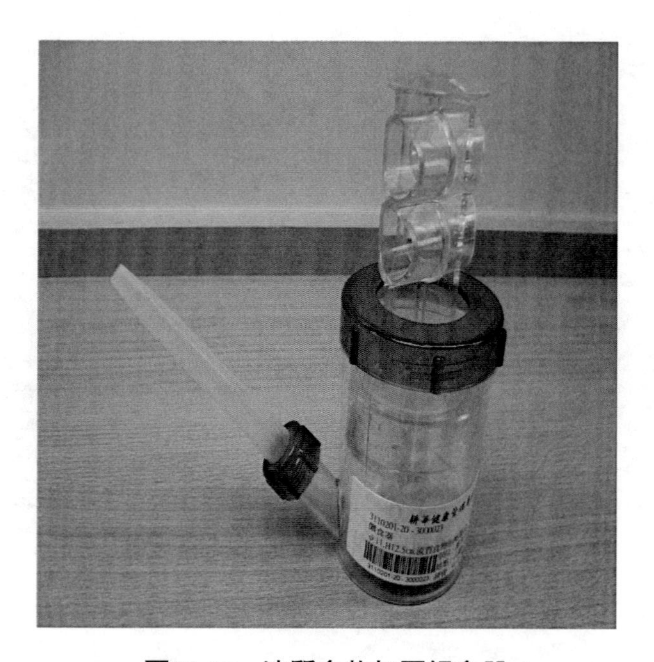

圖10-13　流質食物加壓餵食器

資料來源：耕莘健康管理專科學校／高齡者照護示範教室，劉清華老師提供。

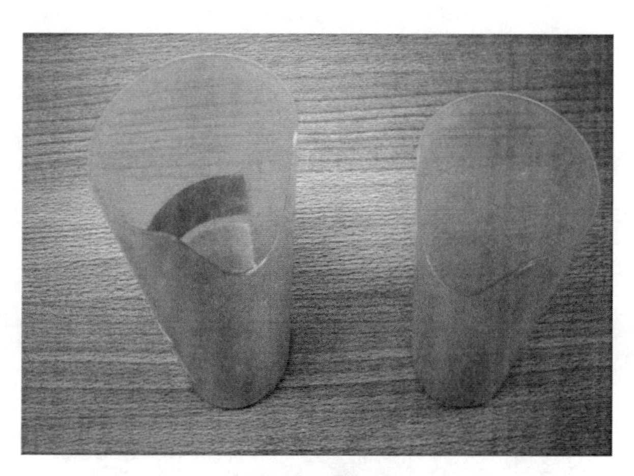

圖10-14　方便頸部受傷時使用的切口杯

資料來源：耕莘健康管理專科學校／高齡者照護示範教室，劉清華老師提供。

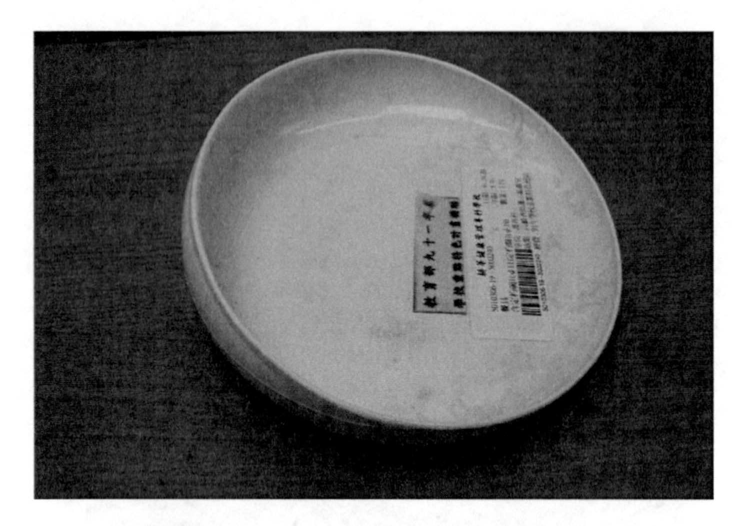

圖10-15　高齡者適用的高低盤餐盤

資料來源：耕莘健康管理專科學校／高齡者照護示範教室，劉清華老師提供。

(5)食物護欄：將護欄扣緊於食器邊緣，可協助舀食並防止食物外滑，有塑膠及不鏽鋼等材質，可拆卸清洗。（**圖**10-16）

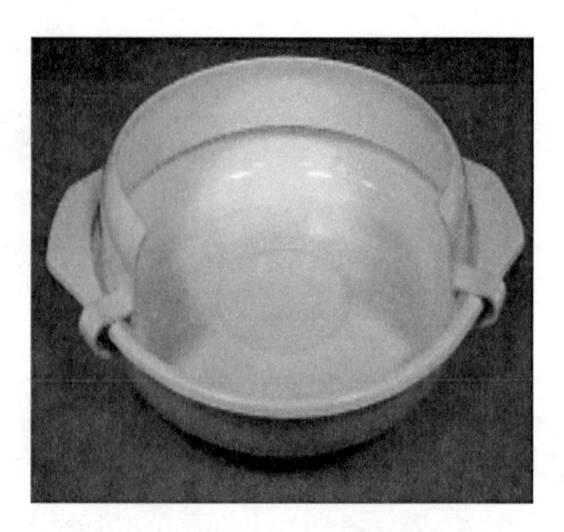

圖10-16　食物護欄

資料來源：行政院衛生署（2008）。《老人營養餐食手冊》。

(6)餵藥器：特殊的設計構造，可協助臥床者在仰躺狀態下順利服用液態藥品。（**圖10-17**）

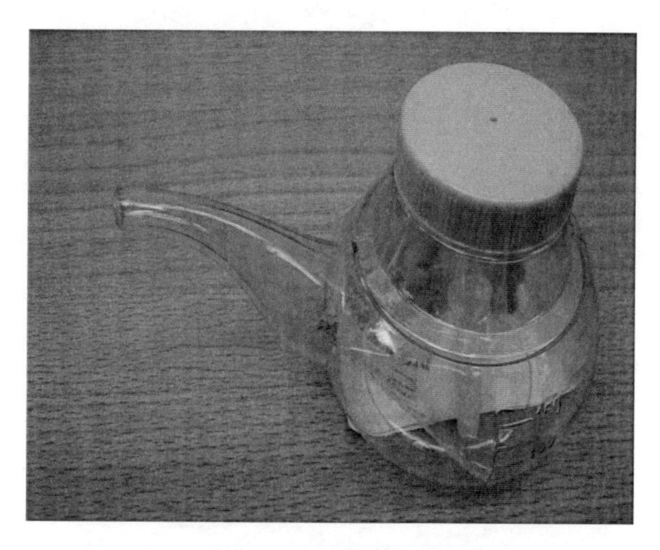

圖10-17　協助臥床者順利服藥的餵藥器

資料來源：耕莘健康管理專科學校／高齡者照護示範教室，劉清華老師提供。

3.其他附件：依照老人需求適當地使用防滑墊、圍兜、握柄泡棉及輔助調理器等，皆有助於用餐順利進行。

(1)口袋圍兜：有特殊防水材質，頸後可用魔術帶固定，方便調整。適用於手部活動不好，無法正常進食者。（**圖10-18**）

(2)桌面止滑墊：一種止滑的塑膠片，可將物體定位。無毒，可以用稀釋的肥皂水清洗，並不適用於洗碗機。防滑墊可依所需要的尺寸進行剪裁。（**圖10-19**）

(3)輔助調理器：輔助單手或雙手機能退化者，把食物或餐具固定，以方便食物固定或調理。（**圖10-20**）

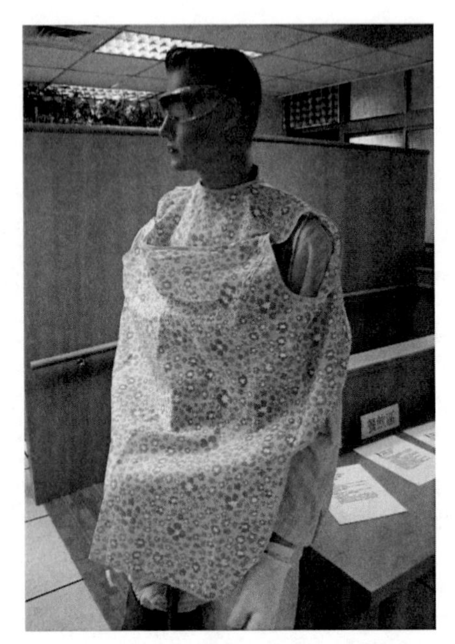

圖10-18　協助進食的口袋圍兜

資料來源：耕莘健康管理專科學校／高齡者照護示範教室，劉清華老師提供。

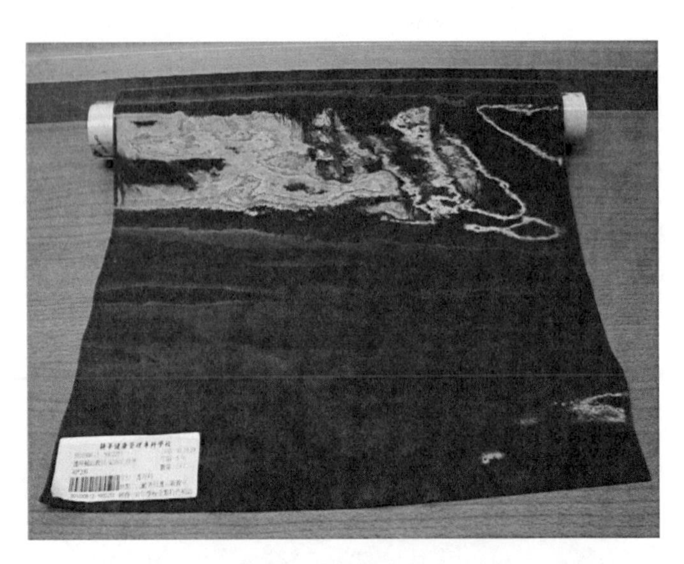

圖10-19　可依需要進行剪裁的桌面止滑墊

資料來源：耕莘健康管理專科學校／高齡者照護示範教室，劉清華老師提供。

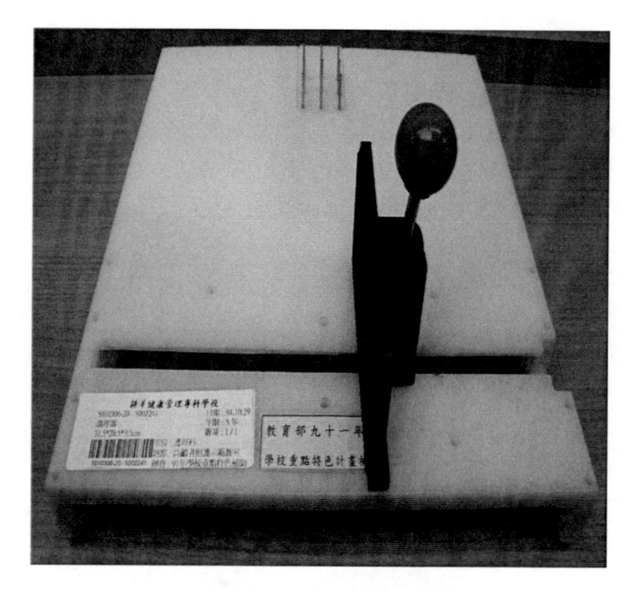

圖10-20　輔助調理器

資料來源：耕莘健康管理專科學校／高齡者照護示範教室，劉清華老師提供。

四、照顧者如何協助進食

如果因單側麻痺或癡呆等無法自行進食者，就需要長期照護者協助進食。這時要讓被照顧者保持上身微往前傾的坐姿進食，這是最容易吞嚥的進食姿勢。同時，照護者協助進食時，要注意幾個重點：

1.餵食時的位置：（圖10-21）

(1)坐在旁邊：不要站著餵食，因為會使被照護者仰起臉部攝取食物，容易造成嗆到或不當吞嚥的情形發生。也不要坐在對面餵食，會讓被照顧者有被監督的感覺。最好是以相同的方向面對餐點，會比較容易理解被照護者的心情。

(2)吃同樣食物：如果照護者也能吃同樣的餐點，一面吃一面協助進食，就可讓被照護者慢慢進食，不會有被照護者不停的被塞食物進入口中的現象。

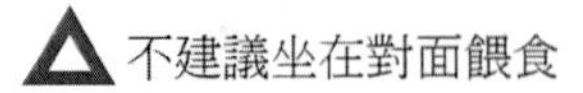

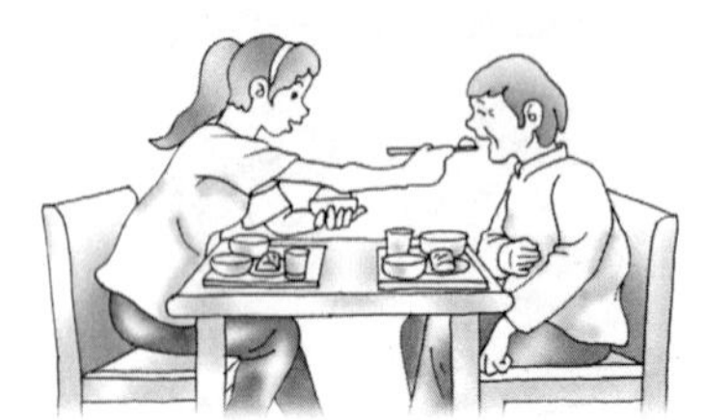

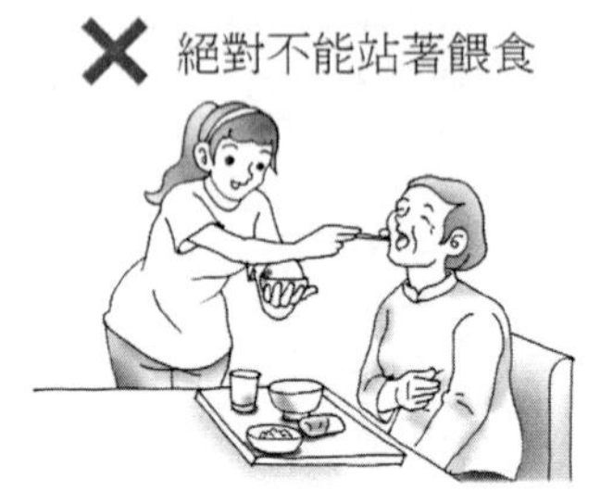

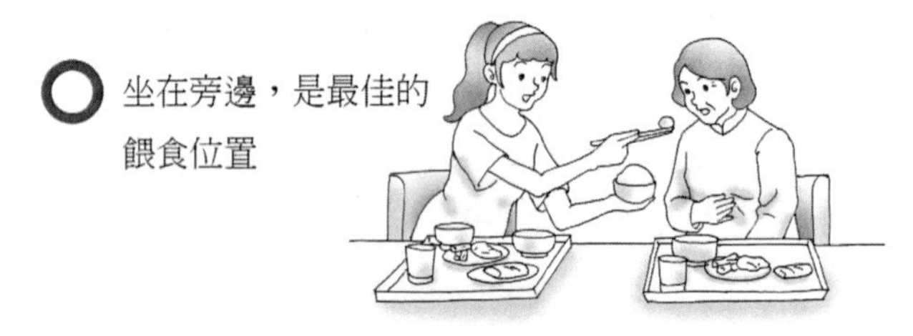

圖10-21　長期照護者的建議餵食位置

資料來源：整理修改自日月文化《圖解長期照護新百科》，揚智文化繪製。

(3)由下方將食物送入口中：由上往下餵食容易造成被照護者仰起臉部攝取食物，容易嗆到或引起不當吞嚥的情形發生。最好協助進食者食物由下方往上餵食，就像我們自己一般進食的狀況。

2.餵食時應注意事項：（圖10-22）

(1)食物色彩豐富：可準備老人喜歡吃的東西，食物色彩豐富可增加老人食慾。

(2)每口進食以一湯匙為原則：可將餐具放在托盤上，用湯匙盛裝食物送到照護者嘴邊，放在舌頭上；另外用筷子夾食物的份量也是一次一口的份量，避免過量。

(3)溫度恰當：熱食要先冷卻到適當溫度後再進食，以免燙傷。

(4)易嗆到者食物可弄稠：湯汁可勾芡弄稠會比較容易吞嚥；如果

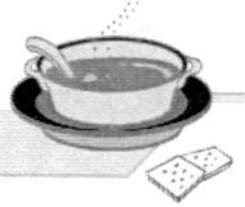

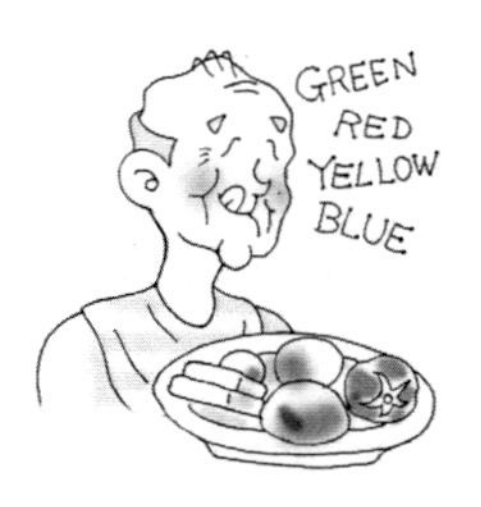

為促進老年人的食慾，食材配色可豐富化

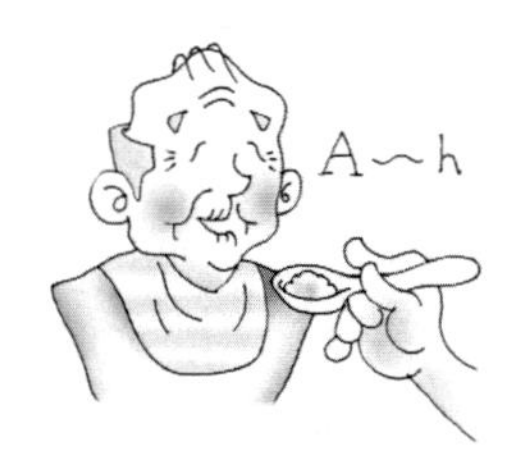

進食時以適合一口的份量為原則

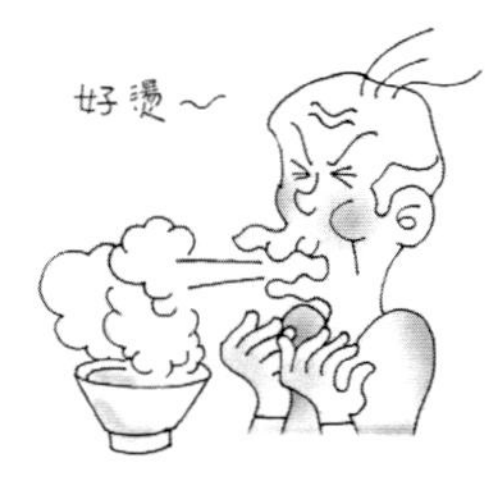

熱食宜先冷卻至適當溫度再行進食，以免燙傷

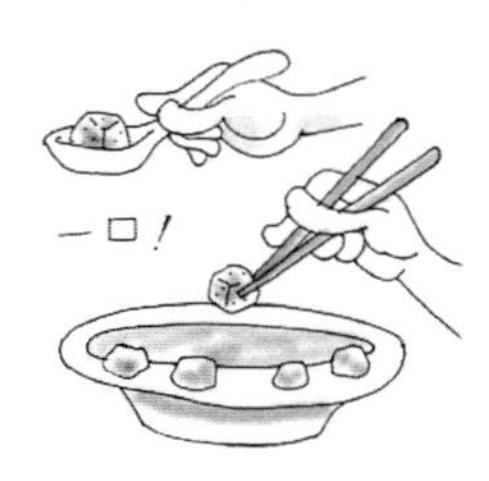

用湯匙或筷子盛起的食物以一口大小的份量為原則

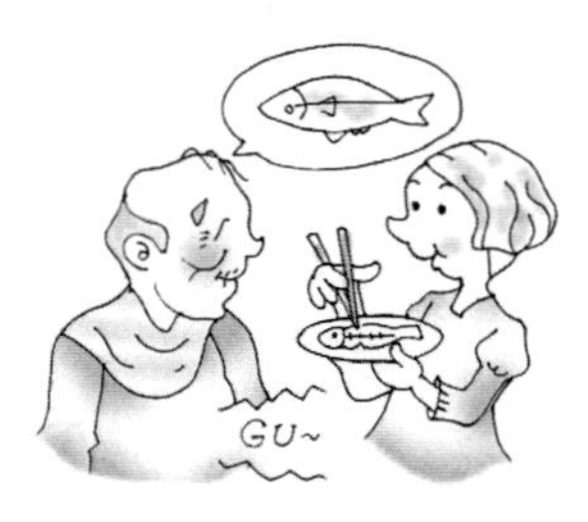

進食時宜保持食物原形，待餵食的當下再弄碎給老年人食用

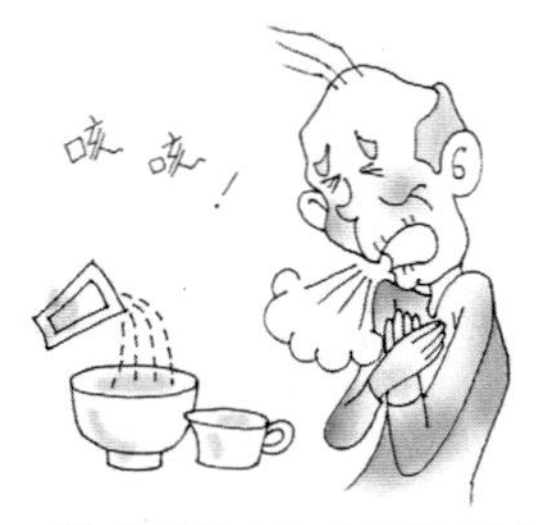

易嗆到的老年人可將湯汁稍稍勾芡弄稠，使其易於嚥進食

圖10-22　長期照護者在餵食時應注意的事項

資料來源：整理修改自瑞昇文化《圖解老人照護安心百科》，揚智文化繪製。

吞嚥功能不佳者要準備抽吸器，以防萬一。

(5)料理後的食物儘量保持食物原形：料理後的食物儘量保持食物原形，進食時再當場弄碎給老人吃，以使老人有好的食慾。

(6)飯後喝口茶：在飯後要讓老人家喝口茶，將口中殘留物吞下去。如果未清除口中殘留食物直接躺回床上，會有食物誤入呼吸道的危險。

臺灣已逐漸進入高齡化國家，老年人的長期照護問題已成為政府及大眾不得不重視的問題。而臺灣的長期照護工作才剛起步，雖然有許多國外的經驗可以參考，但仍有許多挑戰及困境需要面對與克服。在長期照護的工作中，飲食及營養照護是當中相當重要的一環。因為飲食會影響老年人的營養狀態，更進一步會影響老年人疾病的復原狀態及生活品質等。因此照護者對於需長期照護的老年人，除了提供舒適的養護環境及多陪伴老年人之外，對於老年人進食時輔具的使用及如何陪伴進食，都必須多加注意及用心。此外，若無暇替老年人準備餐食的照護者，也可善用老人餐食外送服務或是請求老人照護機構的協助，讓每一位老年人都能夠在自己所熟悉的環境中，達到「成功老化」的目的，真正達到「老有所終」的境界。

【問題與討論】

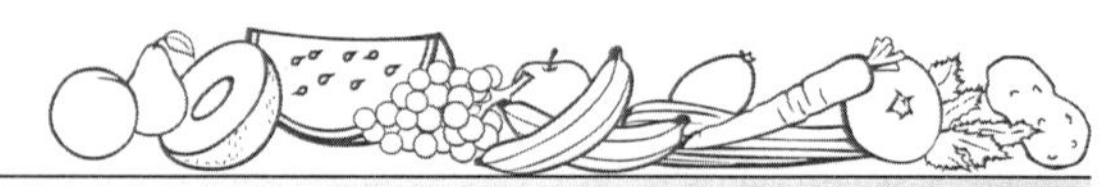

一、請說明臺灣的長期照護發展史分為哪五期？並加以簡述之。

二、試列舉照護者如何協助使用輔具或行動不便的老年人進食？

三、試列舉五種老年人進食時的輔具，並說明其用途。

四、試說明長期照護的服務模式有哪幾種？

五、長期照護中進食的照護方法有哪些基本原則。

六、請說明何謂巴氏量表。

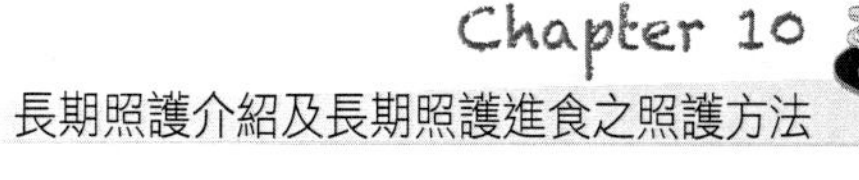

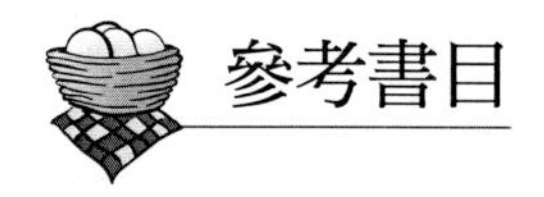

參考書目

一、中文部分

內政部社會司（2006）。內政部社會司老人福利，〈老人福利與政策〉。http://sowf.moi.gov.tw/04/01.htm，檢索日期：2010年8月12日。

毛慧芬等（2010）。《高齡生活輔具應用》。臺北：華都。

行政院經濟建設委員會（2007）。《中華民國臺灣民國95年至140年人口推估》。臺北：行政院經濟建設委員會。

行政院經濟建設委員會（2008）。行政院行政院經濟建設委員會，〈開啟老人餐食服務產業之新模式〉。http://www.cepd.gov.tw/m1.aspx?sNo=0010598&ex=+&ic=，檢索日期：2010年8月12日。

行政院衛生署（1996）。《長期照護納入全民健康保險給付可行性評估報告》。臺北：行政院衛生署。

行政院衛生署（2008）。《老人營養餐食手冊》。http://www.doh.gov.tw/CHT2006/DM/DM2_p01.aspx?class_no=211&now_fod_list_no=9172&level_no=1&doc_no=52209，檢索日期：2011年4月25日。

屈蓮（2001）。《長期照護新論》。臺北：大揚出版社。

林麗紅譯（2009），主婦と生活社編著。《圖解老人照護安心百科》。臺北：瑞昇。

陳月枝等（1995）。《長期照護服務對象功能評估量表彙編》。臺北：行政院衛生署。

陳惠姿（2003）。《長期照護資源的供給面分析》。臺灣社會福利學會主辦：「社會暨健康政策的變動與創新趨勢：邁向多元、整合的福利體制」國際學術研討會。

陳惠姿等（2004）。《長期照護實務》。臺北：永大。

黃惠璣等（2008），胡月娟總校閱。《長期照顧》。臺北：新文京。

黃源協（2003）。〈從單一窗口到網絡建構——社區化老人長期照護模式〉，《長期照護雜誌》。第7期，頁103-111。

臺灣老年學暨老年醫學會（2007）。《周全性老年醫學評估的原則與技巧》。臺北：合記。
臺灣長期照護專業協會（2006）。《臺閩地區長期照護資源名冊》。臺北：臺灣長期照護專業協會。
劉淑娟等（2007）。《長期照護》。臺北：華杏。
鄭文輝、鄭青霞（2005）。〈我國實施長期照護保險之可行性評估〉，《國家政策季刊》。第4期，頁69-92。
鄭涵壬譯（2006），大田仁史等著。《圖解長期照護新百科》。臺北：日月文化。
蘇逸玲等（2005）。〈從立法與管理看臺灣長期照護之現況〉，《護理雜誌》。第52期，頁5-10。

二、外文部分

Mahoney F. I. & Barthel D. W. (1965). Function evaluation: the Barthel Index. *Maryland State Medical Journal*, 14, 61-65.
Teng E. L., Hasegawa K., Homma A. (1994), et al. The Cognitive Abilities Screening Instrument (CASI): a practical test for cross-cultural epidemiological studies of dementia. *Int Psychogeriatr*. 6: 45-58.
The Pepper Commission. U. S. Bipartisan Commission on Comprehensive Health Care. (1990). A Call for Action. Washington: U. S. Government Printing Office.

老年人飲食的衛生與安全

學習重點

讀完本章後，同學應能學習到：

■食品中毒的定義

■食品中毒的種類

■老年人食品中毒預防方法

■製備老年人飲食場所的衛生管理與病媒防治

■瞭解老年人照護機構廚房的HACCP管制

導　論

近年來，由於生活水準的提高，人們對於食物的要求不僅僅是吃得飽而已，更進一步地要求食物的健康、衛生與安全。有很多的原因都會造成食物不安全或不衛生，包括微生物汙染、化學汙染、有害的食品添加物等，當人們食用了這些受汙染的食物時，就很容易導致疾病或食品中毒的發生。根據行政院衛生署的統計，臺灣從民國70至94年平均每年發生約一百三十三件食品中毒事件，但實際上真正發生之件數應大於此數目。對於老年人而言，食品的衛生與安全是更形重要的，因為老年人的抵抗力較弱，腸胃道功能較差，一旦沒有管理好食品衛生與管理的問題，老年人不但不能攝取到充足的營養，還有可能發生嚴重的食品中毒事件。因此，在為老年人製備飲食時，須特別注意食品的衛生與安全、製備場所的清潔等，不可不慎。

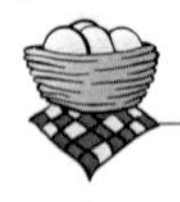

第一節　食品中毒的種類

食品中毒的定義，是指二人或二人以上，攝取相同的食物而發生相似的症狀，並自食餘檢體、人體檢體（嘔吐物、排泄物、血液）或環境檢體（空氣、土壤、水）中檢測出相同的致病原因者稱之。但若因攝取肉毒桿菌或化學物質引起之急性中毒症狀，甚至導致死亡，雖然僅有一人中毒，也視為一件食品中毒事件。

引發食品中毒的要件最主要為食物遭到病原菌、毒素或化學物質汙染，這些食物被攝入人體中，進而造成人體產生食品中毒的症狀。以下介紹食品中毒的種類。

一、細菌性食品中毒

細菌性食品中毒是指食物中含有達到致病量的病原菌，或含有病原菌所分泌之毒素，當食物攝入人體時，引起疾病或不適症狀。細菌性食品中毒又分為感染型、毒素型及中間型食品中毒三種，以下加以介紹之。

(一)感染型食品中毒

■沙門氏菌

沙門氏桿菌是細菌性食品中毒常見的致病菌，這可能與國人飲食習慣逐漸西化，喜歡吃未全熟的肉及蛋有關。被汙染的動物性食品與沙門氏菌的中毒關係很大，例如禽肉、畜肉、蛋、牛乳、乳製品、奶油等。沙門氏菌常見的傳播途徑為動物排泄物藉由接觸生食食品、砧板或食物烹調者而傳染。臨床症狀包括發燒、腹痛、腹瀉等，大多可在一週內恢復，但嬰幼兒或老年人若未及時治療或治療不當，也可能會導致死亡。預防沙門氏菌中毒的方法如下：

1.應徹底將食物充分加熱或煮熟。
2.熟食或即時食品應放置於5℃以下冷藏保存。
3.生食及熟食砧板應分開，避免生食與熟食交互汙染的機會。
4.食物應避免老鼠、蟑螂等病媒的汙染，食物應加蓋儲存。

■腸炎弧菌

腸炎弧菌食品中毒主要發生原因是因為攝食生的或未煮熟的，並且受到腸炎弧菌感染的海鮮類食品，如蝦、螃蟹、牡蠣、蛤類等，在夏季時發生率特別高。腸炎弧菌食品中毒的臨床症狀包括腹瀉、腹痛、噁心、嘔吐、頭痛、發燒、寒顫等。若經適當治療，大部分的病患可以在四至五天內痊癒。

預防腸炎弧菌中毒之方法如下：

1.避免生食海鮮，食用海鮮前一定要充分煮熟。
2.海鮮食品在冷藏保存前，應先以淡水充分洗淨再加以冷藏。
3.生食及熟食砧板應分開，避免生食與熟食交互汙染的機會。
4.生鮮的魚貝類應和其他食物分開儲存或處理，尤其是熟食，以避免汙染的機會。

■彎曲桿菌

彎曲桿菌的主要污染來源包括未煮熟的畜肉或禽肉、未殺菌的乳製品或蛋，以及受到動物或鳥類糞便汙染的水源等。臨床症狀包括水樣腹瀉、腹痛、頭痛、發燒等，同時糞便中會有血液或黏液。

預防彎曲桿菌的方法如下：

1.避免生食肉製品和乳製品。
2.徹底洗淨及消毒食品器具或砧板。
3.動物性食品必須要充分煮熟再食用。

(二)毒素型食品中毒

毒素型食品中毒是指當食品受到病原菌之汙染後，病菌除了在食品中生長及繁殖外，還會分泌致病毒素者稱之。

■金黃色葡萄球菌

金黃色葡萄球菌的傳染途徑主要是經由受到金黃色葡萄球菌感染的熟食或冷盤類而感染，尤其是蛋類、沙拉及乳製品等。此外，若烹調食物的人手部皮膚有傷口，也有可能因為手部傷口接觸到食物，而發生金黃色葡萄球菌的感染。臨床症狀包括嘔吐、噁心、腹痛及腹瀉，大部分的病患可以在一至兩天內恢復正常。

預防金黃色葡萄球菌感染的方法如下：

1.避免皮膚上有傷口的人進行食物的烹調。

2.儘量在供應食物前再烹調食物，避免食物在製備完成後又放置一段時間，導致病原菌有充足的時間增殖。

3.尚未烹調的食材必須要經適當的冷藏保存。

4.負責烹調食物的人最好能配戴口罩，避免打噴嚏汙染到食物。

■肉毒桿菌

肉毒桿菌食品中毒是高致死率的食品中毒，致死率約為10%至30%。肉毒桿菌孢子在自然界中主要分布於土壤及水中，包含肉製品、蜂蜜及玉米糖漿中皆可發現到肉毒桿菌孢子。香腸、火腿等醃漬肉製品，若未充分加熱，在室溫下放置一段時間後，肉毒桿菌孢子就會開始萌發並產生毒素。中毒的臨床症狀包括嘔吐、腹瀉、腹痛，之後就會產生神經麻痺的症狀，如吞嚥困難、四肢麻痺等，嚴重者會死亡。一般常見的罐頭食品、火腿、臘肉、袋裝食品等，皆較容易有肉毒桿菌的生長。

預防肉毒桿菌中毒的方法如下：

1.包裝食品在食用前應充分加熱。

2.注意食品在儲存過程中，應避免受到土壤或動物糞便的汙染。

(三)中間型食品中毒

中間型食品中毒是指在食品受到汙染後，病菌除了在食品中繁殖外，被人體攝食後，病菌還會在腸道中分泌毒素，而引起食物中毒的現象。會造成的細菌主要為大腸桿菌及仙人掌桿菌兩種。以下加以簡介之。

■大腸桿菌

大腸桿菌的傳染途徑為食品或水源受到動物糞便的汙染，尤其是肉或肉製品、牛乳、新鮮蔬菜等所造成的食品中毒。臨床症狀為腹痛及腹瀉，嚴重者會有血便的症狀。

大腸桿菌中毒的預防方法如下：

1.避免食物受到糞便的汙染。
2.製備食物者應注意個人的衛生與清潔，如廁後應徹底洗手再進入廚房製備食物。
3.食品在烹調及儲存過程中，應避免生食與熟食的交互汙染。

■仙人掌桿菌

仙人掌桿菌所造成的食品中毒事件，在臺灣為第三高，主要是因為臺灣是以穀類食品為主食，而仙人掌桿菌主要是以分解穀類中的醣類作為能量來源，在分解醣類的過程中同時也會分泌毒素，造成食品受汙染。中毒的臨床症狀為嘔吐、腹痛、腹瀉，通常患者在一至兩天內即可痊癒。

預防中毒的方法如下：

1.將食物冷藏在5℃以下或是熱藏在65℃以上，可以抑制仙人掌桿菌在食品中的繁殖。
2.烹調好的食物勿長時間置於室溫中。

二、天然毒素

在自然界中，有一些動物或植物本身即存在某些有毒成分，當人體大量攝食這些動物或植物後，有可能引起食品中毒的現象，此即稱為天然毒素的食物中毒，以下分為動物性及植物性兩部分來加以說明。

(一)動物性天然毒素

動物性的天然毒素有：

1.貝毒素：貝毒素可分為麻痺性、腹瀉性、刺激性胺基酸類、神經性、肝毒性及鮑魚貝毒素這幾種。貝毒主要是屬於神經性毒素，造成的原因主要是因為貝類攝取含有毒素的渦鞭毛藻，這些毒素會隨著時間而累積在貝類的身體內。當人們捕獲這些貝類並食用後，毒素就會蓄積在人體內造成中毒現象。貝毒素只要非常微量，通常就會造成死亡，一般症狀為口唇麻痺、暈眩、言語不清、運動困難、四肢麻木等。

2.河豚毒：河豚在日本是屬於最高級的生魚片之一，根據日本的統計資料，每年平均約有五十位日本人會發生河豚中毒的現象。河豚毒素主要存在於卵巢、肝臟、腸等內臟中，有些種類的河豚其魚皮也具有毒性。河豚毒主要屬於神經毒，中毒症狀包括嚴重頭痛、味覺及觸覺遲鈍、唇及口舌麻痺、肌肉麻痺、吞嚥困難、呼吸困難、呼吸麻痺等。河豚中毒者通常會在四至六個小時內死亡，死亡率非常高。由於河豚毒素非常穩定，不容易被熱破壞，因此要預防河豚中毒最好的方法就是不要吃河豚。

3.鯡魚毒素：在大海中，有某些雙鞭毛藻類會產生鯡魚毒素，這些藻類會被鯡魚、沙丁魚等魚類食用，導致毒素累積在魚類的內臟。而當人類不慎食用了之後，就會出現暈眩、肌肉疼痛、肌肉麻痺、昏迷、呼吸困難等症狀。

(二)植物性天然毒素

植物性天然毒素有：

1.黃樟素：黃樟素主要存在於樟腦、生薑、八角、肉桂、肉荳蔻中，所引發中毒的潛伏期通常可以從數天到數年，屬於慢性中毒的類型。黃樟素被證實和肝臟腫瘤的誘發有關，高濃度的黃樟素會提高惡性腫瘤的發生率，不得添加於食品中。

2.含氰配醣體：含氰配醣體主要存在於樹薯、皇帝豆、苦杏仁中。含氰配醣體本身是無毒的，但是經過人體腸道中細菌之分解作用後，會產生帶有劇毒的物質氰酸。中毒症狀會在攝食後一至兩個小時後發生，症狀包括呼吸困難及痲痺。

3.生物鹼：生物鹼帶有苦味，百合花科植物、茄科植物、馬鈴薯發芽的部位都含有生物鹼。在馬鈴薯發芽的部位所產生的生物鹼稱為茄鹼，又稱為茄靈。生物鹼屬於中樞神經毒素，當發生中毒時，會出現神經失調、意識模糊、腸胃障礙、頭痛、目眩等症狀。

4.菇蕈類毒素：存在於自然界中的毒蕈約有五十多種，有許多毒蕈的外觀與一般香菇或木耳等類似，因此常常發生誤食的事件。菇蕈類的毒素可以分為神經毒素、器官毒素、消化系統毒素及血液系統毒素四大類。中毒最常見的症狀為肝、腎中毒、頭暈、嘔吐、步伐不穩等。如何判斷是否為毒蕈類，一般皆認為如有以下情形，則有毒的機會通常會較高：(1)聞起來有苦味或臭味；(2)顏色十分鮮艷；(3)摘折處有乳汁狀分泌物，且接觸空氣會變色。以上原則並非百分之百正確，也並非與毒性有絕對的關係，因此還是應該避免食用無習慣食用或來路不明的菇蕈類。

三、黴菌性食品中毒

黴菌性食品中毒是指食品中的黴菌產生二次代謝產物，進而造成人體的損害或中毒現象而稱之。目前臺灣較常見的黴菌性食品中毒可分為兩大類，以下加以說明之。

(一)黃麴毒素

臺灣高溫潮濕，因此特別滋生黃麴毒素，黃麴毒素容易污染花生、豆類、穀類、玉米等。黃麴毒素是目前最常見的致癌物，若長期的黃麴毒素中毒，容易發生肝臟病變、肝臟癌化、腸炎、生殖力降低、抵抗力降低、膽管炎等。在為老年人選購上述食品時，必須選擇新鮮、外觀正常及完整、無發黴的食品，以確保食用之安全。

發燒話題 野蘑菇中毒無解藥　催吐防迅速惡化

近日，山東省棲霞市桃村鎮一家八口人，因食用野生毒蘑菇被送到醫院急救；河南洛陽市也發生多起類似事件，造成十四人中毒、兩人死亡事件。當地醫生提醒說，蘑菇中毒沒有特效解藥，對生命的威脅較大，死亡率更是高達50%，千萬不要食用野蘑菇。

據大陸媒體報導，山東的這一家人在7月30日接受鄰居親手在山上採的蘑菇，他們表示，這些野生菇與常吃的類似，只是看起來尺寸稍小，乳白色，傘蓋裡面呈黑色，聞著也沒有異味，但食用後均出現相同中毒症狀。

醫師表示，一般食用了毒蘑菇後，約半小時內便會出現噁心、嘔吐、劇烈腹瀉和腹痛等症狀，可伴有多汗、流口水、流淚、脈搏微弱等表現，少數患者會發生呼吸停止，甚至昏迷、休克死亡。誤食後自我急救的最常用辦法就是催吐、洗胃、導瀉、灌腸等方法，以迅速將毒素排出。催吐時，可用手指、筷子等刺激咽喉部，促使人嘔吐。另外，因為蘑菇中毒的潛伏期較長，而且部分蘑菇中毒的症狀一旦出現就會迅速惡化，所以進食可疑蘑菇後一定要到醫院就診。

食用蘑菇中毒醫學上稱為「毒蕈」中毒，沒有特效藥，從各類醫院統計數據來看，「毒蕈」中毒死亡率高達50%，所以不認識的野蘑菇，或對是否有毒不大有把握的野蘑菇，民眾千萬不要採摘食用。對於幼小、老熟、鮮艷或霉爛的野蘑菇，更是不宜採食。由於野生毒蘑菇大多長在山區，在外觀上與可食用蘑菇非常相似，不能以是否有蟲蛀或花紋等外觀進行鑒別，民眾宜不採、不買、不賣、不食野生蘑菇，以慎防中毒。

資料來源：今日新聞網（2010）。大陸新聞網，野蘑菇中毒無解藥　催吐防迅速惡化，http://www.nownews.com/2010/08/03/162-2632132.htm，檢索日期：2011年4月25日。

(二)黃變米毒素

黃變米毒素是由青黴菌產生的檸黃毒素，寄生在米中，產生有毒物質並污染米粒，使米粒產生黃色斑點而稱之。黃變米毒素是很強的神經毒，中毒者可能發生全身痲痺及循環障礙等，某些種類的黃變米毒素甚至會造成肝臟及腎臟的障礙與免疫系統的抑制。

要減少發生黴菌性食品中毒的機會，應儘量遵守以下原則：

1.不要購買也不要食用已發黴的食品。
2.購買食品時，若發現包裝已破損，切勿購買。
3.注意食物儲存的環境，應儘量保存在低溫乾燥處。
4.一次不要購買太大量的食品，以免儲存太長的時間，讓黴菌有增長的機會。

四、化學性食物中毒及環境中之有毒物質

化學性食品中毒，是指由化學物質所引起的中毒現象，並非天然存在於食品中的物質所引起的，主要包括重金屬、農藥、多氯聯苯等。化學性食品中毒通常屬於慢性中毒，對人體的傷害最深且最久。以下加以簡介之。

(一)有害金屬

1.汞：人體汞中毒的主要途徑為攝取水產製品所致。因為魚、貝等水產製品會濃縮水中的甲基汞，當人類攝取這些魚貝類，就會成為汞中毒的主要途徑。汞中毒的主要症狀為貧血、肝腎功能衰竭、神經障礙、幻聽、幻覺。
2.鉛：在日常生活中，鉛可經由消化道、呼吸道及皮膚吸收進入人體

內，譬如農藥之一的砷酸鉛被當作殺菌劑使用；服用來路不明的八寶散也會有鉛中毒的危險。此外，長期食用受鉛污染土壤所生產的農作物可能造成血液中鉛濃度過高。當人體攝取過量的鉛時，會損害腦部，影響消化、神經、泌尿及生殖系統的功能；而兒童血鉛量過高時，其學習能力會發生障礙和出現智力遲鈍等症狀。

3.砷：砷化合物分為無機砷及有機砷兩種。無機砷主要用於農藥，有機砷則常添加於飼料中。當不小心誤食時，就有可能會發生砷中毒。砷中毒的急性中毒症狀為頭痛、腹痛、腹瀉、血尿、腎臟功能嚴重受損等；而慢性中毒症狀包括貧血、肝臟肥大、食慾不振、體重減輕等。臺灣西南部曾發生過嚴重的砷中毒事件，稱為「烏腳病」，當時出現的是嚴重的皮膚症狀。根據調查指出，烏腳病的發生應與當地居民長期飲用含有砷的井水有關。

4.鎘：鎘主要存在於電池、塑膠及塗料色素中，容易經由植物根部往整株植物移動，臺灣就曾因為土壤有鎘污染而發生「鎘米事件」。鎘的急性中毒症狀包括頭痛、咳嗽、嘔吐、肺氣腫等；而慢性中毒症狀包括肝及腎的功能損害、生長遲緩等。此外，長期的鎘中毒會使骨鈣流失，造成全身疼痛及骨質軟化症，即為俗稱的「痛痛病」。民國90年，在雲林縣及彰化縣就分別有農地受到鎘的嚴重污染。

5.銅：在民國75年，高雄曾發生「綠牡蠣事件」，主因是因為鄰近的廢五金業區所排放的工業廢水、廢酸液等，污染了當地的河川，導致河川中的牡蠣受到銅的污染，大量的銅使得牡蠣肉質變成綠色。銅的中毒症狀包括嘔吐、胃痛、痙攣、口腔灼熱感等，並會造成肝、腎及消化系統功能的損害。

(二)農藥

農藥及稍後會提到的多氯聯苯，都屬於環境荷爾蒙。這類的環境荷

發燒話題 攝取汞過量掉髮　一面排毒一面補充

你嗜吃深海魚類嗎？你常吃來路不明的中藥嗎？你曾經使用過汞齊（amalgam）補牙嗎？小心有可能會汞中毒！環保署曾經發布過一項國人髮中含汞量調查結果，發現八成國人髮中的汞含量超過美國的參考濃度，即每公斤1毫克，且平均值達2.4毫克；一旦重金屬汞中毒，可能會出現掉髮、記憶力減退、疲憊、失眠、頭痛、肌肉關節酸痛、抖手抖腳、消化不良等情況。

汞是持久性生物累積汙染物質，即使是極微量的汞，也可能會對人體造成危害。林煥博醫師表示，臨床上曾經有一名會計師與家人都非常喜歡吃生魚片，幾乎每兩天就大啖一次，結果發現夫妻兩人都有明顯掉髮情況，孩子也有過動現象，經過剪下頭髮檢測分析，發現汞中毒。研究發現，食用較多大型魚類，如鮪魚、沙魚、鱈魚、大青花魚、鮭魚等，也是汞含量過量的因素。

由於汞會蓄積在頭髮中，不會自然隨著尿液排出，所以必須靠排毒方式排出體外，否則掉髮情況會愈來愈嚴重。為了預防、減輕或治療一定濃度的重金屬中毒，最佳的方法之一就是進行螯合治療，即利用螯合劑（chelating agents）與自由金屬離子結合，以減低身體囤積的重金屬量，加速重金屬排出體外。林煥博醫師表示，注射螯合劑之後，除了會與金屬離子結合，相對的體內原有的電解質與微量元素，也可能一併結合被排出體外，所以同時需要補充適當的營養元素，否則容易失衡。

至於檢測是否為重金屬汞中毒，一般大約只要剪下0.5公克的頭髮，即可測知體內的汞含量。但是不同頭髮的長度與重量，檢測標準值也就不太一樣。一般人尿汞正常值為0.25 μmol/L，超過即表示體內有汞蓄積。此外，也可以從毛髮中汞含量檢測，限量為50至200 μg/g。急性汞中毒，可根據接觸史及臨床表現來診斷；至於慢性汞中毒，則可從伴隨的症狀，如口腔炎、肌肉震顫、精神改變等來做診斷。

生活環境中處處都有汞毒，包括水銀體溫計、血壓計、各種度量衡儀器、日光燈、電池、補牙的銀粉，以及深海魚貝等，若使用不慎或攝取過量，都可能潛藏健康危機；還有來自環境污染的工業含汞廢水、廢氣、廢渣，造成環境、地下水、河川、海域的汙染，致使無機汞經由食物鏈變成有機汞進入人體；加上國人喜歡吃海產及生魚片的飲食習慣，於是有機汞含量自然偏高，長時間蓄積在體內，就會造成健康傷害。

為了避免因汞中毒導致的掉頭髮情況發生，翁明義醫師提醒，日常生活需要注意勿攝取過量深海魚類，不妨改吃小型海魚，如秋刀魚、鯖魚、竹莢魚、鱈魚與蝦子等含汞量低的魚貝類。尤其是計畫懷孕的女性、孕婦、哺乳母親和嬰幼兒，更要小心食用。平日則可增加蛋白質、維生素A、維生素E、鋅、硒、胡蘿蔔等營養素，發揮解毒作用，防止、減輕汞中毒症狀。

資料來源：黃曼瑩（2010）。中時健康網，〈攝取汞過量掉髮 一面排毒一面補充〉，http://health.chinatimes.com/contents.aspx?cid=2,80&id=11214，檢索日期：2011年4月26日。

爾蒙，會競爭人體內荷爾蒙的作用，使身體需要的荷爾蒙分泌過度或不足，或者使體內的荷爾蒙在不恰當的時間發生反應等，進而產生對人體健康的危害。

臺灣常使用的農藥種類包括DDT（殺蟲劑）、靈丹（殺蟲劑）、特靈類（殺蟲劑）、巴拉松（殺蟲劑）、有機汞殺菌劑、有機氯系除草劑等。這些農藥會透過污染水或土壤，並被動植物吸收，人體再經由攝取這些動物或植物，而不當食用到農藥。農藥的急性中毒症狀為嘔吐、噁心、盜汗等，較嚴重者則會出現意識不清、呼吸困難，甚至造成死亡。此外，有些殺蟲劑還可能會傷害神經系統，造成感覺異常、對外界刺激容易敏感或過敏，並會發生抽筋、抽搐等現象。其慢性中毒症狀可能會有致癌性（尤其是肝癌及胃癌）及致畸胎性，同時也會影響肝功能及腎功能。

預防農藥中毒的方法包括：

1.購買符合時令的蔬菜，因為符合季節的蔬菜通常不需要噴灑太多農藥。
2.處理水果或蔬菜時，可以先將較靠近外層的果皮及葉菜去除，經過短暫的清水浸泡之後，再用流動的水加以徹底清洗。
3.最好不要固定向同一家廠商或攤販購買，應輪流向不同的菜販購買，以避免攝取太多來自同一產地的農藥，造成農藥在體內的大量累積。
4.儘量購買經過政府輔導或有認證標章的蔬果，如吉園圃等，這些有認證標章的農產品其品管較嚴格，因此品質及安全管理也較佳。

(三)多氯聯苯

多氯聯苯在工業上的用途十分廣泛，大多使用在塑膠、電容器、變壓器、熱煤器、日光燈、絕緣裝置、油漆的黏著劑等。使用後的廢棄物因未加管制而在任意丟棄的狀況下，就會造成環境污染。

1979年，臺灣臺中縣盲啞學校的師生，發生原因不明的皮膚病，經過調查後，發現是因為食用了被多氯聯苯污染的米糠油所致，稱為「油症事件」。多氯聯苯長期累積在人體內，會造成發育遲緩、肝功能的傷害、心血管、生殖系統、免疫系統及呼吸系統的疾病、甲狀腺功能失調、學習及記憶障礙、畸胎，甚至可能會導致癌症的發生。截至目前為止，多氯聯苯還沒有有效的藥物可以促使它排出體外，故治療多氯聯苯中毒的唯一方法就是預防，大眾必須注意避免食用或購買可能會受到多氯聯苯污染的食品。

為了儘量減少老年人發生食品中毒現象，烹調完畢的食物在提供給老年人食用之前，必須有良好的溫度控制，以防止微生物二次汙染。一般而言，最適合微生物生長的溫度約在16至50℃之間，此範圍又稱為「危險溫度帶」；因此若為熱食菜餚，儘量要維持在65℃以上，而冷食菜餚則儘量維持在6℃以下。此外，當老年人發生食品中毒現象時，應將患者盡速送醫，並收集檢體，如吃剩的食物、老年人的嘔吐物或排泄物等，並在二十四小時內報告當地主管機關，以利主管機關的調查。

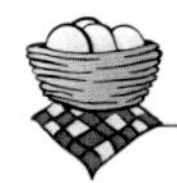

第二節　製備老年人飲食場所的衛生管理與病媒防治

一、餐飲製備人員的衛生管理

不管是在家庭中，或是在老人照護機構中，幫老年人製備飲食的人，其自身的清潔與衛生對於維護老年人飲食的安全是非常重要的，若準備食物的人本身沒有良好的衛生習慣，勢必會影響老年人的飲食衛生與安全。以下列出擔任餐飲製備人員的注意事項：

1.儘量不要留鬍子或化妝、塗指甲油、配戴飾品等，以防食物被掉落的鬍子或化妝品汙染。
2.頭髮應剪短或將長髮綁整齊，不要披頭散髮。
3.調理食物時應戴口罩。
4.指甲應剪短。
5.手部有創傷、膿腫時，不得接觸食品。因為受傷的部位可能會有綠膿桿菌，它與金黃色葡萄球菌一樣，都是導致食品中毒的細菌之一，一旦汙染了食品，會在食品中生育繁殖，並產生耐熱的腸內毒素，造成食物中毒。
6.有感冒症狀者應暫停食物製備工作。
7.如廁後要確實用肥皂或洗手乳洗手，才能繼續烹調食物。
8.不可在烹調食物的過程中抽煙、飲食、嚼檳榔。
9.不要直接用手碰觸或處理熟食。

10.不要利用同一塊砧板切生食跟熟食。

11.在烹調食物的過程中，不可摸頭髮，及用手抓眼睛、鼻子、嘴巴等。

12.所有的熟食都必須加蓋，以防灰塵掉落。

13.不小心掉落地面的器具，須再次洗乾淨後才可使用。

14.不要用破裂或有缺口的餐具來供餐或準備食物，以防老年人在進食時被割傷。

二、廚房衛生管理

(一)食物前處理及烹調時的注意事項

■解凍時

食物在解凍時須注意（**表**11-1）：

1.不可將食物反覆地解凍後再冷凍，這樣不但會造成食物在反覆解凍的過程中養分的流失，也會因為溫差過大，而造成大腸桿菌的滋生。

2.解凍的方式可採用以下幾種：

(1)冷藏解凍：此法是於烹調的前一天，將須解凍的食物由冷凍室中拿出，放入冷藏室，直到要烹調前再取出即可。此法可說是解凍最安全衛生的方法。

(2)在室溫下自然解凍：通常將食物放在室溫中解凍，只要到食物外觀有軟化現象就可開始處理了，如果繼續放在室溫中，可能就會造成細菌大量地滋生與繁殖。

(3)用水解凍：此法是先將食物用塑膠袋包裝好後，再泡在水中使食物解凍。

表11-1　常見的解凍方法

解凍方法	時間	備註
冰箱中冷藏解凍	6小時	時間較充裕時用之
室溫解凍	40-60分鐘	
用自來水解凍	10分鐘	必須將食物以密封袋包裝再放入水中，以防養分流失
加熱解凍	5分鐘	用熱油、蒸氣或熱湯加熱冷凍食品使之解凍，時間較快速
微波烤箱	2分鐘	

註：解凍時間為以200公克一盒之冷凍蔬菜計算之。

資料來源：行政院衛生署食品資訊網。摘自http://food.doh.gov.tw。

■清洗蔬果類時

清洗蔬果類時須注意下列事項：

1.包葉類青菜如大白菜、高麗菜等，需一葉一葉剝下來洗，以免農藥的殘留。

2.應先將青菜清洗完再切菜，以免營養素大量流失在水中。

3.清洗水果時，勿用一般水果清潔劑，以免殘留；用大量流動式清水沖洗為最佳方法。

4.預防葉菜類農藥殘留的方法，是先使用大量流動式清水沖洗，再以1%的食鹽水浸泡5至10分鐘，最後再用清水沖洗數次，洗乾淨即可。

■使用油脂時

使用油脂的注意事項如下：

1.烹調時的油溫須適中，不可把油脂加熱到冒白煙才放入材料，因為油脂加熱至高溫時容易變質，有害健康。

2.若需要煎或油炸，儘量滴乾水分後再下鍋。

3.使用過的油不可和新油合放，如果沒有變質可濾除殘渣，用來煎炒並盡速用完，不可再拿來油炸。通常若油脂出現以下三個現象，代表油脂的品質已開始變壞：

(1)顏色變深。

(2)開始變黏。

(3)在烹調時會激烈起泡。

有以上情形的變質油，切記勿再使用，以免有害健康。

(二)砧板的清潔及餐具的清洗

砧板是在進行食物製備時，最容易發生交叉汙染的器具。木質砧板材質較軟，較容易藏汙納垢，因此較建議使用塑膠材質的砧板。在使用砧板時，應注意以下事項：

1.砧板須依照用途加以分類，最理想的狀態是生肉一塊、海鮮一塊、蔬菜一塊、熟食一塊。但一般家庭中通常不會有那麼多砧板備用，因此建議至少要生食一塊、熟食一塊。

2.在砧板上處理食材的順序，建議依照一般食物來源的含菌量由低至高依序處理，分別為乾料類、加工食品、蔬果、牛羊肉、豬肉、雞鴨肉、蛋及海鮮類。每處理完一種食材，建議即應馬上清洗砧板。

3.砧板在使用完畢後，應充分洗淨，並使用85℃的熱水稍微殺菌或消毒。

4.砧板清洗完畢後，應側立，不要緊靠工作檯面或壁面，以免受到汙染或潮溼長黴。若刮痕已經過多或已經有長黴的跡象，就應馬上更換。

在餐具的清洗方面，建議儘量照以下的程序來進行，可以讓餐具清洗得較乾淨，降低老年人食品中毒的機會：

1.去除殘渣：可用溫水先將餐具上的殘渣沖掉，這樣可以減少食物附著在餐具上，清洗時會較方便。

2.清洗：適量使用洗潔劑，切勿使用過多。建議也可使用一些代替品來取代洗潔劑，如洗米水、黃豆粉等，同樣可以去除餐具的油膩，且比較不會有殘留的疑慮。

3.沖洗：用大量的流動清水沖乾淨，也可以用熱水或溫水沖洗，以免洗潔劑殘留。

4.乾燥：將洗淨的餐具倒放，等到餐具自然風乾後，再將餐具收到櫃子中即可。最好不要用毛巾或抹布來擦乾餐具，因為毛巾或抹布上可能會有一些細菌或黴菌等，可能會再汙染已經洗乾淨的餐具。

此外，在廚房廢棄物的處理方面，廚餘應加以分類，垃圾桶及廚餘桶應加蓋，垃圾桶的材質應選擇不漏水、易清洗的材質。使用前，應套入塑膠袋，若容量已滿，應將塑膠袋口密封並紮緊，以免廚餘的氣味招來老鼠、蒼蠅等病媒。

(三)食物的儲存

不管在家庭中或是在老年照護機構，食物的儲存通常都可分為乾料（如糖、麵粉、太白粉、罐頭食品、沙拉油等）、冷藏及冷凍三個部分，以下分別就此三部分說明之：

1.乾料：糖、麵粉、太白粉等乾料，應儘量保存在溫度15至25℃、濕度50%至60%的地方，若濕度高於70%，這些粉類乾料就很容易發霉或變質。

2.冷藏：水果及蔬菜應儲存在1至7℃、濕度85%至90%的冷藏庫中。值得特別注意的是，香蕉因為容易凍傷，因此不適合冷藏。牛乳及乳製品則應存放在3至7℃的溫度下；肉類應在1至3℃、濕度75%至85%的環境中儲存，並儘量趁新鮮時食用完畢。

3.冷凍：魚、蝦等海鮮類應儲存在-5至-1℃的溫度下，冷凍食品則應保存在-18℃以下，才能延長保存期限。

其他食物在儲存時的注意事項列舉如下：

1.絞肉類由於與氧氣接觸面積大，因此容易受汙染，保存期限較短，需儘早使用。一般冷藏兩天內須用完，冷藏時儘量小包裝分裝。
2.在冷凍儲存時應按照使用量分裝，以免造成解凍時的困擾。
3.解凍後的魚及肉類，應避免再回凍。
4.購買整條魚時，應先去除內臟，清洗乾淨後再冷凍，否則易腐壞。
5.干絲、豆乾、豆腐、素雞、素鴨等，冷藏一天內儘量使用完畢。若要延長儲存期限，豆腐可用容器盛裝，泡水一起冷藏。
6.豆乾、素雞、素鴨等水分含量較低者，可冷凍儲存之。
7.若蛋殼帶有細菌，在儲存時易腐壞，因此在冷藏前需先以濕紙巾將蛋殼擦拭乾淨。
8.帶殼的全蛋，不可冷凍儲存，也不可微波烹調，因為全蛋中含有脂蛋白，容易導致爆裂或結塊。

三、病媒防治

病媒是指能將病原體由患者傳至健康者，或者從一宿主帶至另一宿主，而使之患病或成為帶菌的帶原者。根據食品良好衛生規範總則第四點之定義，病媒是指直接或間接汙染食品或媒介病原體的小動物或昆蟲，如老鼠、蟑螂、蚊、蠅、臭蟲、蚤、虱、蜘蛛等。

病媒一般常指老鼠、蒼蠅、蟑螂等，會傳染霍亂、傷寒、痢疾或其他食物中毒病原菌之動物。這些生物經常活動於廚房，因此病媒防治為食品衛生管理工作上重要的一環。

(一)蒼蠅

蒼蠅是痢疾、霍亂、傷寒等疾病的媒介，並會散布寄生蟲卵，造成食物受到汙染。要防治蒼蠅可使用阻擋法及撲殺法。在阻擋法方面，可運用紗門、紗窗、空氣簾、塑膠簾等加以阻擋之；而撲殺法則是利用捕蠅拍、捕蠅紙、捕蠅燈、噴藥等方式，減少蒼蠅的出沒。

(二)蟑螂

蟑螂身上攜帶許多種會使人體生病的細菌，蟑螂糞便也有可能引起人體發生過敏現象。要防治蟑螂，最重要的是必須斷絕蟑螂的食物與水源，保持廚房良好的環境衛生。此外，儘量減少蟑螂可以藏匿的地方，例如填補地板或牆壁的縫隙、不要在廚房堆放太多東西等，讓蟑螂沒有藏身的地方。使用蟑螂屋也是一個防治蟑螂的方法。家中若有飼養寵物，注意儘量不要讓寵物進入廚房，因為寵物本身、毛或是身上所攜帶的跳蚤，都有可能汙染食物，或是成為昆蟲、螞蟻等的滋生地。

(三)老鼠

老鼠可傳播鼠疫、斑疹傷寒、恙蟲病、漢他病毒、傳染性黃疸病等。要改善廚房的環境衛生，定期清理廚餘及垃圾，定期打掃廚房，是防治老鼠最有效的方法。另外，也可在地板的排水孔裝設金屬網孔，可以防止老鼠從下水道入侵，要特別注意的是，金屬網孔的大小最好不要大於0.6公分，才能有效預防老鼠入侵。必要時也可使用捕鼠籠、捕鼠器或黏鼠板。

(四)蛾類及甲蟲類

蛾類及甲蟲類會攜帶病菌，也有可能會傳播大腸桿菌。蛾類及甲蟲類較喜歡損害玉米、麵粉、穀類等含有較高碳水化合物的食物，因此在儲存這些食物時，必須注意要低溫儲存，並保持乾燥。已開封的食物須加蓋密封保存。

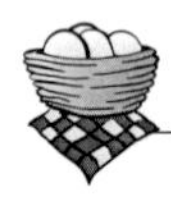

第三節　老年人照護機構廚房的HACCP管制

一、HACCP的名詞定義

HACCP全名為Hazard Analysis and Critical Control Point，中文全名為「危害分析與重要管制點」。HACCP是一種預防性的品管系統，主要是用於團體膳食製備場所，因此對於老年人照護機構而言，也是非常重要的，因為老年人照護機構在準備老年人的飲食時，也隸屬於團體膳食製備的範圍，因此建議老年人照護機構的廚房必須儘量滿足HACCP之要求。HACCP管制是將從原料開始，到產品送到消費者手上的所有過程皆加以分析，並針對所有可能造成危害的因素加以控制。這些過程包括食物原料處理、食物調理過程、餐具清潔及殺菌方法、食物的充填包裝、裝箱出貨、運輸過程、機械設施、作業人員衛生管理等，以防止食物受到微生物、毒素、化學物質、有害性金屬及有害食品添加物的污染。經過HACCP認證的團體膳食單位，會獲得如**圖11-1**的標章以為證明，標章之有效期限為兩年：

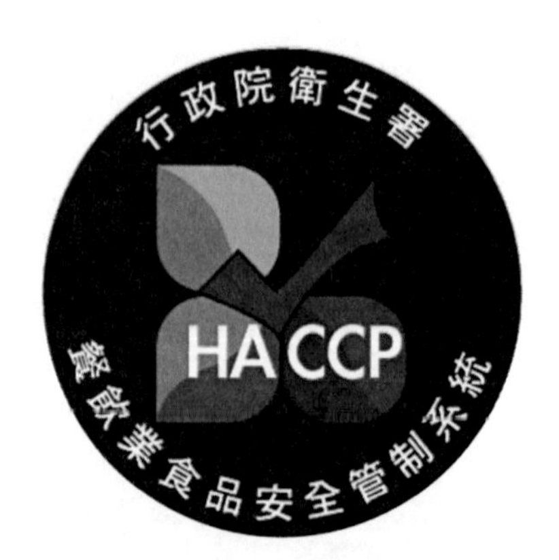

圖11-1　行政院衛生署餐飲HACCP標章

資料來源：行政院衛生署食品藥物管理局，http://www.fda.gov.tw/content.aspx?site_content_sn=327，檢索日期：2011年7月31日。

二、申請HACCP認證之流程

HACCP之認證，對於學校營養午餐、醫院膳食、團膳公司等都很重要；同樣的，對於老年人照護機構而言，取得HACCP的認證後，在提供老年人健康且安全的飲食時就有更進一步的保障。**圖11-2**為申請HACCP認證之流程，以供參考：

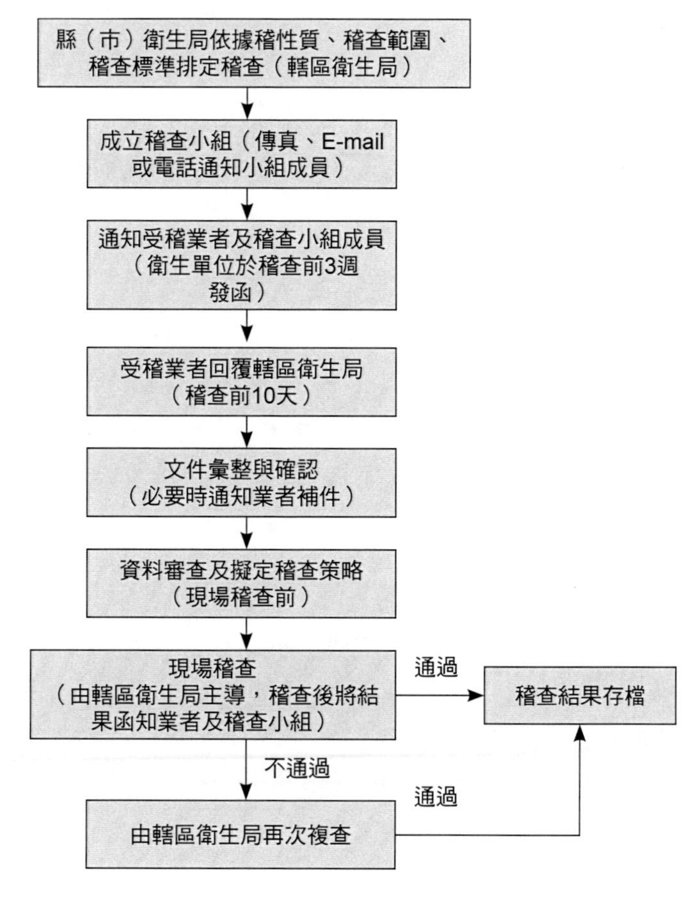

圖11-2　HACCP認證流程圖

資料來源：行政院衛生署食品藥物管理局，http://www.fda.gov.tw/content.aspx?site_content_sn=327，檢索日期：2011年7月31日。

三、HACCP在食品製造上的重要性

HACCP預防品管系統在食品製造上的優點有：

1.可主動預防危害的發生，而不像一般的傳統品管方法，是在危害發生後才進行補救及調查。
2.可將管制的重點放在與食品衛生安全有直接關係的因素上，因此可縮短檢驗的時間。
3.可消除食品潛在的危害，有助於確保大眾的健康及食品衛生。
4.當危害發生時，能夠即早發現，並採取適當的矯正措施。
5.HACCP不僅可應用於食品生產過程，也適用於餐飲作業流程的安全維護與監控。

食品中毒是臺灣很常見的案件，甚至有獨居的老年人，由於食物存放過久又捨不得丟棄，因而造成老年人食品中毒的案例，因此老年人飲食的衛生與安全不可不慎。為了減少老年人發生食品中毒的危險，廚房及餐具的清潔及衛生、食物製備者本身的衛生管理、病媒的防治等，每個環節都必須嚴格把關。老年人照護機構的廚房，同時負責許多老年人飲食的安全，因此更應該取得認證，才能真正保障老年人的健康與營養。

【問題與討論】

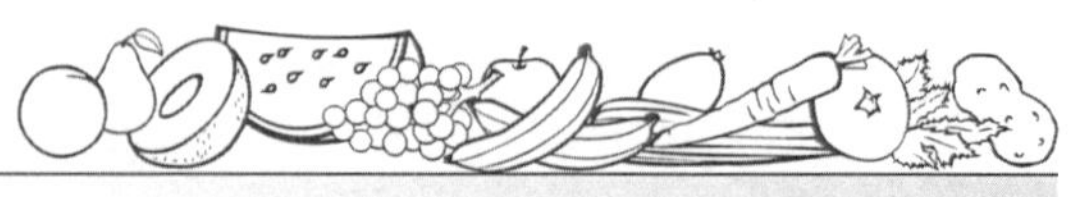

一、請舉例說明何謂細菌性食物中毒，並說明其分類。
二、請舉兩例說明天然毒素的食品中毒。
三、請說明如何做好家中廚房的病媒防治。
四、請說明砧板的使用及餐具清洗的注意事項。
五、請說明如何預防黴菌性食品中毒。
六、植物性天然毒素有哪些種類？
七、請說明何謂廚房的HACCP管制？

參考書目

行政院衛生署食品藥物管理局http://www.fda.gov.tw/content.aspx?site_content_sn=327，檢索日期: 2011年4月30日。

王仁澤等（2000）。《食品衛生》。臺北：高立。

行政院衛生署（2010）。行政院衛生署，食品資訊網。http://www.doh.gov.tw/cht2006/index_populace.aspx，檢索日期：2011年4月26日。

吳碧鏗（1996）。〈危害分析重要管制點與良好作業規範〉，《食品工業月刊》。第28卷，第4期，頁25-30，新竹：財團法人食品工業發展研究所。

李政達（2006）。《營養師考試秘笈——食品衛生與安全》。臺中：華格那。

李學愚、沈玉振（2001）。《食品安全管制系統手冊》。臺北：品度。

周樹南（1988）。《食物中毒的防治》。臺北：淑馨。

陳堯帝（2001）。《餐飲管理》。臺北：揚智。

陳德昇等（2006）。《餐飲衛生與安全》。臺中：華格那。

彭瑞森（2003）。〈食品業HACCP制度之驗證及確效分析〉，《食品工業月刊》。第35卷，第4期，頁36-46，新竹：財團法人食品工業發展研究所。

曾浩洋等（2003）。《食品衛生與安全》。臺中：華格那。

老年人的飲食計畫與營養教育

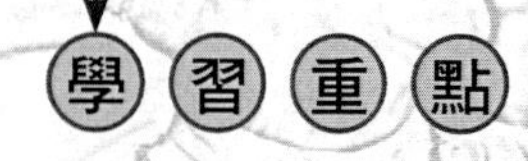

讀完本章後，同學應可學習到：

■影響老年人進食的生理、心理及社會因素

■瞭解美國與臺灣目前對於老年人飲食計畫的差異

■瞭解進行老年人營養教育的步驟

■瞭解如何擬定老年人營養教育計畫

導　論

不當的飲食攝取、營養不均衡或患有疾病等因素，都容易使得免疫力下降，增加老年人感染疾病的機會；而營養過剩則會增加肥胖、心血管疾病、糖尿病等慢性病的發生，使得老年人生活品質降低，甚至導致死亡。因此，良好的飲食狀況對於老年人不僅可延長壽命，更可以提升其生活品質。由於一般老年人不易瞭解營養與營養相關的專有名詞及其對身體的影響，加上缺乏適當的營養教育與社會支持系統，致使老年人常常無法把營養餐食、健康觀念與日常飲食結合，因此如何規劃完整的膳食計畫與營養教育，就成了老年人健康維護及輔助治療的重要課題。

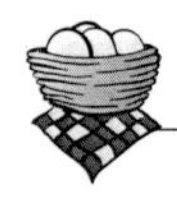

第一節　影響老年人食物選擇及進食的因素

由於社會經濟的進步與整體醫療環境的改善，老年人的數目不斷的增加，如何讓老年人提高生活品質，並健康地度過晚年生活，其中膳食攝取是最需優先考量的因素，而老年人的營養狀況取決於其營養素的需要量及攝取量，而營養素的需要量及攝取量會受到個人的體能活動、生活型態、家庭及社會的支援、知識及心智的狀態、疾病及社經地位的影響等。以下分別就心理、生理及社會經濟等三方面因素來討論對於老年人食物選擇及進食的影響（**表**12-1）。

一、心理因素

影響老年人食物選擇及進食的心理因素包括：社會活動、自尊、營養知識、健康意識、孤獨、喪失親友、食物象徵、對食物的喜惡及食物信仰等。老年人會擔憂身體機能的退化、身上帶有疾病，以及從工作中退休

表12-1　影響老年人食物選擇及進食的因素

心理因素	生理因素	社會經濟因素
社會活動	食慾	年齡
自尊	味覺	性別
營養知識	嗅覺	收入
健康意識	牙齒狀況	烹飪設備
孤獨	處方飲食	日常生活安排
喪失親友	慢性疾病	退休／休閒時間
食物象徵	食物耐受性	教育
心理覺知	健康狀態	到食品店的距離
食物的喜惡	生理殘障	交通方便性
食物信仰	運動	熟悉食物的可獲性
	用藥（處方及非處方藥）	
	視力	

資料來源：陳淑娟譯（2004），Bonnies S. Worthington-Roberts著。《生命期營養》。臺北：合記圖書。

所引起的環境變化，再加上兒女成家立業，孤獨感的產生等，可能會在飲食上反應心情的變化，在飲食上會趨向簡單化或用外食來隨便解決。

(一)單獨進餐

飲食對於老年人而言，不僅是生理上的需求，更是一種社會及心理活動，與其他人一起用餐能增進老人的用餐動機，使其有較佳的飲食品質、三餐較規律及較高的飲食滿意度。缺少配偶或朋友意味著老年人缺乏用餐的伴侶，因此可能必須單獨用餐。有些老年人可能可以滿足地過活並單獨用餐，而有些人則是非常孤單而產生憂鬱或需要被關注，並會藉由飲食問題表現出來，導致體重明顯減輕。戰臨茜（2000）指出，獨居老年人與家人同住的老年人比較，獨居老年人因缺乏社會支持而在總飲食量上降低及食物攝取種類減少，很少攝取新鮮食物，菜色單調且一種菜色吃數餐，與有家人同住的老年人相比有較多營養不良的情形存在。

(二)退休

社會關懷或家人支持的安全感，對老年人而言，會影響到其是否覺得獲得社會支持，對於其生理功能、精神活力、營養攝取與飲食品質都有正面影響。不論對於單身或是有配偶的成年人，退休都會造成生活型態的改變。對於有配偶者，兩個人在家，可共同參與餐食的計畫和製備。也有一些老年人因退休而使得其社會支持系統被破壞，常出現不充足的飲食攝取，引發老年人失去食慾、體重減輕。（戰臨茜，2000）

二、生理因素

(一)口腔生理的變化

個人不良的口腔健康，會降低進食量，進而影響飲食品質。例如牙周病、牙齦炎和掉牙，都可能會改變老年人的食物選擇。老年人年紀愈大，缺少牙齒或無牙齒的情況愈多，使得咀嚼與吞嚥能力變差，會導致食物無法充分咀嚼且不易吞嚥（王素梅，2003）。有一項研究發現，老年人掉牙和牙齦疾病與非自主的體重減輕有強烈相關性。由於老年人咀嚼能力的改變，造成必須選擇較軟、纖維質較少的食物，因而在食物選擇上受到限制，相對引起蛋白質、礦物質、維生素的缺乏（鄭佩玲，1995）。要改善以上的問題，供應給老年人乳製品、蛋、碎肉，和熟煮的雞與魚等，都能提供有咀嚼問題或口腔疼痛的老年人較高品質的蛋白質。果汁、去皮切丁的新鮮水果和蒸煮的蔬菜都是良好的維生素A、C和葉酸來源。而嘴痛、咀嚼或吞嚥困難、不當的假牙、口腔乾燥，或其他可能造成進食不舒服的狀況，都可能是造成老年人營養不良的因素，由此可知口腔健康對飲食營養的重要性。

(二)感覺的改變

味覺和嗅覺會影響食物的選擇和進食的樂趣，而味覺與嗅覺的靈敏度會隨著年齡增加而慢慢退化。疾病、藥物、醫療手術、環境因子及營養不良，也會影響味覺與嗅覺的靈敏度。此外，服用利尿劑、口腔衛生不良和某些處方藥都會造成令人不舒服或異常的味覺。

老化也會造成唾液分泌不足而使食物潤滑不足，造成進食後不易吞嚥的情形（如第十章所述）；另外，某些處方藥會干擾唾液的流量，造成口乾，進而引起吞嚥和味覺上的問題。而味蕾數目的減少，會影響到食慾及食物攝取狀況，並影響進食的樂趣。

(三)腸胃道功能的改變

老化會改變腸胃道功能，包括消化道蠕動減緩、功能退化，都是導致營養不良的因素（Mion, 1994）。老化後腸蠕動減慢、小腸吸收面積因細胞的減少而減少，影響老年人對各類營養素的吸收；另外，大腸蠕動減緩，延長糞便在體內滯留的時間，導致老年人易有便秘或脹氣的症狀，也會因此導致老年人的食慾減退。

(四)身體健康狀況

老年人也可能因為肌肉或行動失能，造成自行進食、咀嚼、吞嚥、品嚐食物等各方面的限制。視力不良或行動能力不佳的老年人，較難上市場採買或製備餐食，而視力不良也會妨礙食品包裝上營養標示或包裝說明的閱讀。另外，老化所造成的神經系統與肌肉協調性降低，或是好發於老年人的帕金森氏症等，皆會造成肌肉協調不良的疾病，有可能會影響個人製作餐點時所需的各項製備、混合、攪打或切碎的能力，進而降低老年人的飲食品質。對於手部功能退化或罹患關節炎的老年人，簡單的削去蔬果皮的動作都有可能會造成手部的疼痛。

老年人能自理的行動能力不同，對於飲食的需求也會因人而異，例如食物大小塊的切割、烹煮時間的長短、進食的方便性等等。健康的老年人可以享用一般的飲食，功能較差的老年人可能需要去除帶骨或質地較堅硬的飲食，而臥床的老年人則多食用流質飲食，這些都可能造成進食內容及營養素的偏差，引起飲食不均衡。

(五)特殊飲食

有些有疾病的老年人為了維持身體的健康，在醫院會接受治療飲食的安排，然而由於在許多飲食限制的條件下，老年人難以享用或烹煮美味的餐食，如糖尿病病患的飲食必須控制為少油、少糖、少鹽，使得部分老年人因而抗拒醫院飲食；而一旦離開醫院營養師的監護下，老年人會隨意減少食物，甚至恢復先前對身體不佳的飲食習慣，這些都會導致老年人的健康受威脅，並有生活品質下降的風險。

三、社會經濟因素

(一)採購食物的便利性

對於某些老年人而言，要到雜貨店買東西是一個問題。在市郊或鄉下地區，店鋪的距離可能很遠，需要開車或搭車才能到達。在市區，老年人可能必須搭公車或走路到店鋪，相對而言較為便利。對於近市中心的老年人，最近的店鋪通常是價位較高且選擇性有限的便利商店，因此市中心的超市是較可接受的，因其價格較便宜。目前有些計畫是利用社區義工單位幫忙採買和宅配服務的協助，對於行動不便的老年人也是另一種方便的選擇。

(二)烹飪設備

住在自己家裡的老年人通常有瓦斯爐、烤箱和冰箱。若是用租屋的方式可能住處沒有廚房，烹調設備較受限制，一般較常用的是電磁爐或電湯匙，可用來加熱湯或飲料。此外，也建議只有兩人住的老夫婦，可考慮買一個小型的吐司烤箱或微波爐，對於只烹煮一、兩人份的食物而言是非常方便的。使用微波爐的優點是會自動關閉，對於健忘的老年人而言可避免烹煮過久而導致的危險。

(三)家庭成員多寡及經濟狀況

研究指出，獨居或獨自用餐的老年人想為自己準備適當的餐食的動機較低；此外，個人特質如性別、年齡、收入和健康狀況等也都有關係。例如男性老年人由於在年輕時較少參與家庭餐食的製備，因此可能會發現自己製備食物較為困難。而老年人的收入在近年來雖已較為增加，但還是有一些較為弱勢的族群，由於收入不足或較不穩定，必須仰賴政府的補助維生。因此，老年人的經濟狀況也是影響其食物選擇及營養攝取的重要因素之一。

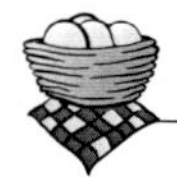

第二節　老年人的飲食計畫

老人的整體健康狀況、機能狀況、心智能力和對生命的觀點都有不同。因此，整體的健康、營養、社會和個別的照顧服務，必須有適當的持續性照顧以支持其獨立生活，並使個人的福祉達到最高的境界。

一個綜合性的服務可能在一個機構單位或在個別的家中提供長期照顧。由家庭成員、鄰居和社區單位提供的營養支持服務，可以使行動有些受限的老人繼續獨立的生活。支持性服務可能是載他們到雜貨店或便利商店，或由社區單位送餐。合餐可以同時提供營養餐盒以及彼此社會交流機會，以協助維持老人的健康及福祉。至於公共衛生在老人營養上應如何增加他們的飲食品質及營養狀況，以下介紹目前美國及臺灣的老人飲食計畫現況。

一、美國老年人的飲食計畫

(一)全國性老人營養計畫

美國於1965年修訂了老人相關法案，在1972年後並直接針對可能會有進食不足情形的老年人制定營養計畫，以使他們的營養狀況獲得改善，主要的對象是有下列狀況的老年人：(1)經濟弱勢，負擔不起相關費用；(2)缺乏選擇和製備營養餐食的能力；(3)行動能力受限，阻礙其購物和烹調；及(4)感覺被排斥和孤單，所以自己一個人煮和吃都缺乏動力的老年人。

此法案主要進行的方式有兩種：一為合餐計畫；一為送餐到家計畫。「合餐計畫」是美國老人法案提撥基金，以極少費用或免費的方式在社會環境中供應餐食給老年人食用。供餐地點在社區中心、市政大樓、公共住宅、退休老人中心和教堂；「送餐計畫」是由社區非營利機構和醫療社會單位所共同執行；而多數送餐到家的計畫都是利用美國老人法案的基金，餐食由志工發送，並補助志工交通費用。

符合送餐到家對象的資格包括：(1)年齡60歲或以上；和(2)因為殘障或其它因素而無法離開住宅的老年人。此外，若有一人需要照顧另一位體弱的配偶，而沒什麼時間和體力去準備適當的餐食時，也都可能會有送餐到家的需要。

(二)全國性老人營養計畫的營養標準

美國的餐食供應計畫是希望讓老年人的飲食內容至少能符合每日營養素建議攝取量的三分之一。如果是在提供二或三餐的狀況下，則希望能夠到達每日營養素建議攝取量的60%或100%。然而，由於經費及人力的限制，往往無法對慢性病患提供特定的飲食，因此在這個餐飲計畫中，通常會以低脂奶或水果來取代高熱量的點心，以有利於老年慢性病患病情的控制。

(三)全國性老人營養計畫成效評估

根據1993到1995年間進行的全國性評估調查結果發現，全國性老人營養計畫可以滿足大多數處於營養缺乏高危險群老年人之需要。此外，60歲以上族群的平均年齡是72歲，而參與合餐計畫者的平均年齡為76歲，接受送餐到家者的平均年齡為78歲。

在營養素的攝取情況方面，接受合餐計畫者可由午餐中獲得一天所需總熱量的44%，而接受送餐到家者可以在午餐中獲得一天所需總熱量的39%。而不論是參與合餐計畫者或送餐計畫者，與相似年齡及相似社經背景的未參與者相比較，其飲食攝取的狀況皆較佳。

二、臺灣老年人的飲食計畫現況

(一)老人供餐服務

內政部社會司在1993年開始推展「老人營養餐飲服務」，主要是因為在1993年臺灣邁入高齡化社會，在考慮老年人吃飯不方便且外出用餐有其危險、及大部分家庭無法照顧老年人的情況下，於是推展這項業務。臺灣目前的老年人供餐服務系統大多仿照歐美方式，然根據以往的國民營養調查結果得知，臺灣的老年人因為有基本營養素攝取不足的狀況，故首要重視的是希望能夠補足老年人飲食中醣類、蛋白質、脂肪等基本營養素的攝取量。以下列舉出**表**12-2、**表**12-3兩份老人營養餐食送餐服務之午餐菜單，以供參考。

在用餐方式方面，對於行動自如的老年人，主要為提供餐飲，採集中用餐服務；至於行動困難者則以送餐到家的服務方式，一方面解決老年人炊食不便的問題，一方面希望讓老年人能與社會多接觸，以排除老年人的寂寞感，並使之獲得情緒或情感上的支持。

表12-2　老人營養餐食送餐服務（一）

星期	主菜	副菜		
一	紅燒豬排	鹹魚	洋蔥炒蛋	炒青菜
二	滷肉	螞蟻上樹	炒小卷	炒青菜
三	三杯雞	滷豆輪	蒸蛋	炒青菜
四	炒麵			
五	蒜香魚	糖醋肉	涼拌小菜	炒青菜

資料來源：社團法人南投縣社區家庭支援協會提供，http://ts921-1.meworks.cc/page1.aspx?no=219616，檢索日期：2011年4月26日。

表12-3　老人營養餐食送餐服務（二）

星期	主菜	副菜		青菜
一	紅燒豬排	滷苦瓜	蒸蛋	青菜
二	三杯雞	肉絲炒金針菇	煎魚	青菜
三	滷肉	滷豆輪	肉片炒脆筍	青菜
四	蘿蔔鹹飯			
五	福菜丸子	咖哩雞	菜脯蛋	青菜

資料來源：社團法人南投縣社區家庭支援協會提供，http://ts921-1.meworks.cc/page1.aspx?no=219616，檢索日期：2011年4月26日。

(二)服務對象

內政部站在社政單位立場而言，補助對象侷限於經濟弱勢族群，對於低收入戶及中低收入老人，內政部最高補助每人每餐50元，又為鼓勵志願服務人員參與送餐服務關懷照顧老人，並補助志工交通費最高每人每日100元。根據2009年內政部的統計資料顯示，利用集中用餐服務的人數，一般老人人數為一萬八千九百五十三人，服務人次為六十二萬一千六百九十三人；中低及低收入戶人數為九百四十九人，服務人次為十萬五千九百二十四人；送餐到家的服務方式，一般老人人數為三千八百五十六人，服務人次為七十五萬三千五百五十一人；中低及低收入戶人數為六千五百零二人，服務人次為一百六十七萬二千六百二十九

發燒話題 臺灣老年人送餐服務實例說明——以彰化縣為例

彰化縣政府長期照顧管理中心十年長期照顧計畫——老人送餐服務

■目的

1.協助居家失能長者獲得所需的連續性照顧，結合民間資源提供居家式營養餐飲服務，補充日常所需營養，使之生活安定，促進生活獨立性，以提升生活品質。

2.滿足長者的基本需求，藉由送餐志工每日探訪、問安及關懷，若有異常則加以通報，以防範意外發生。

■服務對象

設籍並實際居住於本縣，經長期照顧服務個案評估量表評估為失能者，包含：

1.65歲以上老人。

2.55歲以上山地原住民。

3.50歲以上的身心障礙者。

4.僅IADL失能之老人。

■服務內容

1.送餐服務：由承辦單位遴選志工負責送餐到家。

2.關懷問安：協助送餐之志工，提供服務對象問安及關懷。

■補助標準

1.列冊低收入戶補助中餐，每餐補助50元計。

2.列冊中低入戶補助中餐，政府補助90%，民眾自付10%。

3.一般戶則須全額自付。

■應備文件

1.申請書。

2.申請人身分證正本。

3.低收入戶或中低收入戶應附相關文件證明及近三個月內全戶戶籍謄本。

4.委託他人辦理，應填具委託書；受委託人應檢附個人身分證明文件影本。

■受理窗口

彰化縣政府長期照顧管理中心。

■申請流程

1.申請者檢附申請書、身分及戶籍證明文件、其他必要之相關文件等辦理申請。

2.對於評估結果有異議時，應於接獲評估結果次日起30日內向原申請單位提出申訴，必要時得進行複評。

■派案原則

中心依個案居住地提供轄區合約服務機構提供服務。

■彰化縣政府長期照顧管理中心

地址：彰化市旭光路166號4樓

電話：（04）7278503

傳真：（04）7266569

資料來源：彰化縣政府長期照顧管理中心，十年長期照顧計畫——老人送餐服務，http://care.nccu.idv.tw/doc_new/，檢索日期：2011年4月26日。

人，如表12-4所示。

表12-4　臺灣2009年老人餐飲服務方式及人數人次表

供餐方式	集中用餐服務				送餐到家服務			
對象	一般老人		中低及低收入戶		一般老人		中低及低收入戶	
	人數	服務人次	人數	服務人次	人數	服務人次	人數	服務人次
	18953人	621693人	949人	105924人	3856人	753551人	6502人	1672629人

資料來源：內政部統計處網站（2010）。http://sowf.moi.gov.tw/stat/year/y04-16.xls。檢索日期：2011年4月26日。

(三)經費來源

由中央編列補助款，然後再將補助款補助給各縣市政府，一起推行此項服務，推行直到2001年才開始由各縣市政府自行編列預算推行送餐服務，但最近的統計顯示，自從內政部開始請各縣市政府編列送餐預算之後，發現其編列的預算金額都很少，所以這幾年來送餐服務的成長可說是停頓，故目前內政部每年還是會編列5,000萬左右的經費，委託民間單位來供餐或送餐。

根據顧燕翎等（2004）指出，以臺北市為例，為落實社區參與精神，鼓勵社區民眾參與福利服務工作，臺北市社會局積極輔導各社區發展協會發揮其在地資源提供的角色與功能，自民國92年起在臺北市東華、成功、慶安、奇岩、錦華、景慶、吉林、指南等八個績優社區發展協會試辦老人供餐、兒童課輔、婦女就業協助等社區互助方案，每月辦理聯繫會報，分享經驗及討論問題，並訂定「臺北市社區推動長者供餐服務須知」（如表12-5），供有心推動社區互助之團體參考。加入試辦老人供餐的社區，有為數不少的獨居長者、長期行動不便的老人、中低收入戶、身心障礙者及一般長者，而各社區亦因本身條件及擁有的資源不同，社區發展協會在社區互助方案的推動上顯得多元而創新。

表12-5　臺北市社區推動長者供餐服務需知

一、服務對象條件 1.年滿65歲以上，中低（低）收入戶長者或失能者 2.社區內身心障礙者 3.單獨居住，或雖有同住者，但其同住者無照顧能力或經常性不在
二、適合辦理長者供餐服務的社區發展協會 1.會務、財務健全者（未經主管機關限期改選、整理及財務查核不佳情形者） 2.方案經會員大會或理監事會議決議通過 3.社區幹部及志工對方案充分瞭解（包括可能遇到的困難），並有共識
三、服務對象之篩選 由當地老人中心視計畫內容及條件，確認長者意願後，再提供名單予協會

（續）表12-5 臺北市社區推動長者供餐服務需知

四、供餐方式選擇 1.定點供餐：由長者至一固定地點用餐 (1)須選擇一固定且長者容易到達之場地 (2)注意該場地之消防安全及逃生指標 2.送餐：由培訓過之志工送餐盒至長者家中 (1)自行烹煮者，場地及設備需符合「食品良好衛生規範」之規定。菜色方面宜結合營養師，以提供給長者更健康的餐食 (2)送餐路線事先規劃並計算試送時間 (3)送餐及烹煮人力須穩定
五、資源結合 1.可結合社區附近企業或政府機關午餐資源辦理 2.結合有營業執照的自助餐業者（廚師需有丙級中餐技術士資格以上之證照）或醫院廚房辦理 3.鄰近社區宜結合辦理長者供餐，以節省成本開支 4.執行計畫前後，應充分與里辦公處、當地老人中心或社福中心溝通及合作，以發揮更大的功效 5.儘量以結合資源方式進行，並以不花費太多人力及經費的方式進行 6.可結合醫院營養室提供營養諮詢服務
六、財務處理 1.事前做好財務規劃，計畫始能延續 2.自行烹煮之材料，可在批發市場購買，及購買季節性蔬菜以節省成本，並每天記錄購買費用 3.尋求社區人士或廠商贊助 4.向有關單位提出計畫申請補助 5.定期檢討財務收支情形
七、工作人員培訓 1.負責長者送餐及關懷訪視有一定之技巧，建議需受過培訓者較能適任 2.菜單設計及烹調原則應特別針對長者規劃，以符合營養衛生，並便於咀嚼吞嚥，故相關人員應先接受訓練，以瞭解老年人的特質與需求
八、定期會議檢討 1.定期針對長者用餐情形進行滿意度調查以為改進 2.多向已辦理長者送餐之單位觀摩
九、其他 1.供餐之志工及工作人力須穩定，才能永續經營 2.供餐服務同時，可進行關懷訪視，表達對長者之關心 3.志工訓練建議課程內容：老人餐飲營養、老人心理、送餐技巧、廚房衛生、溝通技巧、老人意外危機處理、工作倫理等

資料來源：顧燕翎等（2004）。《社區發展季刊》。第106期，頁51，臺北：內政部社區發展雜誌社。

以上所提的內容，皆為利用社會的支持系統，以增加老年人對於食物的可獲得性及方便性，這是屬於「外部加強營養狀況」的方法。然而，若要徹底改善老年人的營養狀況及問題，最根本的方法就是要加強老年人的營養教育及營養知識，這是屬於「內部加強營養狀況」的方法。下一節即針對老年人的營養教育做較深入探討。

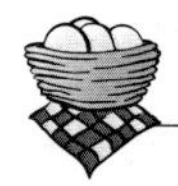

第三節　老年人的營養教育

營養教育的定義是指將一般營養學的知識運用於人們的日常生活之中，使人們對於食物與營養有基本的認識，培養人們有正確選擇食物的能力，使人們能得到充足及適當的營養。營養教育是改善人們的營養狀況所不可或缺的一部分，也是衛生教育計畫中的重要環節，尤其對於老年人而言，其重要性更形重要。而為了因應現今社會營養常識的普及、健康需求的增加及市面上健康食品的增加，營養教育也需要更多的傳播媒介，或政府、食品工業等共同介入，同時也需要與預防醫學、健康維護與臨床治療等做有效且緊密的結合。

一、老年人營養教育及知識之現況

根據師範大學林薇教授的調查，臺灣老年人的營養知識普遍不足，其中以女性、年紀較大、教育程度較低，及居住於山地、東部跟澎湖等較偏遠的老年人營養知識較差。此外，老年人對於「疾病和飲食、營養的關係」知識最為缺乏，尤其不瞭解油脂、膽固醇、纖維質、鈣質、鐵質，以及煙燻食物對於健康的影響。

在營養知識方面，多數老年人不相信坊間流行的保健食品，但卻仍有約三成的老年人同意補藥、補品可以強身，有不少老年人認為應每天補充維生素、礦物質或吃補品。有六成的老年人覺得只要吃得飽就不會有營養方面的問題。此外，有五成以上的老年人很少注意營養相關知識，九成以上的老年人表示其飲食營養訊息的主要來源是推銷員。

老年人較容易固守自己過去的飲食模式，由於其飲食模式較為固定，因此要讓老年人接受新的營養知識，往往需花較長的時間。老年人營養教育有賴於老年人對於自身健康自覺性的提升，且必須經由專業的人員教導老年人正確的營養知識，以達到「增進老年人對食物成分的認識、對飲食與疾病間的相關性之認識、提升老年人對於健康的自覺性，進而使老年人具備更佳的食物選擇能力」之目的。以下介紹如何進行老年人營養教育之步驟。

二、營養教育的步驟

從事老年人營養教育的過程，其實與一般生命期的營養計畫理念非常類似。首先必須瞭解老年人究竟發生了什麼營養問題，然後設定營養教育的目標，並採用老年族群接受度高的教育方法進行營養教育。此外，在進行完營養教育後，必須要進行評估或成果檢討，評估的結果可用來作為下一次營養教育的參考。以下列出進行老年人營養教育時的各個步驟。

(一)評估並瞭解老年人的營養問題

在進行老年人的營養教育前，可以先對老年人進行飲食情況調查、營養評估及其它的臨床檢查（請見第五章老人營養評估及現況），以瞭解老年人的營養問題及需要。（**表**12-6）此外，對於老年人的生活習慣、生活品質、興趣、嗜好、飲食習慣及健康狀況等，也必須多加瞭解及注意，以老年人所喜歡的方式，針對老年人的營養問題，來進行營養教育，如此才較能取得老年人的信任，營養教育的成效也會提高。（**圖**12-1）

表12-6　老年人飲食調查問卷

	食物	份量	進食時間	烹調方法						進食地點
				蒸	滷	燉	炒	煎	炸	
範例	吐司	2片								
	蛋	1個						✔		
	火腿	1片						✔		
	豆漿	中杯1杯								
早餐										
午餐										
晚餐										

附註: 若有增加餐次請自行增加表格。

資料來源：作者自製表格。

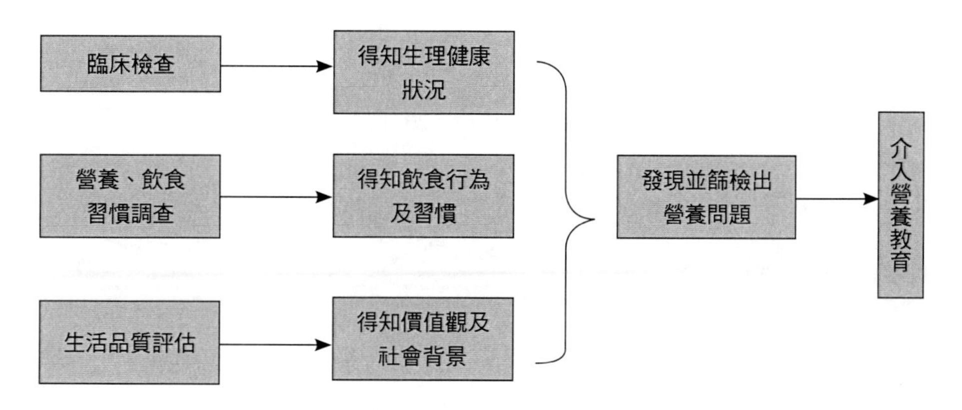

圖12-1　老年人營養問題的評估與營養教育間的關係

資料來源：丸山千壽子等（2010）。《營養教育論》。日本東京：南江堂。

以老年人飲食情況調查為例，**表**12-7為老年人飲食情況調查表格之範例。

表12-7　老年人飲食頻率問卷（舉例）

食物名稱	頻率單位			次數
	天	週	月	
深海魚類				
生的肉類				
煙燻燒烤肉類				
豆腐乳、豆鼓、味增等發酵品				
蔬菜類				
豌豆、豆莢、豆仁類				
豆漿				
果汁類				
全脂奶				
低脂奶				
脫脂奶				
養樂多或其他乳酸飲料				
茶、咖啡或其他飲料				
糖（果糖、白糖、蜂蜜）				
維生素、礦物質或其他營養補充劑（請註明品牌）				

資料來源：董氏基金會營養教育資訊網（2010），http://www.jtf.org.tw/educate/fitness/Fitness_002.asp，檢索日期：2011年7月31日。

根據臺灣在1999-2000年所作的國民營養調查結果發現（潘文涵等，2004），65歲以上的老年人，肥胖盛行率男性為13.6%、女性為21.4%；維生素B1缺乏率男性為31.2%、女性為25.9%；維生素B2缺乏率男性為32.3%、女性為24.2%；維生素B6缺乏率男性為19.3%、女性為12.7%；維生素B12缺乏率男性為21%、女性為14.4%；鐵質缺乏率男性為4.9%、女性為3.7%；葉酸缺乏率男性為18.4%、女性為12.3%。這些都是老年人常見的營養問題，值得營養從業人員多加注意。

(二)訂定營養教育目標

在瞭解及評估完老年人的營養問題之後，即可以由受過訓練的營養師或衛教人員來訂定營養教育的目標。舉例來說，若老年人的營養問題是「飲食中蛋白質不足，而導致白蛋白濃度過低而引起營養問題」，則營養教育的目標就可訂定為「使飲食中蛋白質攝取足夠以改善白蛋白濃度過低」。此外，若同一位老年人的營養教育目標不只一個，則必須按照老年人營養不足的症狀嚴重度，以決定目標的優先順序，將營養不良症狀最嚴重者，列為營養教育的最重點。在訂定營養教育目標及決定營養教育目標的優先次序時，必須考量以下兩個重要因素：

1. 營養問題的嚴重度：包括因為營養問題所引發的疾病大小、得病後的嚴重程度甚至是老年人經濟上的損失等都應列入考慮。
2. 實施營養教育的方法是否確實可行：若沒有好的營養教育執行方法或是方式，將教育目標訂得太高，對於真正營養缺乏的老年人而言，其實並沒有實質上的太大幫助，因此在訂定營養教育的目標前，必須先確認營養教育的方法確實可行，不但有足夠的教育人員，且執行教育的人員必須有足夠的營養學素質。

(三)擬定營養教育計畫

在擬定營養教育計畫時，應考慮到幾個因素，包括教學內容、教育所需時間、教學場所、教學人員及教學方法。在教學內容方面，可以包括營養素簡介、食物的組成及其處理方式、食物的正確選擇等，必要時也可介紹一些適合老年人從事的體能活動。

營養教育計畫的範圍主要為飲食諮詢，及教導老年人如何增加飲食中營養素的密度。目的是要修正老年人在營養評估時所發現的不良飲食行為。飲食諮詢的內容可以包括維生素及礦物質補充劑、膳食纖維、食品標示等，讓老年人能接受到更多元的營養教育。以下舉出兩個擬定老年人營養教育計畫的例子，供讀者參考。

實例一　99年度雲林縣老人營養餐食教育訓練

食全食美　健康料理

■計畫緣起

1994年，臺灣老年人口跨越了聯合國世界衛生組織所定義老化國家7%的門檻，預估2020年時，臺灣老年人口將高達14%，成為老人國家。推估至2036年，臺灣老人占人口比率更將高達21%以上，此時幾乎每四至五名人口中，就有一位老年人。於是，社會上有形無形的生活與健康照護負擔將變得相當沉重，因此世界衛生組織開始呼籲各國應致力於國民的身心健康照顧，期盼能夠達到「健康老化」的目標。國內雲林縣的老化指數為94.3%，位居全國第三名，希望能夠藉此一教育活動，提倡老年人營養餐食的重要。

■目的

1.藉由營養餐食教育活動，提升老年人家庭和社區民眾對於慢性疾病營養調配的瞭解，並增加本會愛心協力商店、照顧服務員、個案和家庭等對於疾病飲食的重視。

2.藉由營養餐食教育活動，瞭解個別化的營養需求，設計合適的餐飲內容，維護飲食健康。

3.透過本會與營養師討論製作張貼之「健康料理系列」文宣海報，讓愛心協力商店及社區民眾瞭解疾病餐食營養及料理原則。

4.增進大眾對於老人營養需求的認識及健康膳食方式，以達到維護健康之目的。

■單位

主辦單位：社團法人雲林縣老人長期照護協會

指導單位：雲林縣政府

計畫時間：99年5月1日上午八點至下午兩點

舉辦地點：小太陽活力園附設日間照護中心

參加對象：社區民眾、老年人、照護服務員、老人志工

講師介紹：（略）

■時間表

時間	場次	備註
8：00至9：00	報到／老人餐食申請介紹	本會工作人員
9：00至10：00	健康講座「代謝症候群」	專業護理師
10：00至12：00	健康料理餐：簡易慢性疾病餐食料理原則、分量及烹煮示範	專業營養師
12：00至13：00	用餐時間	
13：00至13：30	「愛地球環保最簡單，身體健康無負擔」	營養教育影片欣賞

資料來源：社團法人雲林縣老人長期照護協會（2010）。99年度雲林縣老人營養餐食教育訓練，食全食美~健康料理，http://www.careold.org.tw/show_news.asp?p_id=53，檢索日期：2011年4月28日。

實例二　老年人低鹽飲食營養教育

營養教育對象	營養教育目標	營養教育重點	教材屬性	教材
希望經由健康檢查發現有高血壓傾向的老年人	將有高血壓傾向的老年人的血壓降低至正常標準	使老年人瞭解低鹽飲食與高血壓之間的相關性，並瞭解如何配合並實施低鹽飲食	社會背景	民眾平均的食鹽量及攝取情形
			環境	市售的高鹽份食品簡介
			知識	食鹽攝取量與血壓間的關係
			技巧	如何攝取低鹽飲食
			態度、行動	如何選擇外食
			食物	常見食品中所含的食鹽量
			營養素	鈉對人體的生理作用
			生理現象	血壓的正常值及高血壓的症狀

資料來源：丸山千壽子等（2010）。《營養教育論》。日本東京：南江堂。

(四)實施營養教育計畫

營養教育的實施方法有非常多種，較常見且接受度較高的通常是利用「視聽教材」。視聽教材包括折頁及衛教小手冊、食物掛圖、海報、投影片或幻燈片、錄影帶等。要特別注意的是，由於老年人的視力較差，因此這些教材的字體都需要放大一點，方便老年人閱讀。此外，在真正實施營養教育時，還必須要注意以下事項，此部分內容由黃厚銘營養師提供，僅供讀者參考：

1.營養師在進行營養教育時，不可只用演講的方式來進行教育，最好能多一點與老年人的互動，並多使用輔助器具，如食物模型、食物掛圖或其他視聽教材，提高老年人學習的動機及興趣。
2.營養教育的內容應該依照老年人的教育水準加以灌輸，而不能以一套教材用在所有的老年人身上。對於農村或教育程度較低的老年人，應以較淺顯易懂的文字簡易說明，不需用非常艱深的字眼。
3.營養教育的內容應重質不重量，每次進行時，只要對老年人灌輸一至兩個重要的觀念即可，不可一次給予太大量的營養知識，以免老年人因記憶力較差而導致營養教育的成效降低。
4.在進行老年人的營養教育時，內容應由淺至深，先從最基本的營養素功能開始講起，先讓老年人能漸漸地進入狀況，再進一步進入營養教育的核心。在進行教育時，最好也能多注意老年人的反應，若老年人有不瞭解之處，應立即給予他們思考及討論或發問的機會，以免接受營養教育的老年人失去參與的興趣。
5.在進行營養教育時，應注意教育場所的布置是否適當，如照明、通風、避免太大的噪音等，以防老年人視力不清而看不清楚教學內容，或是因通風不良而引起老年人不適。
6.進行營養教育的全程，最好都有完整的紀錄文件，包括老年人對於營養教育的滿意程度調查等，這些資料皆可作為營養教育品質控制及修改教育計畫的依據。

(五)營養教育計畫的評價

在老年人的營養教育中，營養教育計畫的評價是相當重要的一部分。營養教育計畫的評價可利用許多種方式來進行（**圖12-2**），如觀察老年人在接受營養教育後的行為或表現、老年人上完課的問卷結果、文件紀

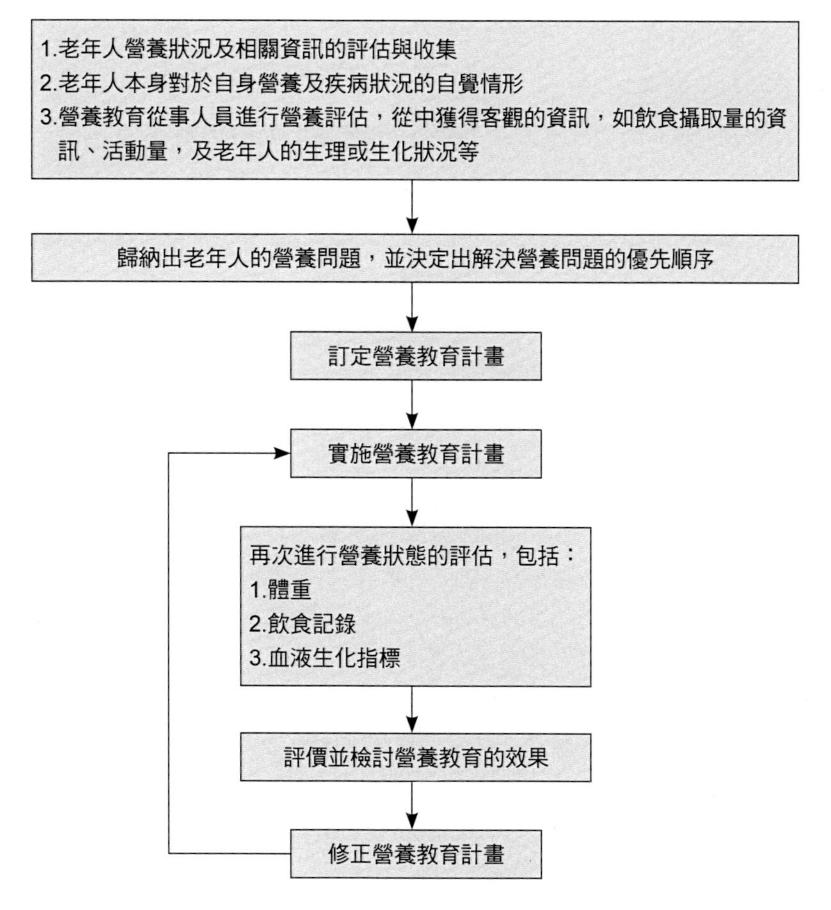

圖12-2　實施營養教育計畫的步驟

資料來源：丸山千壽子等（2010）。《營養教育篇》。日本東京：南江堂。

錄等。進行營養教育評價的目的是評估營養教育的效果，並瞭解老年人學習成效，以作為教學目標是否已達到之依據。此外，營養師或是老年人照護者也可藉由評價的結果，作為下次再進行營養教育時，內容或教學方法改進的參考。

對老年人而言，充足的營養知識是獲得良好營養及健康的必備因素之一。透過營養教育，除了可傳授老年人正確的營養知識之外，還可以藉由糾正錯誤的營養觀念，影響老年人對於營養及健康的態度與行為，進而促進老年人的健康。

臺灣自1993年起已邁入「高齡化社會」，人口型態迅速老化，老年人口不斷增加，必須靠良好的飲食習慣及足夠的營養攝取才能減緩老化的速度，及預防疾病的發生與惡化，因此政府單位必須提撥充足的經費，並建立完善的老人餐飲供應系統，讓老人的飲食不虞匱乏之外，也必須給老人足夠的營養知識及營養教育，使其能自我提升對健康的概念，並起身力行去追求健康，如此才能順利達成「健康老化」的目的。

【問題與討論】

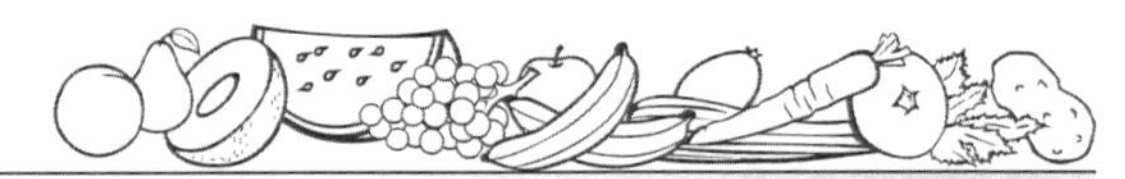

一、影響老年人進食的因素有哪些？

二、試列舉出老年人的供餐方式有哪些？

三、請說明老年人營養教育步驟。

四、在實施老年人營養教育計畫時，需要考慮哪些因素？

五、試撰寫一個「患有糖尿病老年人」的營養教育計畫。

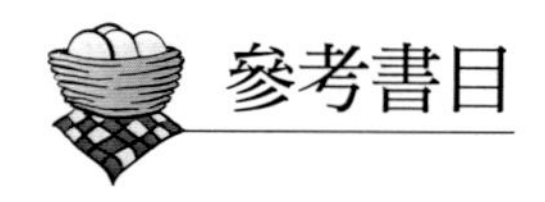

參考書目

一、中文部分

彰化縣衛生局長期照顧管理中心http://care.nccu.idv.tw/resource.asp

丸山千壽子等（2010）。《營養教育論》。日本東京：南江堂。

內政部統計處網站（2010）。老人福利服務統計表，內政部社會司及直轄市、縣（市）政府，http://sowf.moi.gov.tw/stat/year/y04-16.xls，檢索日期：2011年4月28日。

王素梅（2003）。《自高齡者飲食消費習性看銀髮族食品發展機會》。新竹：財團法人食品工業發展研究所。

林薇、李雅雯、李蘭等（2004）。《臺灣地區老年人營養健康狀況調查 1999-2000 老年人飲食營養知識、態度與行為調查結果》。頁69-90，臺北：行政院衛生署。

潘文涵等 (2004)。《臺灣地區老年人營養健康狀況調查 1999-2000》。臺北：行政院衛生署。

社團法人南投縣社區家庭支援協會。迦南美地---社會服務網，http://ts921-1.meworks.cc/page1.aspx?no=219616，檢索日期：2011年4月28日。

社團法人雲林縣老人長期照護協會（2010）。99年度雲林縣老人營養餐食教育訓練，食全食美~健康料理，http://www.careold.org.tw/show_news.asp?p_id=53，檢索日期：2011年4月28日。

陳淑芳、華傑等（2004）。《高齡化社會食品產業發展方向》。新竹：財團法人食品工業發展研究所。

陳淑娟譯（2004），Bonnies S. Worthington-Roberts著。《生命期營養》。臺北：合記圖書。

黃韶顏、徐韻淑等（2005）。《影響銀髮族飲食營養的因素》。新竹：財團法人食品工業發展研究所，37（12），頁21-24。

楊淑惠、魏明敏等（2002）。《實用公共衛生營養學》。台中：華格那。

董氏基金會（2011）。董氏基金會營養教育資訊網，http://www.jtf.org.tw/educate/fitness/Fitness_002.asp，檢索日期：2011年4月28日。

鄭佩玲（1995）。《腎臟病症候群病人之微量元素狀況與蛋白尿之關係》。新北市：輔仁大學食品營養研究所碩士論文。

戰臨茜（2000）。《老年人營養狀況與醫療服務利用之關係》。臺北：國防醫學院公共衛生研究所碩士論文。

顧燕翎、張美美、廖秋芬（2004）。《社區發展季刊》。第106期，頁51-61，臺北：內政部社區發展雜誌社。

二、外文部分

Mion L. C., McDowell J. A., and Heaney L. K. (1994) Nutritional assessment of the elderly in the ambulatory care setting. *Nurse Pract Forum* 5: 46-51.

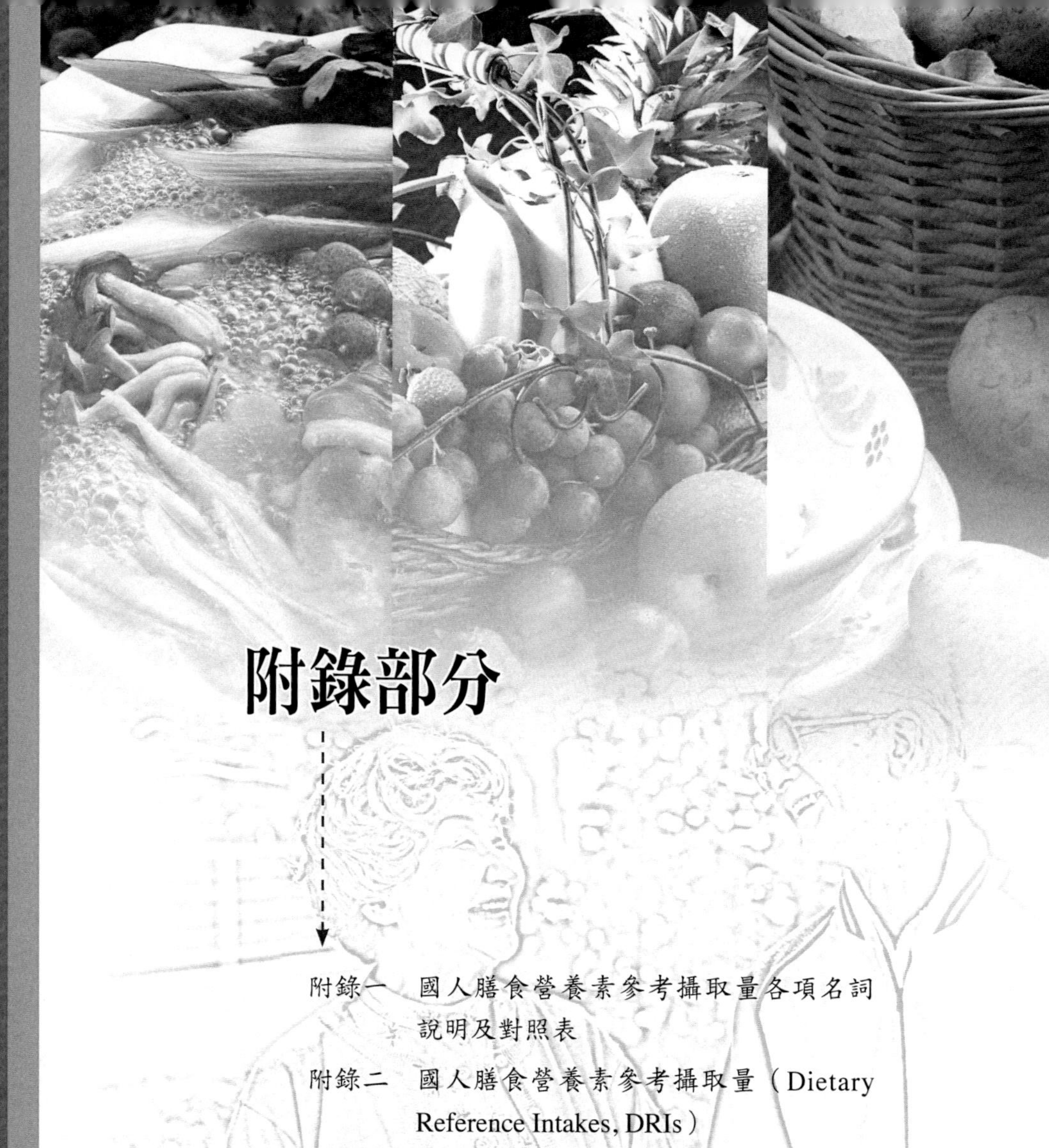

附錄部分

附錄一　國人膳食營養素參考攝取量各項名詞說明及對照表

附錄二　國人膳食營養素參考攝取量（Dietary Reference Intakes, DRIs）

附錄三　國人膳食營養素上限攝取量（Tolerable Upper Levels，UL）

附錄四　食物份量代換表

附錄一　國人膳食營養素參考攝取量各項名詞說明及對照表

中文名稱	英文名稱	說明
建議攝取量	Recommended Dietary Allowance（RDA）	建議攝取量值是可滿足97%至98%的健康人群每天所需要的營養素量（RDA＝EAR＋2SD）
足夠攝取量	Adequate Intakes（AI）	當數據不足無法定出RDA值時，以健康者實際攝取量的數據演算出來之營養素量
平均需要量	Estimated Average Requirement（EAR）	估計平均需要量值為滿足健康人群中半數的人所需要的營養素量
上限攝取量	Tolerable Upper Intake Levels（UL）	對於絕大多數人不會引發危害風險的營養素攝取最高限量（NOAEL或LOAEL／不確定因子）
國人膳食營養素參考攝取量	Dietary Reference Intakes（DRIs）	包含RDA、AI、EAR及UL

註：1.行政院衛生署於民國91年10月15日修訂公布。

2.國人膳食營養素參考攝取量（Dietary Reference Intakes, DRIs）包含建議攝取量（RDA）、足夠攝取量（AI）、平均需要量（EAR）及上限攝取量（UL）。

附錄二　國人膳食營養素參考攝取量（Dietary Reference Intakes, DRIs）

行政院衛生署　　　　　　　　　　　　　　　　　　　　　　　　中華民國91年修訂

				RDA	AI	AI	RDA	*
營養素	身高	體重	熱量❷❸	蛋白質❹	鈣	磷	鎂	碘
單位	公分	公斤	大卡	公克	毫克	毫克	毫克	微克
年齡❶	(cm)	(kg)	(kcal)	(g)	(mg)	(mg)	(mg)	(μg)
0個月～	57.0	5.1	110-120/公斤	2.4/公斤	200	150	30	AI=110
3個月～	64.5	7.0	110-120/公斤	2.2/公斤	300	200	30	AI=110
6個月～	70.0	8.5	100/公斤	2.0/公斤	400	300	75	AI=130
9個月～	73.0	9.0	100/公斤	1.7/公斤	400	300	75	AI=130
1歲～	90.0	12.3		20	500	400	80	65
（稍低）			1050					
（適度）			1200					
	男　女	男　女	男　女	男　女			男　女	
4歲～	110	19.0		30　30	600	500	120	90
（稍低）			1450　1300					
（適度）			1650　1450					
7歲～	129	26.4		40　40	800	600	165	100
（稍低）			1800　1550					
（適度）			2050　1750					
10歲～	146　150	37　40		50　50	1000	800	230　240	110
（稍低）			1950　1950					
（適度）			2200　2250					
13歲～	166　158	51　49		65　60	1200	1000	325　315	120
（稍低）			2250　2050					
（適度）			2500　2300					
16歲～	171　161	60　51		70　55	1200	1000	380　315	130
（低）			2050　1650					
（稍低）			2400　1900					
（適度）			2700　2150					
（高）			3050　2400					
19歲～	169　157	62　51		60　50	1000	800	360　315	140
（低）			1950　1600					
（稍低）			2250　1800					

（續）附錄二　國人膳食營養素參考攝取量（DRIs）

（適度）					2550	2050							
（高）					2850	2300							
31歲～	168	156	62	53			56	48	1000	800	360	315	140
（低）					1850	1550							
（稍低）					2150	1800							
（適度）					2450	2050							
（高）					2750	2300							
51歲～	165	153	60	52			54	47	1000	800	360	315	140
（低）					1750	1500							
（稍低）					2050	1800							
（適度）					2300	2050							
（高）					2550	2300							
71歲～	163	150	58	50			58	50	1000	800	360	315	140
（低）					1650	1450							
（稍低）					1900	1650							
（適度）					2150	1900							
懷孕 第一期					+0		+0		+0	+0	+35		+60
懷孕 第二期					+300		+10		+0	+0	+35		+60
懷孕 第三期					+300		+10		+0	+0	+35		+60
哺乳期					+500		+15		+0	+0	+0		+110

*未標明AI（足夠攝取量，Adequate Intakes）值者，即為RDA（建議量，Recommended Dietary Allowance）值。

註：❶年齡係以足歲計算。

❷ 1大卡（Cal；kcal）＝4.184焦耳（kj）；油脂熱量以不超過總熱量的30%為宜。

❸「低、稍低、適度、高」表示工作勞動量之程度。

❹動物性蛋白在總蛋白質中的比例，1歲以下的嬰兒以占三分之二以上為宜。

（續）附錄二　國人膳食營養素參考攝取量（DRIs）

	RDA	AI	＊	＊	RDA	AI	AI	＊
營養素	鐵❺	氟	硒	維生素A❻	維生素C	維生素D❼	維生素E❽	維生素B_1
單位	毫克	毫克	微克	微克	毫克	微克	毫克	毫克
年齡	(mg)	(mg)	(μg)	(μg RE)	(mg)	(μg)	(mg α-TE)	(mg)
0個月～	7	0.1	AI=15	AI=400	AI=40	10	3	AI=0.2
3個月～	7	0.3	AI=15	AI=400	AI=40	10	3	AI=0.2
6個月～	10	0.4	AI=20	AI=400	AI=50	10	4	AI=0.3
9個月～	10	0.5	AI=20	AI=400	AI=50	10	4	AI=0.3
1歲～	10	0.7	20	400	40	5	5	
（稍低）								0.5
（適度）								0.6
	男　女			男　女				男　女
4歲～	10	1.0	25	400	50	5	6	
（稍低）								0.7　0.7
（適度）								0.8　0.7
7歲～	10	1.5	30	400	60	5	8	
（稍低）								0.9　0.8
（適度）								1.0　0.9
10歲～	15	2.0	40	500　500	80	5	10	
（稍低）								1.0　1.0
（適度）								1.1　1.1
13歲～	15	2.0	50	600　500	90	5	12	
（稍低）								1.1　1.0
（適度）								1.2　1.1
16歲～	15	3.0	50	700　500	100	5	12	
（低）								1.0　0.8
（稍低）								1.2　1.0
（適度）								1.3　1.1
（高）								1.5　1.2
19歲～	10　15	3.0	50	600　500	100	5	12	
（低）								1.0　0.8
（稍低）								1.1　0.9
（適度）								1.3　1.0
（高）								1.4　1.1

（續）附錄二　國人膳食營養素參考攝取量（DRIs）

31 歲～		10　15	3.0	50	600　500	100	5	12	
（低）									0.9　0.8
（稍低）									1.1　0.9
（適度）									1.2　1.0
（高）									1.4　1.1
51 歲～		10	3.0	50	600　500	100	10	12	
（低）									0.9　0.8
（稍低）									1.0　0.9
（適度）									1.1　1.0
（高）									1.3　1.1
71 歲～		10	3.0	50	600　500	100	10	12	
（低）									0.8　0.7
（稍低）									1.0　0.8
（適度）									1.1　1.0
懷孕	第一期	+0	+0	+10	+0	+10	+5	+2	+0
	第二期	+0	+0	+10	+0	+10	+5	+2	+0.2
	第三期	+30	+0	+10	+100	+10	+5	+2	+0.2
哺乳期		+30	+0	+20	+400	+40	+5	+3	+0.3

*未標明AI（足夠攝取量，Adequate Intakes）值者，即為RDA（建議量，Recommended Dietary Allowance）值。

註：❺日常國人膳食中之鐵質攝取量不足以彌補婦女懷孕、分娩失血及泌乳時之損失，建議自懷孕第三期至分娩後兩個月內每日另以鐵鹽供給30毫克之鐵質。

❻R.E.（Retinol Equivalent）即視網醇當量。

1 μg R.E.=1 μg視網醇（Retinol）=6 μg β-胡蘿蔔素（β-Carotene）

❼維生素D係以維生素D_3（Cholecalciferol）為計量標準。1 μg=40 I.U.維生素D_3

❽α-T.E.（α-Tocopherol Equivalent）即α-生育醇當量。

1mg α-T.E.=1mg α-Tocopherol

（續）附錄二　國人膳食營養素參考攝取量（DRIs）

	RDA	*	RDA	*	RDA	AI	AI	AI
營養素	維生素B_2	維生素B_6	維生素B_{12}	菸鹼素❾	葉酸	泛酸	生物素	膽素
單位 / 年齡	毫克 (mg)	毫克 (mg)	微克 (μg)	毫克 (mg NE)	微克 (μg)	毫克 (mg)	微克 (μg)	毫克 (mg)
0個月～	AI=0.3	AI=0.1	AI=0.3	AI=2mg	AI=65	1.8	5.0	130
3個月～	AI=0.3	AI=0.1	AI=0.4	AI=3mg	AI=70	1.8	5.0	130
6個月～	AI=0.4	AI=0.3	AI=0.5	AI=4	AI=75	1.9	6.5	150
9個月～	AI=0.4	AI=0.3	AI=0.6	AI=5	AI=80	2.0	7.0	160
1 歲～		0.5	0.9		150	2.0	8.5	170
（稍低）	0.6			7				
（適度）	0.7			8				
	男　女	男　女	男　女	男　女				男　女
4 歲～		0.7	1.2		200	2.5	12.0	210
（稍低）	0.8　0.7			10　9				
（適度）	0.9　0.8			11　10				
7 歲～		0.9	1.5		250	3.0	15.0	270
（稍低）	1.0　0.9			12　10				
（適度）	1.1　1.0			13　11				
10 歲～		1.1	2.0		300	4.0	20.0	350　350
（稍低）	1.1　1.1			13　13				
（適度）	1.2　1.2			14　14				
13 歲～		1.3	2.4		400	4.5	25.0	450　350
（稍低）	1.2　1.1			15　13				
（適度）	1.4　1.3			16　15				
16 歲～		1.4	2.4		400	5.0	30.0	450　360
（低）	1.1　0.9			13　11				
（稍低）	1.3　1.0			16　12				
（適度）	1.5　1.2			17　14				
（高）	1.7　1.3			20　16				
19 歲～		1.5	2.4		400	5.0	30.0	450　360
（低）	1.1　0.9			13　11				
（稍低）	1.2　1.0			15　12				
（適度）	1.4　1.1			17　13				
（高）	1.6　1.3			18　15				

(續)附錄二　國人膳食營養素參考攝取量(DRIs)

31歲～			1.5	2.4		400	5.0	30.0	450　360
(低)		1.0　0.9			12　10				
(稍低)		1.2　1.0			14　12				
(適度)		1.3　1.1			16　13				
(高)		1.5　1.3			18　15				
51歲～			1.6	2.4		400	5.0	30.0	450　360
(低)		1.0　0.8			12　10				
(稍低)		1.1　1.0			13　12				
(適度)		1.3　1.1			15　13				
(高)		1.4　1.3			17　15				
71歲～			1.6	2.4		400	5.0	30.0	450　360
(低)		0.9　0.8			11　10				
(稍低)		1.0　0.9			12　11				
(適度)		1.2　1.0			14　12				
懷孕	第一期	+0	+0.4	+0.2	+0	+200	+1.0	+0	+20
	第二期	+0.2	+0.4	+0.2	+2	+200	+1.0	+0	+20
	第三期	+0.2	+0.4	+0.2	+2	+200	+1.0	+0	+20
哺乳期		+0.4	+0.4	+0.4	+4	+100	+2.0	+5.0	+140

*未標明AI(足夠攝取量,Adequate Intakes)值者,即為RDA(建議量,Recommended Dietary Allowance)值。

註:❾N.E.(Niacin Equivalent)即菸鹼素當量。菸鹼素包括菸鹼酸及菸鹼醯胺,以菸鹼素當量表示之。

附錄三　國人膳食營養素上限攝取量（Tolerable Upper Levels, UL）

營養素	鈣	磷	鎂	碘	鐵	硒	氟	維生素A	維生素C	維生素D	維生素E	維生素B_6	葉酸	膽素	菸鹼素
年齡＼單位	毫克 (mg)	毫克 (mg)	毫克 (mg)	微克 (μg)	毫克 (mg)	微克 (μg)	毫克 (mg)	微克 (μg RE)	毫克 (mg)	微克 (μg)	毫克 (mg α-TE)	毫克 (mg)	微克 (μg)	公克 (g)	毫克 (mg NE)
0個月～						35	0.7								
3個月～					35	50		600		25					
6個月～						60	0.9								
9個月～						65									
1 歲～			145	200		90	1.3	600	400		200	30	300	1	10
4 歲～		3000	230	300	35	135	2	900	650		300	40	400	1	15
7 歲～			275	400		185	3						500	1	20
10 歲～			580	600		280		1700	1200		600	60	700	2	25
13 歲～				800		360		2800	1800		800		800	2	30
16 歲～	2500									50			900	3	
19 歲～		4000					10								
31 歲～			700	1000	40	400						80			
51 歲～								3000	2000		1000		1000	3.5	35
71 歲～		3000													
懷孕 第一期 第二期 第三期	2500	4000	700	1000	40	400	10	3000	2000	50	1000	80	1000	3.5	35
哺乳期	2500	4000	700	1000	40	400	10	3000	2000	50	1000	80	1000	3.5	35

附錄四　食物份量代換表

品名	蛋白質	脂肪	醣類	熱量
奶類（全脂）	8	8	12	150
（低脂）	8	4	12	120
（脫脂）	8	＋	12	80
肉、魚、（低脂）	7	3	＋	55
蛋、豆類（中脂）	7	5	＋	75
（高脂）	7	10	＋	120
主食類	2	＋	15	70
蔬菜類	1	＋	5	25
水果類	＋	＋	15	60
油脂	＋	5	＋	45

註1：＋：表微量

註2：有關主食類部分，若採糖尿病、低蛋白質飲食時，米食蛋白質含量以1.5公克，麵食蛋白質含量以2.5公克計。

稱量換算表：

1杯＝16湯匙	1公斤＝2.2磅
1湯匙＝3茶匙	1磅＝16盎司
1公斤＝1000公克	1磅＝454公克
1台斤（斤）＝600公克	1盎司≒30公克
1市斤＝500公克	1杯＝240公克（c.c.）

一、奶類

1.全脂奶類：每份含蛋白質8公克，脂肪8公克，醣類12公克，熱量150大卡：

	名稱	份量	計量
全脂	全脂奶	1杯	240毫升
	全脂奶粉	4湯匙	30公克
	蒸發奶	1/2杯	120毫升
	乳酪	2片	45公克
	乳果	1盒	

2.低脂奶類：每份含蛋白質8公克，脂肪4公克，醣類12公克，熱量120大卡：

	名稱	份量	計量
低脂	低脂奶	1杯	240毫升
	低脂奶粉	3湯匙	25公克
	低脂乳酪	1 3/4片	35公克

3.脫脂奶類：每份含蛋白質8公克，醣類12公克，熱量80大卡：

	名稱	份量	計量
脫脂	脫脂奶	1杯	240毫升
	脫脂奶粉	3湯匙	25公克

二、五穀根莖類

(一)五穀根莖主食類

每份蛋白質2公克，醣類15公克，熱量70大卡：

名稱	份量	可食部分重量（克）
飯	1/4碗	50
粥（稠）	1/2碗	125
麵條（乾）		20
麵條（濕）		30
麵條（熟）	1/2碗	60
拉麵	1/4杯	25
油麵	1/2杯	45
鍋燒麵		60
麵線		25
饅頭	1/4個（大）	30
土司、全麥土司	1/2片	25
玉米粒	1/2杯（1/3根）	70（110）
糯米飯（熟）		50
小薏仁（熟）		60

名稱	份量	可食部分重量（克）
麥角（熟）		55
燕麥（熟）		65
義大利麵		20
皇帝豆	21個	65
綠豆仁	1 2/3大匙	20
小米	1 1/2匙	20
爆米花（不加奶油）	1杯	15
栗子（乾）	3至6粒	50（AP）
菱角	7粒	50
馬鈴薯	小的1個	100（AP）
薯餅	3個	
豆薯		210（AP）
蕃薯		55
芋頭		55
山藥		70
荸薺	7粒	85
南瓜		135（AP）
蓮藕		100
寧波年糕	6小片	30
白年糕		30
芋粿		60
碗粿		130
小湯圓（無餡）	10粒	30
蘿蔔糕		60
豬血糕		35
燕麥片	2湯匙	20
麥粉	3湯匙	20
餐包	1個（小）	25
漢堡麵包	1/2個	25
蘇打餅乾	3片	20
餃子皮	3張	30
餛飩皮	3至7張	30
春捲皮	1 1/2張	30
燒餅（＋1/2茶匙油）	1/2個	30

名稱	份量	可食部分重量（克）
油條（＋1茶匙油）	1/2根	35
◎花豆		40
◎碗豆仁		45
◎紅豆　生／（熟）	1大匙	20/50
◎綠豆　生／（熟）	1大匙	20/60
◎薏仁（熟）		50
◎蓮子（乾）	21粒	20
◎通心麵（乾）	1/3杯（2大匙）	20
◎蠶豆、刀豆		20
△菠蘿麵包	1/3個（小）	20
△奶酥麵包	1/3個（小）	20
麵包粉	2大匙	20
麵粉	2大匙	20
蔥油餅	2/3片	
水晶餃	3個	
粿仔條	1/2碗	
包子	1/2個	

註1：◎表每份蛋白質含量（公克）：花豆4.4、豌豆仁5.0、紅豆4.7、綠豆4.9、薏仁2.8、蓮子3.2、通心粉4.6、蠶豆6.2、刀豆4.9，較其他主食為高。

註2：△表菠蘿、奶酥麵包類油脂含量較高。

(二)低蛋白澱粉類

每份含蛋白質小於1公克、醣類15公克：

名稱	份量	可食部分重量（克）
冬粉（生）	1/2把	20
冬粉（熟）		80
西谷米（粉圓）	2湯匙	20
米苔目（溼）		60
米粉		20
地瓜粉	2大匙	20

名稱	份量	可食部分重量（克）
蓮藕粉	2大匙	20
太白粉	3大匙	20
玉米粉	2大匙	18
澄粉	3大匙	18
馬蹄粉	1 1/2湯匙	17
益富糖飴	1 1/2湯匙	15
葡飴卡	1 1/2湯匙	15
粉皮	1/2片	20

三、蛋、豆、肉、魚類

1.每份含蛋白質7公克，脂肪3公克，熱量55大卡：

項目	食物名稱	可食部分生重（公克）	可食部分熟重（公克）
水產	蝦米、小魚乾	10	
	小蝦米、牡蠣乾、蝦皮	20	
	魚脯	30	
	一般魚類	35	30
	劍蝦	35（8個）	
	大頭蝦	35（4隻）	
	草蝦仁	30（6隻）	30
	鹹小卷	35（2隻）	
	花枝	65	
	章魚	55	
	◎魚丸（不包肉）（＋10公克醣類）	60	60
	牡蠣（8個）	65	35
	文蛤（6個）		60
	小文蛤	60（22個）	
	白海參	100（2/3條）	
	蜆	80（90個）	

水產	西施舌	80（6個）	
	干貝	10（3顆）	
	海哲皮	35（約1張）	
	柴魚片	10	
	魷魚絲	15	
	蝦丸	60（3個）	
	鱈魚丸	80（8個）	
	蟹肉棒	75（5 1/2個）	
	魚卵卷	50（6個）	
	魚板	75（1/2條）	
	竹輪	75（小的4個）	
	花枝餃（＋10公克醣類）	55（6個）	
家畜	豬大里肌（瘦豬後腿肉）（瘦豬前腿肉）	35	30
	牛腱、牛肚	35	25
	◎牛肉干（＋5公克醣類）	20	
	◎豬肉干（＋10公克醣類）	25	
	◎火腿（＋5公克醣類）	45	
家禽	雞里肌、雞胸肉	30	30
	雞腿（2/3隻）	40	
	雞翅（1/2隻）	35	
△內臟	豬心、豬肝、雞肝	45	30
	雞胗	40（2個）	
	膽肝	25	25
	豬腎	65（1/2個）	
	豬血	220	
蛋	雞蛋白	70	

註1：◎表含醣類成分、熱量較其他食物為高。

註2：△表內臟類含膽固醇較高。

2.每份含蛋白質7公克，脂肪5公克，熱量75大卡：

項目	食物名稱	可食部分生重（公克）	可食部分熟重（公克）
水產	虱目魚、烏魚、肉鯽、鮭魚	35	30
	◎魚肉鬆（＋10公克醣類）	25	
	◎虱目魚丸、花枝丸（＋7公克醣類）	50（2個至3個）	
家畜	豬大排、豬小排、羊肉、豬腳、牛排	35	30
	◎豬肉鬆、肉脯（＋5公克醣類）	20	
家禽	雞翅、雞排	35	
	雞爪	30	
	鴨賞	20	
△內臟	豬舌	40	30
	豬肚	50	35
	豬小腸	55	
	豬腦	60	
蛋	雞蛋	65	
	鵪鶉蛋	60（6個）	
	皮蛋	60（1個）	
	鹹蛋	60（1個）	

註1：◎表含醣類成分、熱量較其他食物為高。

註2：△表內臟類含膽固醇較高。

3.每份含蛋白質7公克，脂肪10公克，熱量120大卡：

項目	食物名稱	可食部分生重（公克）	可食部分熟重（公克）
水產	秋刀魚	35	
	鱈魚	50	
家畜	豬後腿肉、牛條肉	35	
	臘肉	25	
	◎豬肉酥（＋5公克醣類）	20	
	貢丸	40（2個）	
△內臟	雞心	45	
加工製品	蛋餃	60（5個）	

註1：◎表含醣類成分、熱量較其他食物為高。

註2：△表內臟類含膽固醇較高。

4.每份含蛋白質7公克，脂肪10公克以上，熱量135大卡以上：

項目	食物名稱	可食部分生重（公克）	可食部分熟重（公克）
家畜	豬蹄膀	40	
	梅花肉、豬前腿肉、五花肉	45至50	
	豬大腸	100	
	牛小排	60	
加工製品	香腸、蒜味香腸	40	
	熱狗（＋5公克醣類）	50	
	牛腩	45	
	培根	50	30
	臘肉	40	
	魚餃	60（6個）	
	蝦餃	65（7個）	

5.每份含蛋白質7公克，脂肪3公克，熱量55大卡：

食物名稱	可食部分生重（公克）	可食部分熟重（公克）
黃豆（＋5公克醣類）	20	
豆皮	15	
豆包（溼）	30（9/10片）	
豆腐乳	30	
臭豆腐	50	
豆漿	260毫升	
黑豆漿	600毫升	
麵腸	40	
麵丸	40	
烤麩	40	
干絲	35	
素肉鬆	20（3大匙）	
黃豆粉	20（3大匙）	
味噌	60（3大匙）	
毛豆（＋10公克醣類）	50（3大匙）	
毛豆夾	90（AP）	
黑豆	20（1 1/2大匙）	

6.每份含蛋白質7公克，脂肪5公克，熱量75大卡：

食物名稱	可食部分生重（公克）	可食部分熟重（公克）
豆枝	20	
百頁、百頁結	25	
油豆腐（＋2.5公克油脂）	55（2個）	
豆鼓	35	
五香豆干	35（4/5片）	
黃豆干	70	
素雞	50	
素火腿	50	
豆腐	80	
嫩豆腐	140（1/2盒）	

7.每份含蛋白質7公克，脂肪10公克，熱量120大卡：

食物名稱	可食部分生重（公克）	可食部分熟重（公克）
麵筋泡	20	

四、水果類

1.每份含醣類15公克，熱量60大卡：

食物名稱	購買量（公克）	可食量（公克）	份量（個）	直徑×高（公分）
紅棗	30		8	
黑棗	30	20	8	
棗子		140	2	
檸檬（3 1/3個／斤）	280		1 1/2	
桶柑	190	130	1	
柳丁（4個／斤）	170	130	1	（大）
柑橘類海梨	190	150	1	
杏水梨	200		3/4	
世紀冬梨	200	130	小的1個	

食物名稱	購買量（公克）	可食量（公克）	份量（個）	直徑×高（公分）
橫山新興梨（2個／斤）	140	120	1/2	
酪梨		135	1/5	
葡萄	130	100	13	
加州葡萄	120		10	
香瓜	185	130	2/3	
紅柿（6個／斤）	75	70	3/4	
浸柿（硬）（4個／斤）	100	90	2/5	
柿干（11個／斤）	35	33	3/4	
紅毛丹	145	75	小的1個	
石榴（1 1/2個／斤）	150	90	1/3	
蘋果（4個／斤）	130	110	4/5	
葡萄柚（1 1/2個／斤）	250		3/4	
楊桃（2個／斤）	190	180	2/3	
百香果（8個／斤）	190	60	3	
櫻桃	85	80	9	
枇杷	190	125		
榴槤		35	1/4瓣	
香蕉（3 1/3根／斤）	95	55	1/2	
椰子	475	75		
白文旦（1 1/6個／斤）	190	115	3瓣	10×13
水蜜桃	150	135	1	
玫瑰桃	120		1	
加州李（14個／斤）	110		1	
聖女番茄	175		23	
芒果乾	18		2片	
香吉士	135		1	
白柚（4斤／個）	270	165	2片	18.5×14.4
蓮霧（7 1/3個／斤）	180		2	
油柑（金棗）	120	120	6	
荔枝（27個／斤）	185	90	9	
龍眼	130	80	13	
龍眼乾		22		
芒果（1個／斤）	225	100	1/2	9.2×7.0

食物名稱	購買量（公克）	可食量（公克）	份量（個）	直徑×高（公分）
鳳梨（4 1/2斤／個）	205	125	1/10	
奇異果（6個／斤）	125	110	1 1/4	
釋迦	105	60	1/2	
山竹（6 3/4個／斤）	420	90	5	
紅西瓜（20斤／個）	365	250	1片	
黃西瓜（5 1/2斤／個）	320	210	1/10	19×19
蕃石榴（泰國）（1 3/5個／斤）	160	140	1/2	
◎草莓（32個／斤）	170	160	16	
木瓜（1個／斤）	190		1/2	（小）
鴨梨（1 1/4個／斤）	135	95	1/2	
美濃瓜（香瓜、太陽瓜）	245	165	2/3	6.5×7.5
◎新疆哈蜜瓜（1 4/5斤／個）	290		2/5	
哈蜜瓜	225		1/4	
葡萄乾	20			

註1：◎表每份水果類含鉀量≧300毫克。

註2：黃西瓜、綠棗、桃子、哈蜜瓜的蛋白質含量較高。

註3：本份資料由靜宜大學高美丁教授所提供。

五、蔬菜類

1.每份100公克（可食部分）含蛋白質1公克，醣類5公克，熱量25大卡：

冬瓜	海茸	白莧菜	綠豆芽
絲瓜（角瓜）	苦瓜	鮮雪裡紅	◎油菜
葫蘆	小白菜	綠竹筍	佛手瓜
大白菜	金針（溼）	◎茼蒿菜	西洋菜
捲心萵菜	青江菜	高麗菜	大黃瓜
苜蓿芽	芥藍菜	芥菜	扁蒲
◎大頭菜	韭菜	蘆筍	蘿蔔
萵仔菜	◎鮑魚菇	絲瓜（長）	捲心芥菜
麻竹筍	紅鳳菜	芋莖	◎萵苣
桂竹筍	皇宮菜	芹菜	韭黃
◎胡蘿蔔	韭菜花	木耳（濕）	番茄（小）
小黃瓜	蘆筍（罐頭）	茄子	番茄（大）
茭白筍	萵苣莖	扁豆	紫色甘藍
青椒	茄苳菜	花菜	洋蔥
◎冬筍	空心菜		
玉米筍	紅菜豆	香菇（濕）	金絲菇
水甕菜	菜豆	番薯葉	四季豆
九層塔	肉豆	◎美國菜花	榻棵菜
◎孟宗筍	◎龍鬚菜	碗豆嬰	◎菠菜
甜碗豆夾	洋菇	◎碗豆苗	高麗菜心
角菜	◎黃豆芽	◎草菇	◎紅莧菜
碗豆莢	蘆筍花	黃秋葵	蘑菇

註1：醃製品之蔬菜類含鈉量高，應少量食用。

註2：◎表每份蔬菜類含鉀量≧300毫克。

註3：本表依蔬菜蛋白質含量排列且下欄之蔬菜蛋白質含量教高。

註4：本份資料由靜宜大學高美丁教授所提供。

六、油脂類

1.每份含脂肪5公克，熱量45大卡：

食物名稱	購買重量（公克）	可食部分重量（公克）	可食份量
植物油			
大豆油	5	5	1茶匙
玉米油	5	5	1茶匙
花生油	5	5	1茶匙
紅花子油	5	5	1茶匙
葵花子油	5	5	1茶匙
麻油	5	5	1茶匙
椰子油	5	5	1茶匙
棕仁油	5	5	1茶匙
橄欖油	5	5	1茶匙
芥花油	5	5	1茶匙
動物油			
牛油	5	5	1茶匙
豬油	5	5	1茶匙
雞油	5	5	1茶匙
◎奶油乳酪	12	12	2茶匙
堅果類			
◎瓜子	20	7	50粒
◎南瓜子	15	8	40粒
◎葵瓜子	26		170粒
◎各式花生米	10		18粒
花生粉	13		2大匙
◎黑芝麻（粉）	9		1大匙
◎白芝麻（粉）	10		1大匙
◎杏仁果	9		7粒
◎腰果	11	8	7粒
◎開心果	17	7	14粒
◎核桃仁	7	7	2粒

食物名稱	購買重量（公克）	可食部分量（公克）	可食份量
其他			
瑪琪琳、酥油	5	5	1茶匙
蛋黃醬	5	5	1茶匙
沙拉醬（法國式、義大利式）	8	8	2茶匙
◎花生醬	9	8	2茶匙
鮮奶油	15	15	1湯匙
松子	7		35粒
夏威夷火山豆	7		4粒

註：◎表熱量主要來自脂肪但亦含有少許蛋白質（≧1gm）。

七、代換舉例

(一)五穀根莖類

■3份主食＝3/4碗飯（150公克）

＝3/4個饅頭（90公克）＝3/6個山東饅頭＝1個碗粿

＝3/4碗番薯（馬鈴薯、芋頭、紅豆、綠豆）＝1根玉米

＝1 1/2碗稀飯＝1 1/2碗麵條（180公克）＝1 1/2碗米粉

＝3片土司（75公克）＝3個小餐包＝3片蘿蔔糕＝3片芋頭糕

＝6張春捲皮＝9張餃子皮＝18張餛飩皮＝1粒肉圓

＝6片蘇打餅（大）＝9片蘇打餅（小）＝30粒小湯圓

＝土司2片＋麥片2匙＝飯半碗＋蓮子湯（蓮子21粒）

＝飯半碗＋湯圓10粒＝飯半碗＋山藥（4至5塊）湯

■4份主食＝1碗飯（200公克）

＝1個臺灣饅頭（120公克）＝2碗稀飯＝1 1/3根玉米

＝1碗番薯（馬鈴薯、芋頭、紅豆、綠豆）＝2碗米粉

＝2碗麵條（240公克）＝4片土司（100公克）＝4個小餐包

＝4片蘿蔔糕＝4片芋頭糕＝1把麵線＝1個小飯糰

=8張春捲皮=12張餃子皮=24張餛飩皮=1粒粽子
=8片蘇打餅（大）=12片蘇打餅（小）=40粒小湯圓
=1套燒餅油條=4個小籠湯包=2個包子=2個油煎包

(二)奶類

■1份全脂奶類=1盒鮮奶（240c.c.）
=4平湯匙全脂奶粉
=1/2杯蒸發奶（120毫升）

■1份低、脫脂奶類=1盒低脂鮮奶（240c.c.）
=3平匙低、脫脂奶粉（25公克）

(三)肉、魚、豆、蛋類

■1份肉類=1兩瘦肉（雞肉、豬肉、牛肉）
=1兩魚肉
=1個全蛋=2個蛋白=3小方格傳統豆腐
=1個素雞（小）=1 1/2塊豆乾=2湯匙肉鬆

(四)水果類

■1份水果=1顆橘子（190公克）
=1顆柳丁（170公克）
=1顆小蘋果（130公克）
=1顆奇異果（125公克）
=1顆臺灣小番石榴（155公克）
=1顆土芒果（110公克）
=1顆加州李（110公克）
=1顆桃子（120公克）
=1顆小楊桃（180公克）

＝1片連皮半斤的西瓜（320公克）

＝1/2個泰國番石榴（160公克）

＝1/3個木瓜（190公克）

＝2個蓮霧（180公克）

＝6個枇杷（190公克）

＝16粒草莓（170公克）

＝13粒葡萄（130公克）

＝1/2根香蕉（95公克）

＝9個荔枝（185公克）

(五)油脂類

■1份油脂＝1茶匙沙拉油（花生油、麻油、玉米油）

＝1茶匙奶油（豬油、牛油、瑪琪琳、蛋黃醬）

＝2茶匙沙拉醬（法式、義式）

＝1湯匙瓜子（南瓜子40粒）

＝1片培根

＝2湯匙芝麻＝2粒核桃仁＝10粒各式花生＝5粒腰果

＝5粒杏仁＝10粒開心果

老人服務叢書

老人營養學

作　　者／賴明宏
出 版 者／威仕曼文化事業股份有限公司
發 行 人／葉忠賢
總 編 輯／閻富萍
企劃主編／范湘渝
文字編輯／李虹慧
地　　址／新北市深坑區北深路三段260號8樓
電　　話／(02)8662-6826
傳　　真／(02)2664-7633
網　　址／http://www.ycrc.com.tw
E-mail／service@ycrc.com.tw
印　　刷／鼎易印刷事業股份有限公司
ISBN／978-986-6035-00-5
初版一刷／2011年10月
定　　價／新台幣400元

國家圖書館出版品預行編目(CIP)資料

老人營養學 / 賴明宏著. -- 初版. -- 新北市：威仕曼文化, 2011. 10
面； 公分.

ISBN 978-986-6035-00-5 (平裝)

1.營養學 2.健康飲食 3.老人養護

411.3 100015134